C.J. Wirth ■ M. Rudert ■ (Hrsg.)

Das patellofemorale Schmerzsyndrom

C. J. Wirth M. Rudert (Hrsg.)

Das patellofemorale Schmerzsyndrom

Mit 114, zum Teil farbigen Abbildungen,
in 153 Einzeldarstellungen und 27 Tabellen

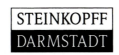

Prof. Dr. med. CARL JOACHIM WIRTH
Orthopädische Klinik der Medizinischen Hochschule
Hannover im Annastift e.V.
Heimchenstr. 1–7, 30625 Hannover

Dr. med. MAXIMILIAN RUDERT
Orthopädische Klinik der Medizinischen Hochschule
Hannover im Annastift e.V.
Heimchenstr. 1–7, 30625 Hannover

ISBN 3-7985-1262-0 Steinkopff Verlag, Darmstadt

Die Deutsche Bibliothek – CIP-Einheitsaufnahme
Ein Titeldatensatz für diese Publikation
ist bei Der Deutschen Bibliothek erhältlich

Dieses Werk ist urheberrechtlich geschützt. Die dadurch begründeten Rechte, insbesondere die der Übersetzung, des Nachdrucks, des Vortrags, der Entnahme von Abbildungen und Tabellen, der Funksendung, der Mikroverfilmung oder der Vervielfältigung auf anderen Wegen und der Speicherung in Datenverarbeitungsanlagen, bleiben, auch bei nur auszugsweiser Verwertung, vorbehalten. Eine Vervielfältigung dieses Werkes oder von Teilen dieses Werkes ist auch im Einzelfall nur in den Grenzen der gesetzlichen Bestimmungen des Urheberrechtsgesetzes der Bundesrepublik Deutschland vom 9. September 1965 in der jeweils geltenden Fassung zulässig. Sie ist grundsätzlich vergütungspflichtig. Zuwiderhandlungen unterliegen den Strafbestimmungen des Urheberrechtsgesetzes.

Steinkopff Verlag Darmstadt
ein Unternehmen der BertelsmannSpringer Science+Business Media GmbH

© Steinkopff Verlag, Darmstadt, 2000
Printed in Germany

Die Wiedergabe von Gebrauchsnamen, Handelsnamen, Warenbezeichnungen usw. in diesem Werk berechtigt auch ohne besondere Kennzeichnung nicht zu der Annahme, daß solche Namen im Sinne der Warenzeichen- und Markenschutz-Gesetzgebung als frei zu betrachten wären und daher von jedermann benutzt werden dürften.

Produkthaftung: Für Angaben über Dosierungsanweisungen und Applikationsformen kann vom Verlag keine Gewähr übernommen werden. Derartige Angaben müssen vom jeweiligen Anwender im Einzelfall anhand anderer Literaturstellen auf ihre Richtigkeit überprüft werden.

Umschlaggestaltung: Erich Kirchner, Heidelberg
Herstellung: Klemens Schwind
Satz: K+V Fotosatz GmbH, Beerfelden

SPIN 10780385   105/7231-5 4 3 2 1 0 – Gedruckt auf säurefreiem Papier

Vorwort

Das patellofemorale Schmerzsyndrom ist eines der häufigsten Knieprobleme körperlich aktiver Personen. Die Knieschmerzen sind oft abhängig von sportlicher Aktivität. Jugendliche und Erwachsene sind betroffen. Die Kniebeschwerden treten gewöhnlich nach einer Kniebelastung auf und können durch Reduzierung der sportlichen Aktivität gebessert werden. Zwei Drittel der Patienten beklagen doppelseitige Knieschmerzen, vor allen Dingen beim Trepp-ab-gehen, Berg-ab-gehen und längerem Sitzen mit angebeugten Kniegelenken. Das Gefühl des Nachgebens des Kniegelenks kommt hinzu. Der M. vastus medialis ist in der Regel gemindert.

Das Hauptproblem ist weniger die Diagnose dieser Erkrankung als vielmehr die Ursache des retropatellaren Knieschmerzes. Deshalb ist auch die Therapiepalette breit gefächert und reicht von der vordergründigen konservativen physikalischen und medikamentösen Therapie bis hin zu einer großen Zahl von verschiedensten Operationstechniken mit unterschiedlichsten pathomechanischen Denkansätzen bezüglich der Wirksamkeit solcher Maßnahmen. Dies erschwert die ärztliche Betreuung dieser Patienten und unterstreicht die sozial-medizinische Bedeutung des Krankheitsbildes. Ein internationales Symposium an der Medizinischen Hochschule Hannover hat sich am 31. März und 1. April 2000 mit dem patellofemoralen Schmerzsyndrom bezüglich Ätiologie, Pathogenese, klinischen und bildgebenden Untersuchungen befasst und die verschiedenen konservativen und operativen Therapiemaßnahmen kritisch unter die Lupe genommen. Bekannte Referenten aus dem In- und Ausland haben sich zu diesem Thema geäußert und ihre Referate sind in diesem Buch zusammengefasst. Damit bleiben die Inhalte nicht nur dem anwesenden Auditorium vorbehalten, sondern erreichen auch einen großen interessierten Leserkreis.

Unseren ärztlichen Mitarbeiterinnen und Mitarbeitern möchten wir an dieser Stelle insbesondere für die Übersetzung der englischsprachigen Manuskripte ganz herzlich danken. Unserer Sekretärin Frau Ute Stösser und dem Grafiker und Fotografen Hans-Jörg Nehmer sei für ihre große Mühe bei der teilweisen Neuerstellung von Manuskripten und Überarbeitung von Abbildungsvorlagen vielmals gedankt. Schließlich danken wir Frau Dr. med. Gertrud Volkert, Steinkopff Verlag, für die vorzügliche und prompte Bearbeitung der Manuskriptvorlagen und die wertvolle Ausstattung des Buches. Die Zusammenarbeit war wie stets angenehm und zuvorkommend.

Hannover, im Herbst 2000   Die Herausgeber

Inhaltsverzeichnis

■ Das Patellofemoralgelenk

1. Anatomie, Biomechanik und Dynamik
   des Patellofemoralgelenks   3
   W. Müller, D. Wirz

2. Eine neue Perspektive zum patellofemoralen Schmerz.
   Woher kommt der Schmerz?   20
   R. M. Biedert

3. Klinische und bildgebende Verfahren zur Beurteilung
   des patellofemoralen Gleitlagers   23
   R. W. Hepp

4. Volumen und Dicke des Gelenkknorpels
   Quantitative Analyse mit Hilfe der MRT   39
   C. Glaser, R. Burgkart, K.-H. Englmeier,
   M. Reiser, F. Eckstein

5. Die trochleare Dysplasie   51
   P. Neyret, D. Dejour, T. Ait Si Selmi

6. Die Beurteilung der Patellahöhe   66
   R. Seil, S. Rupp, D. Kohn

7. Korrelation zwischen Q-Winkel und Patellaposition
   Eine klinische und computertomografische Evaluation . .   78
   R. M. Biedert

■ Ätiologie und konservative Therapie

8. Epidemiologie des patellofemoralen Schmerzsyndroms
   bei Sportlern und in der Normalbevölkerung   89
   I. Berkes, P. Hidas

9. Anteriorer Knieschmerz – Fehlbelastungensfolgen im Sport 96
A. Gösele-Koppenburg, B. Segesser

10. Vorderer Knieschmerz nach Ersatz des vorderen Kreuzbands 106
D. Kohn, F. Adam

11. Das patellofemorale Schmerzsyndrom –
Ein physiotherapeutischer Ansatz 113
S. Werner

12. Retropatellares Schmerzsyndrom –
Medikamentöse Therapie, Bandagen 118
E. O. Münch

13. Eine vergleichende Langzeitstudie zur konservativen
Therapie des patellofemoralen Schmerzsyndroms 125
M. Järvinen, P. Kannus, A. Natri, T. Paakkala

■ Operative Therapie I: Realignment

14. Die Spaltung des Retinaculum patellae laterale
in arthroskopischer Technik 137
H.-J. Eichhorn

15. Die Spaltung des Retinaculum patellae laterale
in offener Technik 140
D. Kohn

16. Proximales Realignment bei patellofemoralen Erkrankungen:
Indikationen, Einschränkungen und Ergebnisse 147
W. R. Post

17. Anteromediale Versetzung der Tuberositas tibiae 156
J. P. Fulkerson

18. Die Trochleaplastik bei Trochleadysplasie zur Therapie
der rezidivierenden Patellaluxation 162
H. Bereiter

19. Die aufklappende Patellakeilosteotomie 178
E. Morscher

■ **Operative Therapie II:
Knorpelbearbeitung und -wiederherstellung**

20. Chirurgische Behandlung der Chondromalazie
und Chondropathie an der Patella 191
E. ERIKSSON

21. Möglichkeiten des Lasereinsatzes zur Behandlung
des patellofemoralen Schmerzsyndroms 193
W. SIEBERT, B. GERBER

22. Chondromalazie – Mechanische Knorpelglättung 206
G. GODOLIAS, E. FOLLRICHS, O. MEYER

23. Die autologe osteochondrale Transplantation
im Patellofemoralgelenk 210
R. JAKOB

24. Autologe Periosttransplantation zur Behandlung
von Knorpeldefekten der Patella 215
H. ALFREDSON, R. LORENTZON

■ **Operative Therapie III: Arthroplastiken**

25. Die laterale Patellaverschmälerung zur Therapie
der lateral betonten retropatellaren Arthrose 227
M. RUDERT, C. J. WIRTH

26. Patellofemoraler Schmerz – Koronale Entlastungsbohrung? 237
V. GOYMANN, F. MÜLLER, A. WILCKE

27. Die Alloarthroplastik des Patellofemoralgelenks 245
B. FINK, K. TILLMANN, W. RÜTHER

28. Die Patellektomie 255
L. DOEDERLEIN

29. Therapiemöglichkeiten beim persistierenden
patellofemoralen Schmerzsyndrom 266
J. P. FULKERSON

■ **Sachverzeichnis** 275

Autorenverzeichnis

F. ADAM, Dr. med.
Orthopädische Klinik und Poliklinik
der Universitätskliniken
des Saarlandes
66421 Homburg/Saar

T. AIT SI SELMI M. D.
Department of Orthopaedic Surgery,
University of Lyon
Centre Livet-Hopital de la Croix-
Rousse, 8, Rue de Margnolles
69300 Caluire, Frankreich

H. ALFREDSON,
Associate Prof. M. D., Ph. D
Department of Surgical and Perioperative Science, University of Umea
901 87 Umea, Schweden

HEINZ BEREITER, Dr. med.
Leiter der orthopädisch-traumatolo-
gischen Abteilung des Kantonsspitals
7000 Chur, Schweiz

ISTVAN BERKES, M. D.
National Institute for Sports Medi-
cine, Department of Sports Surgery
Alkotás út 48, 1123 Budapest,
Ungarn

ROLAND M. BIEDERT, Prof. Dr. med.
Sportwissenschaftliches Institut,
Eidgenössische Sportschule
Magglingen
2532 Magglingen, Schweiz

R. BURGKART, Dr. med.
Klinik für Orthopädie und Sport-
orthopädie der TU München
Ismaninger Str. 22 D, 81675 München

D. DEJOUR, M. D.
Department of Orthopaedic Surgery,
University of Lyon
Centre Livet-Hopital de la Croix-
Rousse, 8, Rue de Margnolles
69300 Caluire, Frankreich

LEONHARD DÖDERLEIN, Dr. med.
Leiter der Sektion Technische
Orthopädie der Orthopädischen
Universitätsklinik Heidelberg,
Abtl. Orthopädie II, Schlierbacher
Landstr. 200a, 69118 Heidelberg

F. ECKSTEIN, PD, Dr. med.
Anatomische Anstalt, Forschungs-
gruppe Muskuloskelettales System
Pettenkoferstr. 11, 80336 München

HEINZ-JÜRGEN EICHHORN, Dr. med.
Elisabeth-Krankenhaus Straubing
Hebbelstr. 14a, 94315 Straubing

K.-H. ENGLMEIER, Dr. med.
Institut für Medizinische Informatik
und Systemforschung (MEDIS)
GSF-Forschungszentrum für Umwelt
und Gesundheit, Neuherberg
Ingolstädter Landstr. 1,
85764 Oberschleißheim

EJNAR ERIKSSON, Prof. M. D.
Sports medicine, Karolinska Hospital
Lugnets väg 11, 18634 Vallentuna,
Schweden

B. FINK, PD. Dr. med.
Klinik und Poliklinik der Univer-
sitätsklinik Hamburg-Eppendorf
Martinistr. 52, 20246 Hamburg

E. FOLLRICHS, Dr. med.
Orthopädische Universitätsklinik
am St. Annastift
Hospitalstr. 19, 44649 Herne

JOHN P. FULKERSON, Prof., M. D.
Department of Orthopaedic Surgery,
Orthopedic Associates
of Hartford University
of Connecticut School of Medicine
Farmington, CT. 06034-4037, USA

B. GERBER, Dr. med.
Orthopädische Klinik Kassel
Wilhelmshöher Allee 345,
34131 Kassel

CHRISTIAN GLASER, Dr. med.
Institut für klinische Radiologie
der LMU, Klinikum Großhadern
Marchioninistr. 15, 81377 München

G. GODOLIAS, Prof. Dr. med.
Orthopädische Universitätsklinik
am St. Annastift
Hospitalstr. 19, 44649 Herne

ANDREAS GÖSELE-KOPPENBURG,
Dr. med.
Rennbahn-Klinik
St.-Jakobs-Str. 106, 4132 Muttenz,
Schweiz

VOLKMAR GOYMANN, Prof. Dr. med.
Orthopädische Klinik,
Sankt-Josef-Zentrum
für Orthopädie und Rheumatologie
Bergstr. 6–12, 42105 Wuppertal

RÜDIGER W. HEPP, Prof. Dr. med.
DRK-Klinik Baden-Baden
Lilienmattstr. 5, 79530 Baden-Baden

P. HIDAS, M. D.
National Institute for Sports Medicine, Department of Sports Surgery
Alkotás út 48, 1123 Budapest,
Ungarn

ROLAND P. JAKOB, Prof. Dr. med.
Service de Chirurgie orthopédique,
Hopital cantonal
1708 Fribourg, Schweiz

MARKKU JÄRVINEN,
Prof., M. D., Ph. D.
Department of Surgery,
Tampere University Hospital,
P.O. Box 2000, 33521 Tampere,
Finnland

P. KANNUS, M. D., Ph. D.
Accident and Trauma Research
Center UKK Institut
33521 Tampere, Finnland

DIETER KOHN, Prof. Dr. med.
Orthopädische Klinik und Poliklinik
der Universitätskliniken
des Saarlandes
66421 Homburg/Saar

RONNY LORENTZON,
Prof., M. D., Ph. D.
Department of Surgical and Perioperative Science, University of Umea
901 87 Umea, Schweden

O. MEYER, Dr. med.
Orthopädische Universitätsklinik
am St.-Annastift-Hospital
Hospitalstr. 19, 44649 Herne

ERWIN W. MORSCHER, Prof. Dr. med.
Felix-Platter-Spital
Burgfelder Str. 101, 4012 Basel,
Schweiz

ERNST-OTTO. MÜNCH, Dr. med.
SANA-Klinik
Plinganserstr. 122, 81369 München

F. MÜLLER, Dr. med.
Orthopädische Klinik,
Sankt-Josef-Zentrum
für Orthopädie und Rheumatologie
Bergstr. 6–12, 42105 Wuppertal

WERNER MÜLLER, Prof. Dr. med.
Kantonsspital Bruderholz
4101 Bruderholz, Schweiz

A. NATRI, M. D., Ph. D.
Tampere Research Center of Sports
Medicine, UKK Institut
33521 Tampere, Finnland

PHILIPPE NEYRET, Prof., M. D.
Department of Orthopaedic Surgery,
University of Lyon
Centre Livet-Hopital de la Croix-
Rousse, 8, Rue de Margnolles
69300 Caluire, Frankreich

T. PAAKKALA, M. D., Ph. D.
Departments of Radiology and Surgery, Tampere University Hospital,
33521 Tampere, Finnland

WILLIAM R. POST,
Associate Prof., M. D.
Department of Orthopedics,
University of West Virginia
PO 9196 Robert C. Byrd HSC
Morgantown, West Virginia,
WV 26506-9196, USA

M. REISER, Prof. Dr. med.
Institut für klinische Radiologie
der LMU, Klinikum Großhadern
Marchioninistr. 15, 81377 München

MAXIMILIAN RUDERT, Dr. med.
Orthopädische Klinik der MHH
im Annastift
Heimchenstr. 1–7, 30625 Hannover

WOLFGANG RÜTHER, Prof. Dr. med.
Ärztlicher Direktor der Klinik und
Poliklinik der Universitätsklinik
Hamburg-Eppendorf
Martinistr. 52, 20246 Hamburg

S. RUPP, PD, Dr. med.
Orthopädische Klinik und Poliklinik
der Universitätskliniken
des Saarlandes
66421 Homburg/Saar

B. SEGESSER, Prof. Dr. med.
Rennbahnklinik
St.-Jakobs-Str. 106, 4132 Muttenz,
Schweiz

ROMAIN SEIL, Dr. med.
Orthopädische Klinik und Poliklinik
des Saarlandes
66421 Homburg/Saar

WERNER SIEBERT, Prof. Dr. med.
Ärztlicher Direktor und Chefarzt
der orthopädischen Klinik Kassel
Wilhelmshöher Allee 345,
34131 Kassel

K. TILLMANN, Prof. Dr. med.
Klinik und Poliklinik der Universitätsklinik Hamburg-Eppendorf
Martinistr. 52, 20246 Hamburg

SUZANNE WERNER, Ph. D., PPT, ATC
Karolinska Hospital & Department
Physical Therapy
Box 60500, 17176 Stockholm,
Schweden

A. WILCKE, Dr. med.
Orthopädische Klinik,
Sankt-Josef-Zentrum
für Orthopädie und Rheumatologie
Bergstr. 6-12, 42105 Wuppertal

CARL JOACHIM WIRTH,
Prof. Dr. med.
Orthopädische Klinik der MHH
im Annastift
Heimchenstr. 1–7, 30625 Hannover

D. WIRZ, Dr. med.
Labor für orthopädische
Biomechanik, Felix-Platter-Spital
Postfach, 4055 Basel, Schweiz

Das Patellofemoralgelenk

KAPITEL 1 Anatomie, Biomechanik und Dynamik des Patellofemoralgelenks

W. MÜLLER, D. WIRZ

Die Patella ist ein Sesambein im Quadrizeps-Streckapparat, das mit seiner hyalinen, gelenkknorpeltragenden Rückfläche auf der Trochlea femoris und den Kondylenrollen medial und lateral je nach Flexionsgrad und Grundspannung des Quadrizeps zur Artikulation kommt. Die Führung durch die Gelenkflächen im patellofemoralen Gelenk lässt viel Spiel zu. Die Führung ist weitgehend abhängig von der Dynamik der verschiedenen Muskelkräfte im Bewegungsablauf. Auch besteht bei der Form des Patellagleitlagers wie auch bei der Form der Patellarückfläche eine große Variabilität. Das Gleichgewicht, die dynamische Balance im komplexen System aller beteiligten passiven und aktiven Elemente im patellofemoralen Abschnitt des Quadrizeps-Streckapparates ermöglichen ein symptom- und schmerzfreies Funktionieren. Nur in einem dynamischen Gleichgewicht unter konzentrischer und exzentrischer Beanspruchung können sich die auftretenden Kräfte so ideal verteilen, dass keines der beteiligten Gewebe durch Überbeanspruchung Schaden leidet und damit entzündliche Reaktionen verursacht. Alle Indikationen für eventuelle operative Interventionen müssen äußerst sorgsam abgewogen werden. Den nicht-operativen Behandlungsmöglichkeiten bleibt ein weites Feld.

■ Einleitung

Es besteht kein Zweifel, dass der vordere Anteil des Kniegelenks seine eigenen Probleme hat und deswegen auch gesondert dargestellt werden muss. Gerade für diesen Bereich gilt aber auch, dass nichts in der Anatomie so konstant ist wie ihre Variation.

Das Patellafemoralgelenk ist kein Gelenk im üblichen Sinne mit einer Führung durch die Form der Gelenkflächen wie z. B. das Hüftgelenk oder das femorotibiale Gelenk, welches eine durch die Kreuzbänder bestimmte Kinematik mit zusätzlicher Führung durch die peripheren Bänder aufweist. Im Gegensatz dazu ist die Patella ein Sesambein im Quadrizeps-Streckapparat, das mit seiner hyalinen, gelenkknorpeltragenden Rückfläche auf der Trochlea femoris und den Kondylenrollen je nach Flexionsgraden und Grundspannungen des Quadrizeps zur Artikulation kommt [4, 6]. Die Führung durch die Gelenkflächen im patellofemoralen Gelenk lässt viel

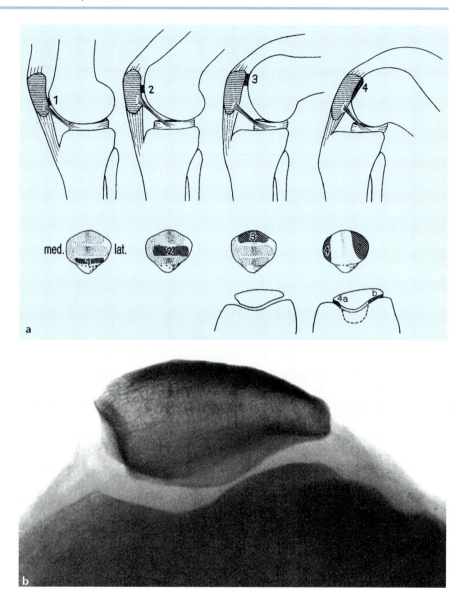

Abb. 1. a Schematische Darstellung der Auflageflächen der Patella nach Grant und Basmajian [6] und Goodfellow et al. [4, 5]. In den verschiedenen Bewegungsstellungen des Kniegelenks von voller Extension (1) über mittlere Flexion (2 und 3) zu voller Flexion (4) zeigen sich jeweils ganz andere Auflageflächen der Patella zum Femur. Besonders wichtig ist, dass erst in Phase 4 die eigentliche mediale Patellakantenfacette, die „odd facet" (4a) mit dem Femur zur Artikulation kommt. Auch im patellofemoralen Gelenkabschnitt gibt es ein Roll-Gleit-Prinzip, jedoch mit einer Gleitphase an der Patella, die der Abrollrichtung entgegenläuft, im Gegensatz zum femorotibialen Abschnitt, in welchem das Rollen und das Gleiten in der gleichen Richtung vor sich gehen. **b** Axiales Röntgenbild einer Patella mit schön sichtbarer medialer „odd facet", welche als Zeichen der Beanspruchung eine gut ausgebildete subchondrale Skleroseschicht des Knochens aufweist [11]

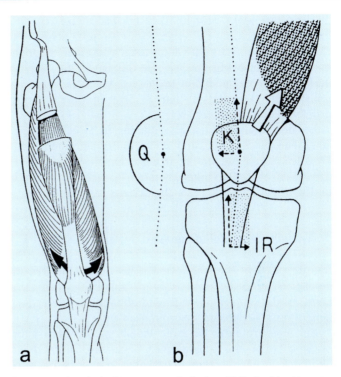

Abb. 2. a Quadrizepsstreckapparat wirkt mit der Pars transversalis (rechter Pfeil) distal im M. vastus medialis und mit dem M. vastus lateralis (linker Pfeil) als aktiver Rotator und Rotationsstabilisator. **b** Die Zugrichtung des M. quadriceps verläuft auch in der Frontalebene nicht gestreckt gerade von proximal bis zur Tuberositas tibiae, sondern sie ändert sich so, dass ein nach lateral offener Winkel, der sog. Quadrizepswinkel entsteht. Dieser Q-Winkel hat entsprechend dem Parallelogramm der Kräfte zur Folge, dass an der Patella eine nach lateral gerichtete Kraft K zur Wirkung kommt. Der laterale Anteil der Femurkondylenrolle wird über seine steil angehobene Trochleahälfte nach dorsal gedrängt, während die Tibia gegenüber dem Femur gleichzeitig nach innen rotiert. Der M. vastus medialis ist mit seiner distalen Pars transversalis ein Antagonist zu dieser Kraft K. Er kann die Patella nach medial ziehen und damit die mediale Kondylenrolle zurückhalten [11]

Spiel zu. Die Bewegung der Patella in der Trochlea kann mit dem Bewegungablauf eines Bootkiels in der nur teilweise kongruenten Schleifbahn verglichen werden, wenn das Boot an Land gezogen wird. Die Patella kann in dieser Laufbahn, der Trochlea, zentral, medial, lateral oder zur Längsrichtung rotiert aufliegen. Die beste Kongruenz mit stabiler Führung ergibt sich, wenn die Patella in Flexion nur noch mit der Kondylenrolle artikuliert. Ist das Knie ganz gestreckt oder überstreckt und der Quadrizeps angespannt, dann kommt die Patella ganz proximal zu liegen, wo sie in vielen Fällen höchstens noch mit ihrem distalsten knorpeltragenden Pol Kontakt mit der Trochlea findet, mit ihrer restlichen Rückfläche aber dem supratrochlearen Fettpolster aufliegt (Abb. 1). In dieser Position ist eine ausgeprägte transversale Verschiebbarkeit möglich, da keine Führung durch die Trochlea mehr besteht. Dies erklärt auch, weshalb der Druck auf die Patella in Streckung bei einer Synovitis sehr schmerzhaft ist (Zohlen-Zeichen). Der Schmerz rührt dann nicht von einer möglichen Knorpelpathologie der Patellarückfläche her, wie das früher oft angenommen wurde, sondern von der begleitenden reaktiven Synovitis. Dass die Knorpeloberfläche selbst nicht sensibel ist hat S. Dye in einem Selbstversuch sehr eindrücklich dokumentiert [2].

Bei der Patella alta ist die Führung in Streckung noch geringer. Erst bei einer Flexion von 10° und mehr findet sie einen geführteren Weg in die Trochlea, durch Zug am Lig. patellae. Die Zugrichtung ist abhängig vom Quadrizeps-Winkel (Q-Winkel), von der Rotationsposition der Tibia zum Femur und vom Funktionszug des Quadrizeps mit seinen vier Anteilen (Abb. 2).

Dynamik des patellofemoralen Systems

Da die passive Führung der Patella durch die Trochlea nicht sehr ausgeprägt ist, und das Retinaculum transversale mediale relativ schwach sein kann, ist die Führung weitgehend abhängig von der Dynamik der verschiedenen Muskelkräfte im Bewegungsablauf.

Bei Außenrotation wird die Patella passiv nach lateral gezogen. Gleichzeitig entsteht ein dynamischer Gegenzug durch den M. vastus medialis obliquus. Je nach exzentrischer oder konzentrischer Aktion ist dieser Ge-

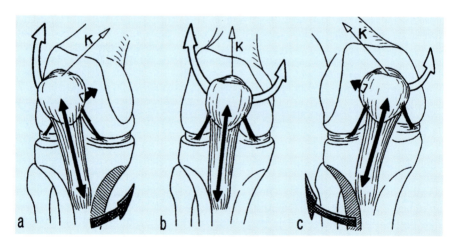

Abb. 3a–c. Der Quadrizepsstreckapparat mit seiner patellofemoralen Komponente in verschiedenen Rotationslagen. **a** Die Abwinkelung in Innenrotation führt zu einem Druck gegen die mediale Kondylenrolle (kurzer Pfeil), wenn eine in der Mitte liegende Kraft K zieht. Der M. vastus lateralis wird dann gespannt und als ausgleichender Antagonist eingesetzt. **b** In Neutralrotation können die Mm. vastus medialis und lateralis zu gleichen Teilen agonistisch und antagonistisch funktionieren. **c** Bei Außenrotation wird die Patella unter Wirkung der Kraft K gegen die laterale Kondylenrolle gedrückt und der M. vastus medialis kommt reflektorisch unter Spannung [11]

genzug mehr oder weniger stark. Vice versa erfolgt bei Innenrotation der passive Zug nach medial mit dynamischem Gegenzug durch den M. vastus lateralis und den Tractus iliotibialis mit seinem Retinaculum transversale (Abb. 3).

Das patellofemorale System muss deshalb sowohl bei exzentrischer als auch bei konzentrischer Funktion des Quadrizeps im gesamten möglichen Bewegungsumfang des Knies immer kompensiert und in einem biomechanischen Gleichgewicht sein.

Die Elastizität des gelenkigen Systems

Die Elastizität des gelenkigen Systems ist durch die queren und longitudinalen Retinakula und durch die Muskeldynamik des M. quadriceps, des M. tensor fasciae latae mit M. glutaeus maximus via Tractus iliotibialis und das laterale Retinaculum patellae gewährleistet. Sie ist wegen der Grenze der Belastbarkeit der einzelnen beteiligten Gewebe eine biomechanische Notwendigkeit. Die Belastungsspitzen, die „impacts", können so elastisch aufgefangen und patellofemorale Andruckverhältnisse bei Männern von bis zu 5–7 bwf (=bodyweight-force) und bei Frauen gar bis zu 7–9 bwf geeignet abgefedert werden (Abb. 4) [7]. Gemessen wurde die patellofemorale Kraft in vitro an Leichenkniegelenken 1975 von Perry. Bei einem Flexionswinkel von 60° wurden 4.1 bwf gemessen [10].

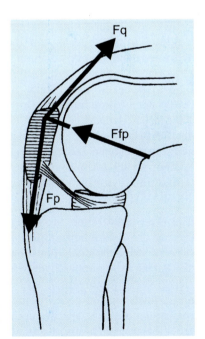

Abb. 4. Die Femoropatellarkraft Ffp wird bestimmt durch den Vektor der Quadrizepskraft Fq und durch den Vektor der Patellarsehnenkraft Fp sowie durch den Winkel zwischen den beiden Vektoren [7]

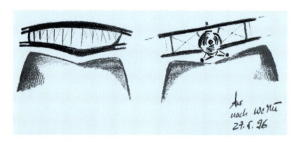

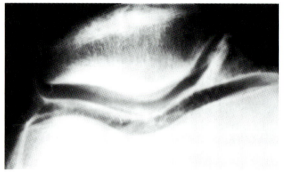

Abb. 5. a Die zwei kortikalen Druckschichten mit der elastischen Zwischenlage aus Spongiosa im axialen Bild eines Arthrogramms einer Patella. Beachte auch, die beiden Plicae medial und lateral. **b** Der Vergleich dieser zweischichtigen Konstruktion mit einem Doppeldeckerflugzeug [1]

Die große Dicke des hyalinen Gelenkknorpels im distalen Bereich des Patellakiels (dickste hyaline Gelenkknorpelschicht am Menschen) kommt als weitere Dämpfungsstruktur dazu. Die Patella darf ihrerseits in dieser Konstruktion nicht steinhart auftreffen und ist deshalb selbst messbar elastisch.

Ihre notwendige Elastizität wird erreicht durch die „Doppeldeckerkonstruktion" mit zwei festen kortikalen Flächen, welche mit einer dazwischenliegenden, viel weniger dichten und weniger festen trabekulären Knochenstruktur verbunden sind (Abb. 5). Wir konnten diese Elastizität mit der Deformierbarkeit der Patella im Labor für Orthopädische Biomechanik (LOB) der Orthopädischen Universitätsklinik Basel messen. Schon bei nur 800 N Quadrizepszug, was bei einer Flexion von 90° nur ca. einem Zehntel der Körpergewichtskraft entspricht, betrug die Deformation bei der Mehrheit der getesteten Leichenkniegelenke

- mehr als 40 μm in der Längsrichtung mit postero-konvexer Verbiegung
- und um 20 μm in transversaler Richtung bei antero-konvexer Verbiegung (Abb. 6).

Alle diese elastischen Mechanismen verringern zusammen die Spitzenbelastung pro Zeiteinheit am Ort des Aufpralls.

So ermöglicht auch der ungestört entfaltbare Recessus suprapatellaris der Patella den notwendigen, freien Lauf zur Landung in der Trochlea. In vielen Revisionseingriffen und bei „Operationen der letzten Möglichkeit", meist nach unzähligen Voreingriffen, haben wir bei durch Verwachsung verschlossenem Recessus regelmässig eindrückliche Knorpeldefekte der Trochlea gesehen. Anstatt der sich entrollenden Synovialisfalte des Recessus

Anatomie, Biomechanik und Dynamik des Patellofemoralgelenks ■ 9

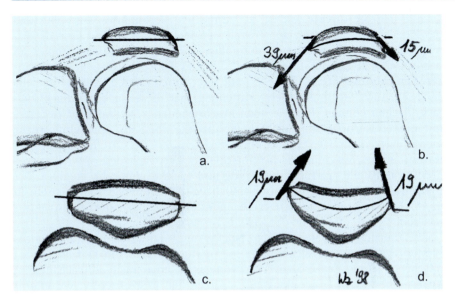

Abb. 6. Die von uns gemessene Deformation der Patella an der Leichenpatella. a und c zeigen die Situation im unbelasteten Zustand, b und d zeigen die Deformation bei 800 N. (Beim Einbeinstand treten Quadricepskräfte von bis zu 15 kN auf)

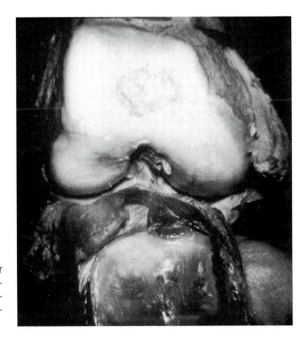

Abb. 7. Knorpelschaden in der Trochlea bei eingeschränkter Beweglichkeit der Patella bei Verwachsungen im Recessus suprapatellaris

spannt sich die direkte und zu kurze narbige Verbindung vom Oberrand der Patella zum Oberrand der Trochlea sogleich straff an und lässt die Patella härter als normalerweise aufprallen. Der Aufprall erfolgt immer an derselben Stelle auf der Trochlea und führt zu Knorpelausbrüchen von ganzer Schichtdicke (Grad III) bis auf die subchondrale Knochenlamelle (Abb. 7). Auch Steadman (pers. Mitteilung) hat diese Beobachtungen vielfach machen können. Ein wie oben beschriebener, verschlossener Recessus mit querer Narbenplatte macht es der Patella ebenfalls unmöglich, mehr medial oder mehr lateral oder etwas mehr rotiert aufzutreffen. Auch eine unvollständige, asymmetrische, halbseitige Verwachsung des Recessus drückt die Patella zu früh, zu einseitig und zu kräftig auf die Trochlea. Die dynamische Balance ist dabei wesentlich gestört. Die Folgen können ein in ihrem Schweregrad kaum zu erwartendes Ausmaß an Knorpeldestruktionen sein.

Die Führung der Patella in der Trochlea und damit die Führung des gesamten Patellofemoralgelenks ist also vorwiegend eine funktionelle, dynamische Führung, deren Steuerung wohl einer noch nicht überschaubaren Kybernetik bedarf. Diese muss zum größten Teil propriozeptiv-sensomotorisch erfolgen.

Die anatomischen Grundbestandteile des Patellofemoralgelenks

(p = passive Anteile, d = dynamische Anteile)
- distales Femur mit Trochlea und distalem Anteil der Kondylenrolle (= p)
- Patella mit medialem und lateralem transversalen Retinaculum patellae (= p)
- mediales longitudinales Retinaculum Patellae als sehnigem Faszien-Anteil des M. vastus medialis (= d)
- laterales longitudinales Retinaculum Patellae als Teil des Tractus iliotibialis (= d)
- Lig. Patellae
  a) mit dem direkten tiefen Faserzug vom Apex patellae zur Tibia und mit der Blutzufuhr vom Hoffa her (= p)
  b) mit dem oberflächlichen Zuggurtungsfaserzug von der Quadrizepssehne über die Galea aponeurotica der Patella bis hinunter zur Tuberositas tibiae mit der Blutzufuhr von der vorderen anliegenden Längsarterie (= p)
- M. quadriceps mit M. vastus medialis und M. vastus medialis obliquus
  mit M. vastus intermedius
  mit M. rectus und
  mit M. vastus lateralis (= d)
- M. tensor fasciae latae und
  M. glutaeus maximus, welche den Tractus iliotibialis spannen und via Retinaculum die Patella steuernd mitführen (= d)

- M. gastrocnemius welcher beim treppab- und bergabgehen die nötige Gegenkraft zum vermehrt eingesetzten Quadrizepszug am zusätzlich flektierten Kniegelenk beisteuert (= d)
- Mm. ischiocrurales, welche ebenso das in Flexion belastete Knie zusätzlich stabilisieren müssen (= d)

Anatomische Architektur der Quadrizepssehnen-Einstrahlung und des Lig. patellae-Ansatzes

Alle diese Faseransätze laufen entweder auf eine schiefe Ebene aus (Quadrizepssehne auf proximaler Patellafläche) oder kommen von einer konischen Oberfläche (Lig. patellae von der Apex der Patella) zur Rundung der Tuberositas tibiae.

Damit sind die Fasern unterschiedlich lang und nie alle gleichzeitig maximal gespannt. So entsteht ein federnder Kraftfluss. Die kürzesten, zuerst und am meisten geforderten Fasern des Lig. patellae sind deshalb auch die am häufigsten überforderten an der Patellaspitze, wo dann die Apextendinose (Patellaspitzensyndrom) entsteht.

Die von der Quadrizepssehne über die Vorderfläche der Patella als Galea aponeurotica patellae bis zur Tuberositas durchlaufenden Fasern sind als mechanische Zuggurtung für die Patella wichtig (Abb. 8). Dazu ein klinisches Beispiel: Nach einer durch Kontusion erfolgten stumpfen Durchtrennung dieser präpatellaren Fasern trat vier Wochen später eine klassische Ermüdungsfraktur der Patella während eines Fußballspiels spontan auf.

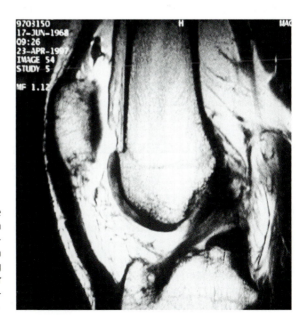

Abb. 8. Sagittalschnitt durch die Patella im MRT: Dokumentation der Zweischichtigkeit der Patellasehne mit der durchgehenden vorderen Schicht der Zuggurtung von der Quadricepssehne über die Galea aponeurotica praepatellaris ins Lig. patellae

Auswirkung des femorotibialen „Rollbacks" auf die Zugrichtung des Lig.patellae an der Tibia

Mit dem durch die Kreuzbandkinematik bedingten „Rollback" des Femur bei der Flexion läuft die Patella relativ zur Tibia nach dorsal mit. Dies hat zur Folge, dass der Quadrizepszug über das Lig. patellae, welcher von der vollen Streckung bis zu 60° Flexion des Kniegelenks eine ventrale Translation der Tibia (vordere Schublade) bewirkt, bei einem Flexionswinkel von etwa 60° jedoch schon eine a-p-neutrale Zugrichtung erlangt. Beim weiteren Rückwärtslauf von Femur und Patella bei einer Flexion über 60° verursacht der Sehnenzug über das Lig. patellae dann eine dorsalwärtsgerichtete Translationskraft auf die Tibia, was nun eine Verschiebung derselben nach hinten (hintere Schublade) zur Folge hat.

Auswirkung von LCA-Insuffizienz und Pivot-shift

Das Lig. cruciatum anterius (LCA) hält nicht nur die Tibia gegen eine vordere Translation zurück, sondern stabilisiert in umgekehrter Richtung auch den lateralen Femurkondylus und verhindert seine Dislokation nach hinten.

Diese wegen des LCA-Ausfalls mangelnde dorsale Stabilisierung des lateralen Femurkondylus führt zu dessen relativem Rückgleiten bei der Pivot-shift-Subluxation, während gleichzeitig die Tibia anterolateral nach ventral ausweicht (Abb. 9a u. b). Diese Subluxation wirkt sich einerseits direkt auf das patellofemorale Gelenk aus, da sich die Zugrichtung des Lig. patellae sowie die Lage des Patellagleitlagers verändert, was zur Verkippung der Patella führt. Anderseits führt ein LCA-Ausfall auch zu einer Mehrberlastung des Brems-/Streckapparates, da das Kniegelenk durch den zusätzlichen Einsatz der Ischiocruralen und der Gastocnemius vermehrt aktiv stabilisiert werden muss. Aus diesen Gründen leiden Patienten mit LCA Insuffizienz häufig auch an Insertionstendinosen im Bereiche der Patella und sonstigen Beschwerden im Bereich des vorderen Kompartiments.

Die Quadrizepssehne als Druckverteiler bei der Flexion im Kniegelenk über 90°

Es ist seit langem bekannt, dass die Patella bei großer Flexion nicht allein die Andruckkräfte auf sich nehmen muss, sondern dass der M. quadriceps und seine Sehnenplatte aktiv einen Anteil übernimmt [8]. Klar wird diese mechanische Voraussetzung, wenn bei einer Flexion von 90° und mehr der Quadrizeps und seine Sehnenplatte sichtbar über die vordere Kondylenrolle umgeleitet werden (Abb. 10).

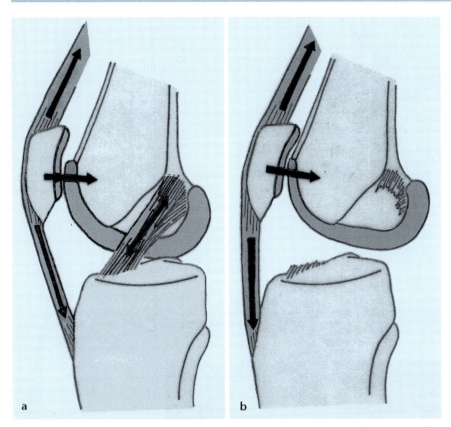

Abb. 9. Patellofemorales Verhalten beim Pivotshift. **a** Normales Verhalten und Stellung der Patella bei intaktem Zentralpfeiler. **b** Bei fehlendem LCA während des Pivotshift zeigt die Patella eine deutliche Verkippung sowie ein Abflachen des Kräfteparallelogramms zwischen Quadricepssehne und dem Lig. patellae

Die patellofemoralen Gelenkflächen

In den anatomischen und funktionellen Betrachtungsweisen der Vergangenheit hatte die im (axialen) Röntgenbild sichtbare Kongruenz oder Nicht-Kongruenz der Knochenbegrenzung von femoraler Trochlea und Patellarückfläche eine wohl unverhältnismässig große Bedeutung.

Lange Zeit hat man die radiologisch sichtbaren Oberflächen für die effektiven Begrenzungen der Gelenkflächen gehalten. Erst die Röntgenbilder mit Kontrastmittel und die Magnetresonanztechnik erlauben verbesserte Einblicke. So zeigt z.B. die Patella im Röntgenbild eine konkave Hinterfläche, u.a. mit der Haglundschen Exkavation (Abb. 11). Aber genau am Ort dieser Exkavation befindert sich die größte Dicke des Knorpels. Knochen und Knorpel zusammen ergeben sogar eine deutlich konvexe Patellarückfläche, jedenfalls im Bereich des sogenannten Kiels. Die laterale Fazies für

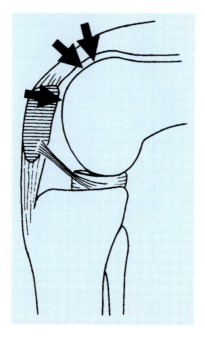

Abb. 10. Beim flektierten Kniegelenk wird die Kraft zwischen Streckapparat und Patellagleitlager nicht nur durch die Patella sondern auch direkt durch die Quadricepssehne übertragen [8]. Beachte in dieser Grafik auch die Wirkrichtung des meniskopatellaren Bandes

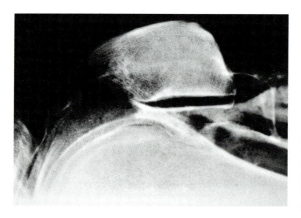

Abb. 11. Seitliche Arthrografie des Patellofemoralgelenks: Darstellung der dicksten Knorpelschicht in Bereich der retropatellaren Konkavität (vgl. Haglund'sche Exkavation)

sich genommen scheint dann doch eine Konvexität aufzuweisen (Abb. 12). Auch die reale Oberfläche der Femurkondylenrolle und der Trochlea erscheint, wenn Knochen und Knorpel zusammengenommen werden anders, als wenn nur die Oberfläche des Knochens allein betrachtet wird (Stäubli, pers. Mitteilung). Beachte auch wieder die Kongruenzerhaltung durch die Plika.

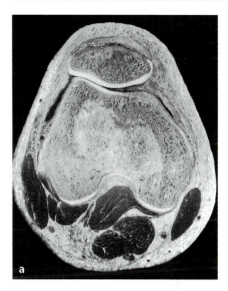 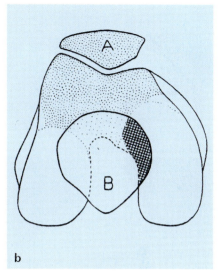

Abb. 12. a Transversalschnitt durch das Kniegelenk auf der Höhe der Kondylenrolle mit dem patellofemoralen Gleitlager. Die Patella liegt auf diesem Präparat nicht zentriert in der Trochlea des Femur, sondern ist nach lateral subluxiert. (Ficat [3] beschreibt dies als „malposition externe de la rotule, MER"). Der laterale Teil steht regelmäßig unter größerem Auflagedruck als die mediale Facette. Medial kann gelegentlich sogar ein freier Raum zwischen Patella und Femur bestehen, in welchem eine spezielle Plica synovialis, die Plica alaris medialis, Platz findet. **b** Position der Patella in Relation zur Femurgelenkfläche.
A: Bei Extension artikuliert die Patella in einem rein patellofemoralen Bereich
B: Bei voller Flexion artikuliert sie hingegen auch mit den Kondylenrollen des eigentlichen femorotibialen Bereichs [11]

Variationen der anatomischen Form der Femurkondylen und speziell auch der Trochlea

Große, intraoperativ festgestellte Variationen der Anatomie des distalen Femur veranlassten uns, die vielen vorliegenden Femora im anatomischen Institut der Universität Basel näher zu betrachten. Genau so, wie die individuellen Rotations-Freiheiten von Knie zu Knie große Unterschiede bis zum doppelten Ausmaß aufweisen, sind auch die Femurgelenkenden sehr unterschiedlich gestaltet. Breite Femora mit weiter Interkondylärgrube, in denen nur eine breite Patella auf dem medialen und dem lateralen Kondylus aufliegen kann, wechseln mit engen, schmalen Femurkondylen, vor welchen nur eine schmale Patella Platz finden kann. Es stellt sich dabei die Frage, inwiefern man bei diesen Relationen Femur-Patella die Patella überhaupt für sich allein, ohne den zugehörigen Femur mitzubeurteilen, in die bekannten Klassifikation (z.B. nach Wiberg etc.) einteilen kann. Die Jägerhutform der Patella ist eine Extremform mit wohl vermehrter Subluxations- und Luxationstendenz. Wie aber ist das entsprechende Femur konfiguriert? Diese Frage steht noch immer offen.

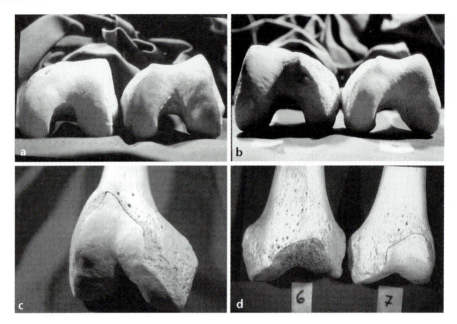

Abb. 13. Die sehr unterschiedliche Konfiguration der Kondylenrollen und ihrer Trochleae. **a** und **b** von distal gesehen, **c** und **d** von ventral

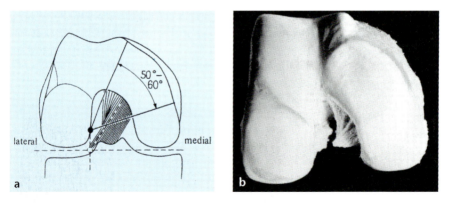

Abb. 14. a Anatomisches Präparat, welches deutlich die unterschiedliche Konfiguration der medialen und der lateralen Kondylenrolle zeigt. Man sieht den Abgangswinkel der Faserbündel des hinteren Kreuzbandes vom Femur. Die Gestaltung des Tibiaplateaus und die Formdifferenz der beiden Meniskusspangen ist den unterschiedlichen Femurkondylen angepasst. **b** Das hintere Kreuzband steigt aus der Transversalebene in einem Winkel von 50–60° auf. Dazu weist die mediale Kondylenrolle, welche länger ist als die laterale, einen zusätzlichen Gelenkabschnitt auf, der praktisch einem Kreisringsektor von ebenfalls 50–60° entspricht. (Nach Menschik [9]) [11]

Groß sind die Unterschiede der Femora auch in Bezug auf die Größe der Trochlea in ihrer kranio-kaudalen und medio-lateralen Ausdehnung (Abb. 13). Ebenso unterscheidet sich die Länge des Kreissegments der Kondylenrolle zwischen Trochlea und eigentlicher medialer Rolle, also des Kreissegments, welches für das Ausmaß der automatischen Schluss-Initialrotationen (W. Müller 1982) und wahrscheinlich auch für das Gesamtausmaß der Rotationsfreiheit bestimmend ist (Abb. 14).

Hoffa-Fettkörper, Plicae und die Innervation

Der Hoffa-Fettkörper füllt im vorderen Gelenkabschnitt jeden möglichen Hohlraum des Gelenks in allen Stellungen aus. Dank seiner weichen Verformbarkeit garantiert er einen völlig kongruenten Schluss zwischen Tibia, Femur und Patella. So kann das Gelenk mit erhaltener Kongruenz alle Bewegungen mitmachen, ohne dass es Flüssigkeit (Erguss) für den Volumenausgleich benötigt. Mit wenigen Tropfen Synovia bleibt das für den Zusammenhalt nötige Vakuum in jeder Lage erhalten (first line of stability = vgl. Zusammenhalt zweier Glasplatten mittels eines Tropfen Flüssigkeit).

Rund um die Patella sind es die Plicae alares mediales (plica mediopatellaris) und laterales sowie die nach proximal auslaufenden Hoffafalten, welche die Apex patellae ventralseits und dorsalseits zum Femur kongruenzerhaltend umfassen (Abb. 15). Ähnliche Plicae sichern die Kongruenz am kranialen Patellapol. Die bezüglich der Größe bedeutendste Plica mediopatellaris, welche auch den größten Kongruenzausgleich all dieser Synovialfalten bewerkstelligen muss, hat eine sichelförmige Fortsetzung in den Recessus suprapatellaris hinauf. Von dort ist über die Verbindung mit den Mm. articulares genus und dem M. vastus med. obliquus sogar eine aktive Verspannung dieser Plika möglich. Damit ist eine Dynamisierung mit

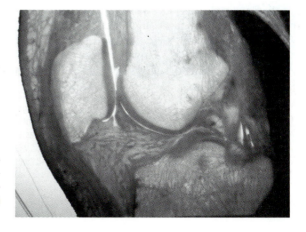

Abb. 15. Der Hoffa'sche Fettkörper mit seinen die Patellaspitze umgreifenden Plicae und seiner spezifischen anatomischen Struktur in sagittalen Schnittbild

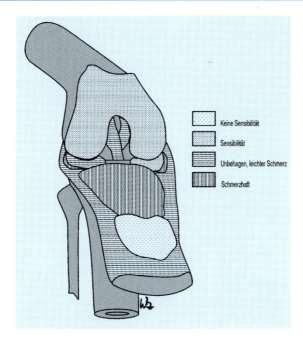

Abb. 16. Die Sensibilität und die Schmerzempfindung im Inneren des Kniegelenks nach S. Dye [2]. Beachte die Schmerzhaftigkeit im Bereiche des Hoffa-Fettkörpers sowie unmittelbar an der Meniskusbasis

Formveränderungs- und Ausweichmöglichkeit dieser Plika bis in den Hoffa hinein gegeben.

Warum sind diese synovialen Umschlagfalten, die kongruenzerhaltenden Plicae so bedeutungsvoll? S. Dye hat in seiner Arbeit mit dem Selbstversuch beschrieben, dass der Knorpelüberzug der Patella in seiner gesamten Schichtdicke auf jede Palpation hin völlig unempfindlich ist (Abb. 16). Maximal sensibel und sehr schmerzempfindlich sind hingegen der Hoffa, seine synoviale Begrenzung und die genannten Plicae mitsamt den Recessus- und Gelenkinnenflächen [2]. Mit dieser maximal dichten Innervation werden die geringsten mechanischen Irritationen (z. B. Smillie apprehension test) sowie alle reaktiv entzündlichen Veränderungen als Schmerz wahrgenommen (konsekutives Therapiekonzept des patellofemoralen Schmerzes von S. Dye).

■ Literatur

1. Arnold MP, Friederich NF, Widmer H, Müller W (1998) Patellaersatz bei Knietotalendoprothesen – notwendig? Orthopäde 27:637–641
2. Dye SF, Vaupel GL, Dye CC (1998) Conscious neurosensory mapping of the internal structures of the human knee without intraarticular anesthesia. Am J Sports Med 26:773–777
3. Ficat P (1973) Les déséquilibre rotuliens, de l'hyperpression à l'arthrose. Masson, Paris

4. Goodfellow J, Hungerford DS, Zindel M (1976) Patello-femoral joint mechanics and pathology. 1. Functional anatomy of the patello-femoral joint. J Bone Joint Surg [Br] 58:287-290
5. Goodfellow J, Hungerford DS, Woods C (1976) Patello-femoral joint mechanics and pathology. 2. Chondromalacia patellae. J Bone Joint Surg [Br] 58:291-299
6. Grant JCB, Basmaijan JV (1965) Grant's method of anatomy. Williams & Wilkins, Baltimore
7. Kuster M, Wood GA, Sakurai S, Blatter G (1993) Die Belastung des Femoropatellargelenkes beim abwärtsgehen – eine biomechanische Studie. Z Unfallchir Versicherungsmed 86:178-183
8. Mansat C, Bonnel F, Jaeger JH (1982) L'appareil éxtenseur du genou. Masson, Paris
9. Menschik A (1975) Die Mechanik des Kniegelenkes, Teil II. Z Orthop Ihre Grenzgeb 113:388-400
10. Perry J, Antonelli D, Ford W (1975) Analysis of knee-joint forces during flexed-knee stance. J Bone Joint Surg [Am] 57:961-967
11. Müller W (1982) Das Knie. Form, Funktion und ligamentäre Wiederherstellungschirurgie. Springer, Berlin

Kapitel 2 Eine neue Perspektive zum patellofemoralen Schmerz. Woher kommt der Schmerz?

R. M. Biedert

Patienten mit patellofemoralen Beschwerden weisen oft eine Chondromalazie der Patella oder eine Fehlinsertion des Streckapparates auf. Dieser Theorie zur Folge ist es sehr überraschend, dass Patienten mit unauffälligen patellofemoralen Knorpelverhältnissen Schmerzsymptome entwickeln und andere mit ausgedehnten Knorpelläsionen völlig schmerzfrei sind. Bekannterweise ist hyaliner Knorpel nicht innerviert. Daher können Knorpelläsionen nicht die einzige Ursache für eine entsprechende Schmerzsymptomatik sein. Darüber hinaus können Patienten mit einem normal inserierenden Streckapparat ebenfalls an Knieschmerzen leiden. Zusammenfassend läßt sich sagen, dass die vorgenannten Theorien nicht die genaue Ursache des patellofemoralen Schmerzes erklären und dass andere pathophysiologische Prozesse existieren müssen.

Daher fokussierten wir unsere Untersuchungen in den letzten 15 Jahren auf das Wahrnehmungssystem der artikulären Strukturen des Kniegelenks. Dieses System ist nicht nur in der Lage, das zentrale Nervensystem mit Informationen über die Stellung und gerichtete Bewegungen des Kniegelenks zu versorgen, sondern ist ebenfalls in der Lage, im Rahmen einer Überlastung schädliche und chemotaktische Stimuli wahrzunehmen.

■ Nervale Versorgung

Um ein besseres Verständnis in die pathophysiologischen Prozesse zu erlangen, die dem patellofemoralen Schmerz zu Grunde liegen, führten wir ausgedehnte Untersuchungen bezüglich freier Nervendigungen vom Typ IVa (FNE) in 19 verschiedenen Geweben des Kniegelenks durch [2]. Die Häufigkeit von FNE wurde in qualitativen und quantitativen Messungen untersucht. Hierbei wurden große Mengen von afferenten Schmerzrezeptoren in verschiedenen Strukturen des patellofemoralen Gelenks entdeckt: Quadrizepssehne, mediales und laterales Retinakulum, Ligamentum patellae, Synovia und im Hoffa'schen Fettkörper. Sowohl Entzündungen als auch Überbelastung oder Verletzungen können dieses nozizeptive System zur Fortleitung des Schmerzes aktivieren. Hierbei muss besonders die peripatellare Synovialitis erwähnt werden, da sie eine der Hauptursachen für den patellofemoralen Schmerz darstellt. Verglichen mit einfachen biomechanischen Messungen oder leicht nachweisbaren Knorpelläsionen lassen sich entzündliche Veränderungen durch übliche bildgebende Verfahren oft nur schwer nachweisen. Eine genaue Anamnese und klinische Untersuchung sind hier dringend erforderlich. Unterstützend sind hierbei lediglich Szintigrafien, die einen erhöhten knöchernen Stoffwechsel nachweisen können [3].

Intraossärer Patelladruck

Neben der entzündlichen Veränderung der Synovia sind auch der erhöhte intraossäre Druck bzw. die Veränderung dieses Drucks und Remodeling-Prozesse von entscheidender Bedeutung. Normalerweise wird die Patella während des Gleitmechanismus innerhalb der femoralen Trochlea zentriert geführt. Untersuchungen zum Gleitmechanismus der Patella zeigten jedoch, dass selbst unter normalen Umständen die Patella hierbei elongiert und dreidimensional verformt wird [1]. Innerhalb dieser physiologischen Situation ist die knöcherne Homöostase meist gewährleistet. Dennoch können verschiedene pathologische Einflüsse wie Hypermobilität und unausgeglichene muskuläre Verhältnisse zwischen Agonisten und Antagonist, Fuß-, Hüft- und lumbale Erkrankungen einen negativen Einfluss auf diese Homöostase haben, was dann zu einer Überbelastung der Patella führen kann. Ein pathologisch erhöhter intraossärer Druck durch ein Ödem oder durch einen erhöhten Knochenumsatz während der Remodeling-Phase kann durch diese Theorie erklärt werden. Der daraus entstehende Schmerz vermindert die koordinative Fähigkeit, die Patella zu zentrieren und vermindert damit die sensomotorische Kontrolle. Die klinische Relevanz setzt genau an diesem Punkt an; mögliche Behandlungsmethoden, um die Gewebshomöostase wieder herzustellen, müssen entsprechend entwickelt werden [4].

Schmerzreduktion

Das Ziel der Behandlung ist die Reduktion von Schmerzen. Nur wenn dies möglich ist, ist eine normale Gelenkfunktion gewährleistet. Neben Analgetika, nichtsteroidalen Antiphlogistika und intraartikulärer Kortisoninjektion sind vor allem die COX-2-Inhibitoren von besonderer Bedeutung. Diese sind in der Lage, Entzündung und Schmerzen ohne das Nebenwirkungsspektrum der konventionellen, nicht steroidalen Antiphlogistika zu bewirken [9].

Physiotherapie

Im nächsten Schritt muss die individuell angepaßte Belastbarkeit des Streckapparates definiert und der Patient entsprechend instruiert werden. Hierbei ist neben der medizinischen auch eine physiotherapeutische Betreuung notwendig, um eine verbesserte Patellaführung sowie Art und Umfang der Rehabilitation zu definieren. Das Ziel sollte hierbei eine schmerzlose Gelenkfunktion sein, um so den verhängnisvollen negativen Feedback-Mechanismus der Nozizeption zu durchbrechen und die Gelenkhomöostase wieder herzustellen [5].

Literatur

1. Arnold M, Friederich NF, Müller W (1999) Oral presentation at the International Patellofemoral Study Group meeting, Napa Valley, CA
2. Biedert RM, Stauffer E, Friederich NF (1992) Occurrence of free nerve endings in the soft tiussue of the knee joint. A histologic investigation. Am J Sports Med 20:430–433
3. Dye SF, Chew MH (1993) The Use of Scintigraphy to Detect Increased Osseous Metabolic Activity about the Knee. J Bone Joint Surg 75A:1388–1406
4. Dye SF (1996) The Knee as a Biologic Transmission with an Envelope of Function. A Theory. Clin Orthop 325:10–18
5. Dye SF, Stäubli HU, Biedert RM, Vaupel GL (1999) The mosaic of pathophysiology causing patellofemoral pain: therapeutic implications. Operative Techniques in Sports Medicine 7:46–54
6. Dye SF, Vaupel GL, Dye CC (1998) Conscious Neurosensory mapping of the internal structures of the human knee without intra-articular anesthesia. Am J Sports Med 26:773–777
7. Fulkerson JP, Hungerford DS (1990) Disorders of the Patellofemoral Joint. Baltimore, Williams & Williams
8. Fulkerson JP, Shea KP (1990) Mechanical basis for patellofemoral pain and cartilage breakdown. In: Ewing JW (ed) Articular Cartilage and Knee Joint Function: Basic Science and Arthroscopy. New York, Raven Press
9. Hawkey CJ (1999) Cox-2-Inhibitors. Lancet 353:307–314
10. Insall J (1979) Chondromalacia patellae: Patellar malalignment syndrome. Orthop Clin North Am 10:117–127
11. Insall J (1982) Current Concepts Review. Patellar Pain. J Bone Joint Surg 64A:147–152
12. Papagelopoulos PI, Sim FH (1997) Patellofemoral pain syndrome: diagnosis and management. Orthopaedics 20:148–157
13. Percy EC, Strother RT (1985) Patellalgia. Phys Sportsmed 13:43–59

KAPITEL 3 Klinische und bildgebende Verfahren zur Beurteilung des patellofemoralen Gleitlagers

R. W. HEPP

Für die Analyse der so häufigen pathologischen Veränderungen des Patellofemoralgelenks ist eine subtile klinische Untersuchung erforderlich. In Verbindung mit Röntgenaufnahmen in 3 Ebenen vermag sie in einem hohen Prozentsatz der Fälle zu einer klaren Diagnose zu kommen. Sonografie und Kernspintomografie sind gelegentlich ergänzende Maßnahmen, jedoch für die Routinediagnostik des Kniescheibengleitlagers nicht erforderlich.

Anhand einer exakten Seit- und Tangential-Aufnahme – am besten in der Technik nach Knutsson – lassen sich Dystophien der Kniescheibe und patellofemorale Dysplasien erkennen. Die Methoden zur Bestimmung der Patellahöhe müssen sehr kritisch angewandt werden. Eine Dysplasie lässt sich an der Trochlea besser und genauer einordnen oder meßtechnisch erfassen als an der Kniescheibe.

Wohl kaum ein anderes Gelenk erleidet so früh und so häufig degenerative Veränderungen wie die Articulatio femoro-patellaris. Als Ursache dieser hohen Morbidität spielen neben Fehl- und Überlastungen Fehlstellungen oder Dystophien der Kniescheibe sowie Fehlbildungen oder Dysplasien des Patellofemoralgelenks eine ganz wesentliche Rolle. Anhand von autoptischen und klinisch-radiologischen Erhebungen vieler Untersuchungen konnte nachgewiesen werden, dass in der Altersgruppe über 40 Jahre retropatellare Knorpelveränderungen so gut wie regelmäßig vorkommen und dass bereits 20–30 Jährige in einem hohen Prozentsatz Knorpelschäden an der Kniescheibenrückfläche aufweisen. Es ist deshalb sicher nicht unwichtig, sich genauer mit diesem Gelenk zu beschäftigen.

Der klassische klinische Untersuchungsgang besteht aus Inspektion, Palpation und Funktionsprüfung.

■ Inspektion

Die Inspektion beginnt mit der Analyse des Gangbildes. Ein Torsionsfehler der Beine lässt sich schon am „Kniebohrergang" mit vermehrter Innenrotation der Unterschenkel erkennen. Man achtet auf die Beinachse im Stehen und im Liegen. Im Stehen müssen sich die Füße auf der Innenseite in ganzer Länge berühren. Bei einem O-Bein misst man den Abstand zwischen den medialen Epikondylen in cm oder in Querfingerbreite. Beim X-Bein gilt entsprechend die Distanz zwischen den Innenknöcheln. Im Liegen wird auf einen Torsionsfehler der Beine geachtet. Durch korrektes Einstellen der Sprunggelenkgabel in die Frontalebene wird oft erst eine X-Beinfehlstellung der Unterschenkel deutlich. Den sogenannte Q-Winkel [3] misst man zwischen den Achsen von Ober- und Unterschenkel. Er hat einen Einfluss auf die Lateralisationstendenz der Kniescheibe (s. auch Kapitel 7). Im Stehen und im Liegen muss auch ein sagittaler Fehler der Beinachse berücksichtigt werden, d. h. ein Genu flexum und ein Genu recurvatum. Beide Fehlstellungen haben Rückwirkungen auf das Patellofemoralgelenk.

Beinlängendifferenzen, Narbenbildungen, Unterschiede in der Ausbildung der Muskulatur und besonders des Musculus quadriceps werden festgehalten. Eine Atrophie des Musculus vastus medialis ist oft vorhanden. Leichte Gelenkschwellungen sind besser zu sehen als zu tasten [4].

Palpation

Die Palpation des Kniegelenks erfolgt bei gestrecktem und leicht gebeugtem Bein und muss sehr subtil sein, um vor allem lokalisierte Schwellungen genau zu analysieren. Handelt es sich um eine Bursa prä- oder infrapatellaris, um ein Meniskus- oder Pes anserinus-Ganglion, um einen alten Morbus Schlatter oder um einen vergrößerten Hoffa'schen Fettkörper? Verstrichene parapatellare Dellen sprechen für einen leichten Gelenkerguss oder für eine Kapselschwellung. Ein größerer Gelenkerguss führt zu einer weichen oder prallelastischen Gelenkfüllung. Das „Tanzen" der Patella wird geprüft, indem bei gestrecktem Knie mit der einen Hand der obere Rezessus, mit der anderen Hand der distale Gelenkraum komprimiert wird und die Patella mit dem Zeigefinger auf die Trochlea femoris gedrückt wird.

Die Konsistenz der Gelenkkapsel kann an ihrer Umschlagfalte an den Femurkondylen gut als weich, verdickt, höckrig oder schmerzhaft getastet werden. Mitunter lassen sich auch freie Gelenkkörper palpieren.

Wichtig ist vor allem die Palpation der Kniescheibe. Der Untersucher legt eine Hand auf die Kniescheibe und lässt den Patienten locker Beuge-Streckbewegungen durchführen. Leicht ist ein „Springen" der Patella oder ein retropatellares Reiben zu spüren und oft auch zu hören. Die Verschieblichkeit der Kniescheibe in allen Ebenen wird geprüft. Payr (1929) spricht vom „Patellaspiel" [12]. Dieses kann bei einer Kapselkontraktur weitgehend aufgehoben sein. Es ist bei Bandlaxität erweitert. In solchen Fällen lässt sich die Patella bei leichter Kniebeugung weit über den lateralen Femurkondylus verschieben. Bei drohender Patellaluxation spannt der Patient reflektorisch den M. quadriceps an und verhindert so die Verrenkung (Apprehension-Test). Eine mediale Luxationstendenz ist dagegen eine Ausnahme. Bei 100 Patienten mit einer Kniescheibenluxation fanden wir nur in einem Fall eine Luxation nach medial [7].

Retropatellare Knorpelschäden kann man durch einen Druck- und Verschiebeschmerz der Kniescheibe nachweisen. Die mediale und laterale Facette werden unter leichter Seitverschiebung der Patella palpiert. Nicht selten besteht ein laterales Hyperkompressionssyndrom [5] mit verstärkter Druckempfindlichkeit der lateralen Patellafacette, Lateralisation der Kniescheibe und Kontraktur der lateralen Retinakula. Das Zentrum der Kniescheibe ist normalerweise nicht direkt zu tasten. Indirekt können wir die hier besonders häufig auftretenden Chondropathien erkennen, indem die Patella distalisiert wird und man den Patienten auffordert, den M. quadriceps anzuspannen. Dieser Test sollte sehr vorsichtig durchgeführt werden, um einen mitunter überraschend starken Schmerz zu vermeiden.

Patienten mit einem Torsionsfehler, einer Hyperlaxität oder einer durchgemachten Patellaluxation haben oft eine hochstehende und lateralisierte Kniescheibe. Eine solche Dystophie der Patella lässt sich oft schon klinisch mit der Palpation feststellen, genauer jedoch röntgenologisch überprüfen. Bei der klinischen Untersuchung sitzt der Patient auf der Untersuchungsliege und lässt die im Kniegelenk gebeugten Unterschenkel über die Kante herunterhängen. Während der Patient langsam die Beine streckt, beobachtet man die Stellung der Kniescheibe in ihrem Gleitlager. Man kann leicht eine Lateralisierungstendenz der Patella sehen oder durch geringen Druck am Außenrand der Kniescheibe tasten.

Schließlich darf die Palpation der Kniekehle bei leicht gebeugtem Gelenk nicht vergessen werden, um eine Bakerzyste, ein Semimembranosusganglion und eine Varikosis der V. saphena parva nicht zu übergehen. Ein Kniekehlenganglion erkennt man auch gut im Stand mit durchgestreckten Kniegelenken. Bei Zysten oder Ganglien hilft uns die Sonografie in der Bestimmung der Größe und Lage. Für die Beurteilung des Patellofemoralgelenks hat diese Methode nur eine geringe Bedeutung.

Funktionsprüfung

Die Funktionsprüfung des Patellofemoralgelenks beginnt bereits im Stand mit der Aufforderung zur Kniebeuge, evtl. auch zur einbeinigen Kniebeuge. In tiefer Hocke soll der Patient einige Schritte im Entengang laufen und das Wiederaufrichten wird überprüft. Retropatellare Chondropathien bereiten besonders bei forcierten Beugebelastungen Beschwerden. Im Liegen ermittelt man den Bewegungsumfang und auch Streckbewegungen lassen sich gegen Widerstand durchführen. Sie geben uns evtl. einen Hinweis für eine Insertionstendopathie an der Patellaspitze oder an der Tuberositas tibiae sowie für einen Riss der Quadrizepssehne oder des Lig. patellae. Die Kraft und Dehnbarkeit der Muskulatur wird in Rücken- und in Bauchlage kontrolliert, um Muskelverkürzungen oder Kontrakturen besonders des M. rectus femoris und der ischiokruralen Muskulatur zu erkennen. Bei Widerstandsübungen lassen sich die verschiedensten Tendopathien nachweisen.

Röntgenaufnahmen in 3 Ebenen

Die Röntgenuntersuchung des Kniegelenks erfordert normalerweise Aufnahmen in 3 Ebenen. Das Bild im a.-p.-Strahlengang wird bevorzugt gleich im Einbeinstand angefertigt (Format 20×40) mit genauer Zentrierung auf den femoro-tibialen Gelenkspalt unter Vermeidung einer Rotation. Diese Aufnahme zeigt uns sehr genau eine Beinachsenabweichung in der Sagittalebene, d.h. ein Genu varum oder valgum, oft auch eine Lateralisation der Kniescheibe.

Das Seitbild sollte in einer Kniebeugestellung von 30 bis 50 Grad mit einem Strahlengang von medial nach lateral erfolgen. Es ist für die Höhenbestimmung der Kniescheibe wichtig und lässt uns bereits eine ausgeprägte Retropatellararthrose erkennen. Auf der Seitaufnahme kann man die Kniescheibe in verschiedene Formen unterteilen [9]. Bisher hat diese Klassifikation noch keine klinische Bedeutung gefunden (Abb. 1).

Für die Beurteilung des Patellofemoralgelenks ist die 3. Ebene, d.h. die axiale oder tangentiale Projektion von entscheidender Wichtigkeit. Nur sie zeigt die so häufig bestehende patellofemorale Dysplasie, allerdings ist eine sehr exakte und standardisierte Aufnahmetechnik erforderlich. Die noch immer am meisten verwendete Aufnahmetechnik nach Settegast in Bauchlage des Patienten mit maximal gebeugten Kniegelenken ist unzweckmäßig, da sie längst nicht bei jedem Patienten möglich ist und auch nicht das eigentliche Patellofemoralgelenk zur Abbildung bringt. Bei 130 Grad Kniebeugung steht die Patella tief in der Fossa intercondylaris und nicht der Trochlea, ihrem femoralen Gleitlager, gegenüber. Diese Methode wird deshalb so häufig verwandt, da sie keine Lagerungshilfe benötigt und oft auch in Lehrbüchern als einzige und bevorzugte Methode angegeben wird (Abb. 2).

Wir empfehlen für die Tangentialaufnahme die Technik nach Knutsson (1941) in 60 Grad Flexion und haben dafür ein spezielles Lagerungsgestell entwickelt, das uns auch die Möglichkeiten gibt, sogenannte Défilé-Aufnah-

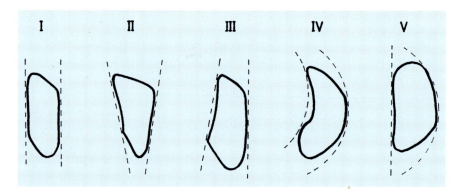

Abb. 1. Grundtypen der Kniescheibe im seitlichen Strahlengang

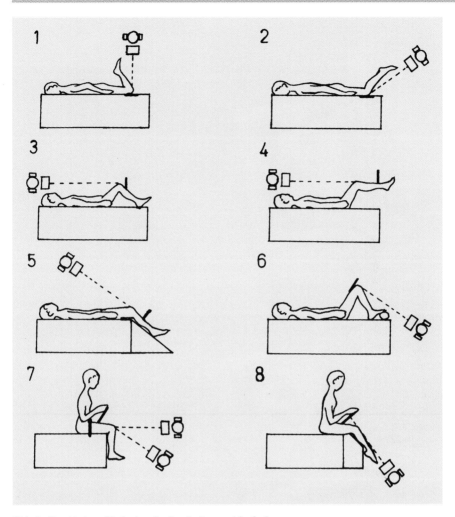

Abb. 2. Verschiedene Methoden der Patella-Tangentialaufnahme.
1 nach Settegast, *2* nach Hughston, *3* nach Knutsson, *4* nach Fürmaier und Breit, *5* nach Merchant et al., *6* nach Jaroschy, *7* nach Brattström, *8* nach Ficat et al.

men in 30, 60 und 90 Grad Beugestellung anzufertigen (Abb. 3). Diese Serie ist sinnvoll, um bei einer Kniescheibenlateralisation oder -luxation den Verlauf der Patella in ihrem Gleitlager zu kontrollieren.

Bei der Methode Knutsson geht der Strahlengang von kranial nach kaudal und belastet weniger die Gonaden als bei anderen Techniken, die einen umgekehrten Strahlengang wählen. Der Patient kann völlig entspannt auf dem Rücken liegen und braucht die Kassette nicht selbst zu halten. So lassen sich bereits leichte laterale Instabilitäten erkennen.

Eine gute Tangentialaufnahme in 60 Grad Kniebeugung zeigt uns eine Vielzahl von Krankheitsbildern z.B. eine mehr oder weniger ausgeprägte

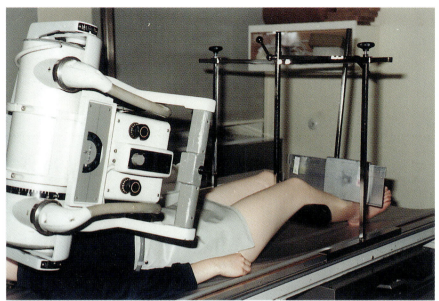
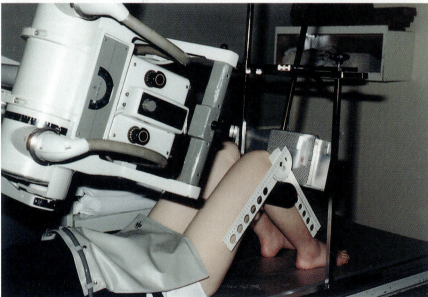

Abb. 3. Technik der Patella-Tangentialaufnahme nach Knutsson (1941) mit einem von uns entwickelten Défilé-Gestell – hier in 30 und 90 Grad Flexionsstellung

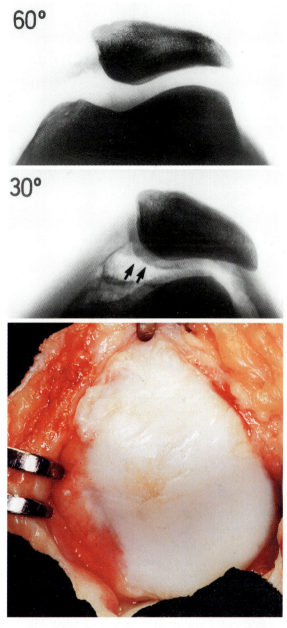

Abb. 4. Patienten mit Chondropathia patellae und Patelladezentrierung. Die Aufnahme nach Knutsson bei 60 Grad Beugung zeigt eine geringe Lateralisation. Diese kommt in 30 Grad bei der Défilé-Doppelkontrastarthrografie wesentlich besser zur Darstellung ebenso die oberflächlichen Knorpelläsionen am Mittelfirst und auf der medialen Gelenkfläche

Dysplasie, eine Patelladystophie, eine Patella partita, eine Osteochondrosis dissecans der Kniescheibe oder eine Retropatellararthrose. Für eine Lateralisation der Kniescheibe ist die Aufnahme in 30 Grad Flexion besonders aussagekräftig, wenn die Patella gerade in ihr femorales Gleitlager eintritt.

Wir sehen nicht selten bei Patienten mit Kniescheibengleitwegdysplasien bei 30 Grad Flexion eine Subluxation der Kniescheibe, bei 60 Grad eine gewisse Lateralisation und bei 90 Grad eine gute Zentrierung der Patella (Abb. 4).

Einen weiteren Informationsgewinn kann man mit der axialen Doppelkontrastarthrografie erzielen. Sie zeigt sehr deutlich retropatellare Knorpeldefekte von der einfachen Fissurierung bis zu einem Knorpelulkus oder einem Knorpelflake nach erfolgter Luxation. Diese Schäden lassen sich heute natürlich auch mit Kernspinaufnahmen erkennen. Zwar liefert die MR-Tomografie sehr schöne Bilder, doch hat sie in der Pathologie des Patellofemoralgelenks kaum eine Indikation. Sie ist auch für die Beurteilung von Bandschäden oder Meniskusläsionen für den erfahrenen Untersucher weitgehend überflüssig.

Patellofemorale Dysplasie

Für die Erfassung der patellofemoralen Dysplasie ist eine exakte Tangentialaufnahme von entscheidender Bedeutung. In diesem Strahlengang lassen sich sowohl die Kniescheibe als auch die Trochlea beurteilen. Wir haben anhand von 1400 gut auswertbaren Tangentialaufnahmen die Patellaform nach der gängigen Einteilung von Wiberg/Baumgartl/Ficat klassifiziert und stellten fest, dass sich etwa 19% der Kniescheiben nicht in dieses erweiterte Schema einordnen lassen. Sie stellen Misch- oder Übergangsformen dar, die bisher nicht entsprechend bezeichnet wurden. Es hat sich gezeigt, dass ein fließender Übergang zwischen der Form Wiberg I oder der Euplasie der Kniescheibe besteht bis zu den schweren Dysplasien und schließlich der Patellaaplasie (Abb. 5).

Es wird deshalb als verbessertes Einteilungsschema vorgeschlagen:
- Die Patellaeuplasie. Diese Form Wiberg I ist anscheinend bei Patienten ohne retropatellare Symptomatik sehr selten, wenn strenge Kriterien an die seitengleiche Ausbildung der Patellafacette gelegt werden (1–2%).
- Die mediale Hypoplasie. Darunter werden die Formen Wiberg II, II/III und III zusammengefasst.
- Die dysplastische Patella. Dysplastisch und damit potenziell pathologisch sind die Formen Baumgartl IV (mit Einschränkung wegen projektorischer Fehler) vor allem aber die Patella magna und parva, die Jägerhut-, Kieselstein- und Halbmondpatella und schließlich manche Formen der Patella partita und die Patella duplicata.

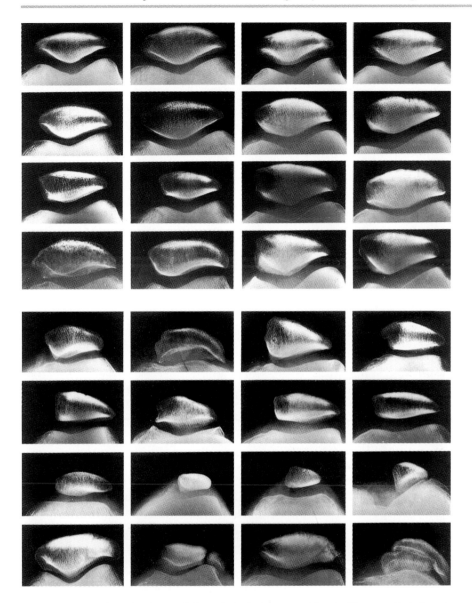

Abb. 5. Teratologische Reihe des Patellofemoralgelenks im tangentialen Strahlengang (Technik nach Knutsson in 60 Grad Flexion). Alle Übergangsformen sind möglich.
1. Typ I, Typ I–II, Typ II, Typ II/III
2. Typ II–III, Typ III, Typ III–IV, Typ IV
3. Typ IV, Typ IV, Typ IV, Typ?
4. Typ?, Typ III-Jägerhut, Typ IV-Jägerhut, Typ II/III-Jägerhut
5. Jägerhut-Halbmondform, Halbmondform, Jägerhutform, Kieselsteinform
6. Jägerhutform, Jägerhut-Kieselsteinform, Kieselsteinform, Kieselsteinform
7. Kieselsteinform, Patella parva, Patella parva-Jägerhutform, Patella parva-Jägerhutform
8. Patella partita Saupe III, Patella partita Saupe III, Patella multipartita, Patella duplicata

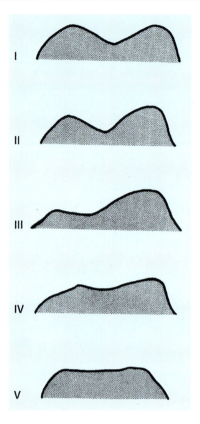

Abb. 6. Klassifikation der Trochlea in die Typen I–V (in 60 Grad Flexion)

Das femorale Widerlager der Kniescheibe ist die Trochlea femoris. Ihre Ausbildung verläuft parallel mit der Patella. Schon in einem frühen embryonalen Entwicklungsstadium ist die laterale Gelenkfläche der Trochlea höher als die mediale. Eine Dysplasie des Patellofemoralgelenks lässt sich besser an der Trochlea als an der Patella erkennen und auch messtechnisch anhand von Winkeln und Indices erfassen [7].

Wenn man über genügend viele qualitativ gute Tangentialaufnahmen verfügt, lässt sich auch an der Trochlea eine teratologische Reihe entwickeln von der ideal geformten Trochlea, der Euplasie, mit identisch ausgebildeter medialer und lateraler Gelenkfacette bis zur planen und im Extremfall z. B. bei einer partiellen Tibiaaplasie auch konvex geformten Trochlea.

Wir beobachteten mit zunehmender patellofemoraler Dysplasie eine immer stärkere Abflachung des Sulcus intercondylaris, jedoch niemals eine Hyperplasie der medialen Gelenkfläche (Abb. 6).

Es lassen sich 5 Trochleatypen unterscheiden. Die Typen I und II werden als normal und die Typen III bis V als dysplastisch bezeichnet. Bei Patienten mit frischen, isolierten Meniskusläsionen ließ sich in 84,7% der Fälle

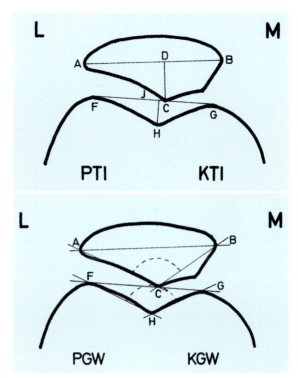

Abb. 7. Messmethoden an der Patella und an der Trochlea. Zur Bestimmung der patellofemoralen Dysplasie empfehlen wir den Kondylen-Tiefenindex KTI nach Ficat und Bizou [6] und den Kondylengelenkflächenwinkel (Sulkuswinkel) nach Brattström [3]

ein Typ II und in 13,2% ein Typ I nachweisen. Nur bei 2,1% der Fälle konnte der Typ III gefunden werden. Bei Patienten mit rezidivierenden oder habituellen Patellaluxationen wurden in weit über 90% die Typen III und IV beobachtet. Der Typ II war in dieser Gruppe nur in 3,5% der Fälle vertreten, dagegen die stark dysplastische Form V in 2,8%.

Für die Bestimmung der patellofemoralen Dysplasie empfehlen wir eher die Beurteilung der Trochlea als die der Patella.

Auch die Messmethoden an der Trochlea sind exakter festzulegen als die entsprechenden an der Kniescheibe. Als besonders geeignetes Maß haben sich der Kondylen-Tiefen-Index nach Ficat und Bizou und der Sulkuswinkel nach Brattström erwiesen [3, 6]. Für die Tangentialaufnahme in 60 Grad Flexion lassen sich folgende Werte angeben, wobei zur besseren Abgrenzung zwischen „normal" und „dysplastisch" einen Übergangsbereich eingeführt wurde (Abb. 7):

Kondylen-Tiefen-Index (Ficat und Bizou 1967)
- Normalbereich: 4,2–6,59
- Übergangsbereich: 3,8–4,19 und 6,6–6,99
- Dysplasiebereich: unter 3,8 und ab 7,0

Sulkuswinkel (Brattström 1964)
- Normalbereich: 130–144 Grad
- Übergangsbereich: 125–129 und 145–149 Grad
- Dysplasiebereich: unter 125 und ab 150 Grad

Patelladystophien

Kein Knochen im Skelettsystem hat so viel „Spielraum" wie die Patella in Bezug auf ihr femorales Gleitlager. Deshalb kommt es auch relativ oft zu Fehlstellungen der Kniescheibe oder zu Dystophien. Von einer exakten Zentrierung oder Eutopie der Kniescheibe unterscheidet man in der Sagittalebene einen Kniescheibenhoch- oder -tiefstand (Patella alta und Patella infera oder baja).

Für die Höhenbestimmung der Kniescheibe im seitlichen Strahlengang sind etliche Methoden angegeben worden. Grundsätzlich lassen sie sich in 3 Gruppen einteilen je nachdem, wie die Bezugspunkte gewählt werden:
- von der Patella zum distalen Femur
- von der Patella zur proximalen Tibia
- von der Patella zu Femur und Tibia

Keine Methode ist absolut überzeugend. Jede Technik hat ihre Nachteile. Man kann davon ausgehen, dass die Höhenbestimmung der Kniescheibe mit deutlich größeren Schwierigkeiten verbunden ist als wohl allgemein angenommen wird. Jedes Verfahren ist mit erheblichen Fehlermöglichkeiten behaftet! Daraus folgt, dass es für wissenschaftliche Untersuchungen und für die Ableitung operativer Eingriffe ratsam ist, nicht nur auf eine Methode zurückzugreifen (s. auch Kapitel 6).

Wird eine Patella alta nur nach einer Methode berechnet, bedeutet dies noch längst nicht, dass man mit einem anderen Verfahren zu demselben Ergebnis kommt. Die Position der Kniescheibe ändert sich stark je nachdem, in welchem Beugegrad das Kniegelenk geröntgt ist. Deshalb kann man sich auch nur schlecht auf den sogenannten „klinischen Blick" verlassen. Erst wenn einwandfrei zwei Verfahren die Diagnose einer Patella alta oder infera ergeben, kann man davon ausgehen, dass mit hoher Wahrscheinlichkeit eine Patelladystophie vorliegt. Als besonders geeignete Methoden möchten wir die Technik nach Blumensaat [2], Trillat [14] und Hepp [8] empfehlen, wobei für die Methode Blumensaat und Hepp eine Umrechnungstabelle benötigt wird, um den jeweiligen Grad der Kniebeugung auf der Seitaufnahme zu berücksichtigen (Abb. 8–10, Tabelle 1 und 2).

Im axialen Strahlengang unterscheiden wir neben der Normalposition der Kniescheibe die sehr seltene Patellamedialisation von der Patellalateralisation. Aus einer Patellalateralisation kann sich eine Subluxation und schließlich auch eine permanente laterale Luxation entwickeln.

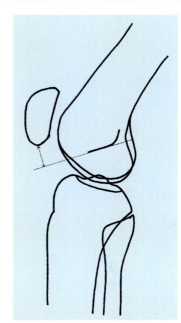

Abb. 8. Patellahöhenbestimmung nach Blumensaat [2]. Gemessen wird die Distanz zwischen der Patellaspitze und der nach ventral verlängerten Sklerosezone des Daches der Fossa intercondylaris, der sogenannten Blumensaat-Linie. Bei einer Beugestellung von 50° berührt normalerweise die Patellaspitze diese Linie. Da die Methode vom Kniebeugegrad abhängig ist, benötigt man eine Umrechnungstabelle (siehe Tabelle 1)

Tabelle 1. Umrechnungstabelle Methode Blumensaat

Beugestellung	M̄	±s	±2s
15 Grad	30,0 mm	23,6–36,4 mm	17,2–42,8 mm
20 Grad	25,7 mm	19,3–32,1 mm	12,9–38,5 mm
25 Grad	21,4 mm	15,0–27,8 mm	8,6–34,2 mm
30 Grad	17,1 mm	10,7–23,5 mm	4,3–29,9 mm
35 Grad	12,9 mm	6,5–19,3 mm	0,1–25,7 mm
40 Grad	8,6 mm	2,2–15,0 mm	–4,2–21,4 mm
45 Grad	4,3 mm	–2,1–10,7 mm	–8,5–17,1 mm
50 Grad	0,0 mm	–6,4–6,4 mm	–12,9–12,8 mm
55 Grad	–4,3 mm	–10,7–2,1 mm	–17,1–8,5 mm
60 Grad	–8,6 mm	–15,0––2,2 mm	–21,4–4,2 mm
65 Grad	–12,9 mm	–19,3––6,5 mm	–25,7––0,1 mm
70 Grad	–17,1 mm	–23,5––10,7 mm	–29,9––4,3 mm

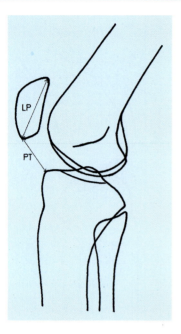

Abb. 9. Patellahöhenbestimmung nach Trillat [14].
Diese Methode ist unabhängig vom Grad der Kniebeugung. Gemessen wird das Verhältnis zwischen dem Diagonaldurchmesser der Kniescheibe und dem kürzesten Abstand der Patellaspitze zur Vorderkante des Schienbeinkopfes LP/PT. Anhand eines größeren Kollektivs müssten nach dieser Technik noch exakt Mittelwerte und Standardabweichungen bestimmt werden

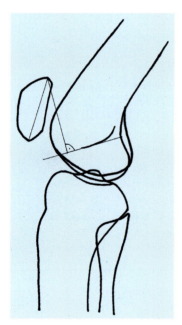

Abb. 10. Patellahöhenbestimmung nach Hepp [8].
Im Gegensatz zur Methode Blumensaat wird hier an der Kniescheibe als Messpunkt nicht die relativ ungenaue und unbedeutende Patellaspitze sondern ihre proximale Basis verwandt, die eine wesentlich engere Beziehung zur Patellagelenkfläche hat als die Patellaspitze. Berechnet wird der Abstand der auf der nach ventral verlängerten Blumensaat-Linie errichteten Senkrechten zur Patellabasis. Auch für diese Methode ist abhängig vom Kniebeugegrad eine Umrechnungstabelle erforderlich (Tabelle 2)

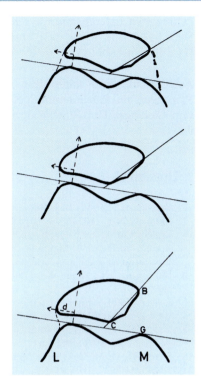

Abb. 11. Mit zunehmender Patellalateralisation verlängert sich die Dezentrierungsstrecke „d", der mediopatellare Winkel BCG nach Schuchardt und Klose wird größer und der patellofemorale Bogen nach Ficat lateral ausgebuchtet

Tabelle 2. Umrechnungstabelle Methode Hepp

Beugestellung	M̄	±s	±2s
25 Grad	58 mm	52,5–63,5 mm	47–69 mm
30 Grad	55 mm	49,5–60,5 mm	44–66 mm
35 Grad	52 mm	46,5–57,5 mm	41–63 mm
40 Grad	49 mm	43,5–54,5 mm	38–60 mm
45 Grad	46 mm	40,5–51,5 mm	35–57 mm
50 Grad	43 mm	37,5–48,5 mm	32–54 mm
55 Grad	40 mm	34,5–45,5 mm	29–51 mm
60 Grad	37 mm	31,5–42,5 mm	26–48 mm

Um eine Patelladezentrierung auf der Tangentialaufnahme zu erkennen, empfehlen wir die Konstruktion des patellofemoralen Bogens nach Ficat [5]. Wenn dieser Bogen lateral einen pilzkrempenförmigen Überhang hat, ist die Diagnose einer lateralisierten Patella leicht zu stellen.

Die von Ficat angegebenen patellofemoralen Koordinaten helfen dagegen wenig und sind irreführend, desgleichen der patellofemorale Kongruenzwinkel nach Merchant et al. [11]. Dagegen sind zur Bestimmung einer zunehmenden Lateralisation der Kniescheibe der mediopatellare Winkel nach Schuchardt und Klose [13] und die Dezentrierungsstrecke „d" nach Hepp [7] hilfreich (Abb. 11).

Zusammenfassend kann man davon ausgehen, dass es um so weniger Störungen im Patellofemoralgelenk gibt, je exakter die Kniescheibe in ihrem Gleitlager läuft und je optimaler die Form dieses Gelenks ausgebildet ist.

■ Literatur

1. Baumgartl F (1964) Das Kniegelenk. Springer, Berlin
2. Blumensaat C (1938) Die Lageabweichungen und Verrenkungen der Kniescheibe. Ergebn Chir Orthop 31:149–223
3. Brattström H (1964) Shape of the intercondylar groove normally and in recurrent dislocation of patella. Acta Orthop Scand (Suppl)68:3–148
4. Debrunner HU, Hepp WR (1994) Orthopädisches Diagnostikum. Thieme, Stuttgart
5. Ficat P (1970) Pathologie fémoro-patellaire. Masson, Paris
6. Ficat P, Bizou H (1967) Luxations récidivantes de la rotule. Rev Chir Orthop 53:721
7. Hepp WR (1983) Radiologie des Femoro-Patellargelenkes. Bücherei des Orthopäden Bd 37 Enke, Stuttgart
8. Hepp WR (1984) Zwei neue Methoden zur Bestimmung der Patellahöhe. Z Orthop 122:159–166
9. Hertel F (1979) Der Kniestreckapparat im seitlichen Röntgenbild, Formvarianten der Kniescheibe und des Schienbeinkopfes und ihre biomechanischen Auswirkungen. Vortrag DGOT-Kongreß, Basel
10. Knutsson F (1941) Über die Röntgenologie des Femoropatellargelenkes sowie eine gute Projektion für das Kniegelenk. Acta Radiol 22:371–376
11. Merchant AC, Mercer RL, Jacobson RH, Cool CR (1974) Roentgenographic analysis of patellofemoral congruence. J. Bone Jt Surg 56-A:1391–1396
12. Payr E (1929) Das „Patellaspiel" und seine Bedeutung für die Pathologie des Kniegelenkes. Chirurg 1:66–76
13. Schuchardt E, Klose HH (1979) Quantitative Aspekte der Röntgendiagnostik der Chondropathia patellae. Vortrag Süddtsch. Orthop. Kongreß Baden-Baden
14. Trillat A (1972) Anomalie de hauteur de rotule. Patella alta, patella baja. Journées lyonnaises de chirurgie du genou
15. Wiberg G (1941) Roentgenographic and antomic studies on the femoropatellar joint. Acta Orthop Scand 12:319–410

Kapitel 4

Volumen und Dicke des Gelenkknorpels

Quantitative Analyse mit Hilfe der MRT

C. Glaser, R. Burgkart, K.-H. Englmeier,
M. Reiser, F. Eckstein

Mit der Magnetresonanztomografie (MRT) steht ein nicht invasives, untersucherunabhängiges Verfahren der direkten, kontrastreichen Darstellung des Gelenkknorpels zu Verfügung. In Verbindung mit computergestützter, halbautomatischer 3D-Nachverarbeitung ermöglicht sie die quantitative Analyse der lokalen und globalen Knorpelmorphologie, insbesondere von Knorpeldicke und -volumen unabhängig von der primären Schichtführung. Damit wird die Basis für objektive, vergleichende Untersuchungen der quantifizierten Parameter geschaffen. Relevanz erhält dieses Verfahren besonders im Hinblick auf die Verlaufsbeobachtung der Osteoarthrose, die Evaluation verschiedener (sich durchaus erst seit kurzem entwickelnder) Therapieverfahren, aber auch im Hinblick auf die Gelenkmechanik in vivo.

Die Verwendung einer hochauflösenden T1 gewichteten (T1-w) 3D FLASH fettgesättigten (FS) Sequenz ermöglicht eine gute Abgrenzung des hyperintensen Knorpels von seiner Umgebung im Gelenk, sowie vom serösen Erguss bei Patienten mit Gonarthrose. Volumen und Dicke (gezeigt am anatomischen Präparat und im Vergleich zu anderen bildgebenden Verfahren) sind valide bestimmbar. Die Reproduzierbarkeit der Messungen, die v.a. im Hinblick auf Längsschnittuntersuchungen wichtig ist, beträgt abhängig vom Gelenkkompartiment beim Gesunden 1,5% (Patella)–3,8% (Tibia), bei Patienten mit schwerer Gonarthrose (tibial) zwischen 2,3% und 5,7%. Damit lassen sich an einem Individuum im Falle der Patella Unterschiede von 5% bei 95% Konfidenz nachweisen. Dagegen liegt die biologische, interindividuelle Variabilität bei vergleichsweise hohen 25%. Die Verwendung von selektiver Wasseranregung (WE) erlaubt bei äquivalenten Bildkontrast, Auflösung und Messgenauigkeit eine Reduktion der Messzeit um bis zu 50% und erleichtert so den Einsatz der Technik in der klinischen Routine.

An Patienten mit schwerer Gonarthrose konnte ein Knorpelverlust von bis zu 50% im Vergleich zu jungen Gesunden dokumentiert werden, wobei sich weniger eine diffuse Dickenminderung, als vielmehr die Nachbarschaft fast komplett arrodierter Areale zu Arealen mit noch mehr als 50% erhaltener Knorpeldicke zeigte. An gesunden Probanden konnte Knorpeldeformation als Volumenreduktion von 6% nach mechanischer Belastung erstmals in vivo quantifiziert und das zeitliche Relaxationsverhalten des Knorpels nach Entlastung dargestellt werden.

Projekte sind derzeit einerseits die Entwicklung modellbasierter Segmentationsverfahren, andererseits wird der zeitliche Ablauf des Knorpelverlustes im Rahmen der Osteoarthrose in Längsschnittstudien untersucht. Im Hinblick auf die biochemische Zusammensetzung und Ultrastruktur des Knorpels werden signalintensitäts-sensitive Sequenzen zur Erfassung von Veränderungen an makroskopisch intaktem Knorpel entwickelt.

Knorpelfunktion und -degeneration

Die Funktion des Gelenkknorpels ist es, ein möglichst reibungsfreies Gleiten der Gelenkflächen zu gewährleisten und Kräfte gleichmäßig von einem Segment des Bewegungsapparates auf das andere zu übertragen. Dieser Aufgabe kann der Knorpel deshalb adäquat über Jahrzehnte nachkommen, weil er morphologisch und mechanisch ein höchst funktionell aufgebautes und widerstandsfähiges Gewebe darstellt, das imstande ist, sich den jeweiligen mechanischen Erfordernissen funktionell anzupassen. Bei initialer Knorpelschädigung kommt es zur Verletzung der Integrität der Proteoglykan-Kollagen-Matrix, zur Erhöhung des (relativen) interstitiellen Wassergehaltes, zur Knorpelschwellung, zur Aktivierung kataboler, Matrix-andauender Enzyme (z.B. Metalloproteinasen) und zu Veränderungen seiner mechanischen Eigenschaften im Sinne einer geringeren Steifigkeit. Diese Veränderungen, insbesondere die erhöhte Permeabilität des Knorpels [36] bewirken eine zeitlich und auch morphologisch veränderte Deformation unter mechanischer Belastung. Dies führt sukzessive zu einer weiteren Zerstörung der Matrix und zu einem Circulus vitiosus mit fortschreitender Gewebedestruktion. Im Verlauf des Gewebeverlustes können Schmerzen auftreten, wobei jedoch ein oft überraschend geringer Zusammenhang zwischen der individuellen Gewebedestruktion und dem Ausmaß der Schmerzsymptomatik besteht [3].

Diagnostik und Therapie der Knorpelveränderungen (z.B. Chondromalacia patellae und Patellofemoralarthrose) erfordern daher ein Vorgehen, welches sowohl die individuelle Schmerzsymptomatik als auch den objektiv belegbaren Verlust an Knorpelgewebe im Gelenk berücksichtigt. Quantitative Messungen des Knorpelvolumens, der Knorpeldicke, des chondralen Deformationsverhaltens und des biochemischen Aufbaus des Knorpels unter In-vivo-Bedingungen sind dabei für die Verlaufskontrolle der Erkrankung sowie die objektive Bewertung der Wirksamkeit eventueller neuer Therapieverfahren von Bedeutung. Da neue Verfahren in der Entwicklung sind (z.B. Transplantation, Gentherapie, Metalloproteinase-Inhibitoren), die eine potenzielle Wirksamkeit bei Gelenkerkrankungen aufweisen sollen, gibt es einen dringenden Bedarf an nicht-invasiven Methoden, mit denen eine strukturelle (und nicht nur symptomatische) Wirkung dieser Therapiemodalitäten belegt werden kann.

Biochemische Marker können, wenn Sie aus dem Urin oder Serum gewonnen werden, keine spezifischen Informationen über den Zustand einzelner Gelenke liefern. Konventionelle Röntgenverfahren lassen über die Verringerung der Gelenksspaltweite und den knöchernen Umbau nur indirekte Rückschlüsse auf den Zustand des Knorpels zu. Sie können am Patellofemoralgelenk weder zwischen femoralem und patellarem Knorpelverlust unterscheiden, noch die Ausdehnung fokaler Schädigung innerhalb der jeweiligen Gelenkflächen erfassen. Zur Gewinnung verlässlicher Aussagen muss die Stellung des Kniegelenks in Durchleuchtung kontrolliert werden, da schon kleinste Stellungsänderungen gegenüber der Filmebene zu Fehlmessungen sowohl im Femorotibial- [4] als auch im Patellofemoralgelenk führen [5]. Die Arthroskopie kann als invasives Verfahren nicht engmaschig, rein diagnostisch, eingesetzt werden. Sie ist zudem stark untersucherabhängig und nicht in der Lage, tiefere Knorpelschichten bzw. die Dickenverteilung des Gewebes zu bewerten. Gerade als Screeningverfahren für Risikopersonen (z.B. Leistungssportler oder Patienten mit Luxationen bzw. Maltracking der Patella) wäre jedoch eine nicht-invasive Technik, mit welcher die Verteilung des Knorpelgewebes in Gelenken direkt und präzise quantifiziert werden kann, von großem Vorteil. Eine solche Methode ist auch für die Untersuchung gesunder Probanden von Interesse, z.B. um das funktionelle Anpassungsverhalten des Knorpels bei Sportlern und das Deformationsverhalten des Knorpels am Lebenden zu untersuchen.

Magnetresonanztomografie als zukunftsweisendes diagnostisches Verfahren

In diesem Zusammenhang stellt die Magnetresonanztomografie (MRT) ein vielversprechendes, nicht-invasives, dreidimensionales Verfahren mit direkter Knorpelvisualisierung dar. Die gewonnenen Bilder unterscheiden sich jedoch je nach Magnetfeldstärke, verwendeter Pulssequenz (z.B. Spin- und Gradienten-Echo) und den gewählten Sequenzparametern (Wichtung, Bandbreite, Fettunterdrückung) sehr stark voneinander. In Abhängigkeit von der gewählten Sequenz, Schichtorientierung, Akquisitionszeit und Auflösung sind unterschiedliche Artefaktquellen zu erwarten (Partialvolumen-, Chemical-Shift-, Suszeptibilitäts-, Truncation-Artefakte etc.), die insbesondere quantitative Messungen beeinflussen können. Sollen das Volumen und die Dicke des Gelenkknorpels beurteilt werden, so haben sich hochauflösende, T1-gewichtete, fettunterdrückte Gradientenechosequenzen bewährt [9, 32, 33] wobei hier der Knorpel im Bild hyperintens erscheint (Abb. 1). Um das Signal aus dem im Knochenmark gebundenen Fett im T1-gewichteten Bild zu unterdrücken, wird entweder ein Vorpuls geschaltet, der die fettgebundenen Protonen absättigt (Abb. 1a, spektrale Fettsättigung), oder die wassergebundenen Protonen werden direkt, selektiv angeregt (sog. Water-Excitation Technik, Abb. 1b). Bei Verwendung letzterer Methode können kürzere Repetitionszeiten (TR) erzielt werden. Das ermöglicht es, die Akquisitionszeit substantiell zu verkürzen (bis zu 50%), bzw. die erzielbare räumliche Auflösung bei einer gegebenen Akquisitions-

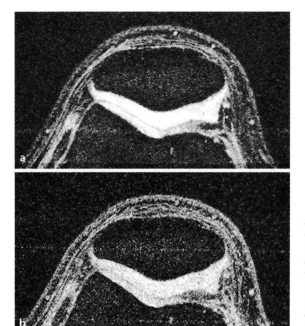

Abb. 1. Transversales MR-Bild des Kniegelenks eines Probanden (Auflösung $2\times0,3\times0,3$ mm^3). **a** Konventionelle frequenzselektive Fettunterdrückung mit Vorpuls (TR=43 ms, TE=11 ms, FA=30°). **b** Direkte Wasseranregung (TR=17 ms, TE=6,6 ms, FA=20°)

zeit zu verbessern. Eine Reduktion der TE erhöht das ableitbare MR-Signal besonders in den tiefen Knorpelschichten. Mit diesen Sequenzen lässt sich beispielsweise ein Kniegelenk bei einer Auflösung von $1,5\times0,3\times0,3$ mm^3 (Akquisition von ca. 16 Mio Bildeinheiten) komplett in weniger als 10 Minuten darstellen. Es wurde gezeigt, dass die Water-Excitation Technik im Knie zu Ergebnissen bei der quantitativen Analyse führt, die mit denjenigen der konventionellen, spektralen Fettunterdrückung übereinstimmen [20] und dass mit diesem Verfahren auch dünne Knorpelschichten mit mittleren Dicken von ca. 1 mm bei einer Auflösung von $1\times0,25\times0,25$ mm^3 (sowie nachträglicher Interpolation in der Bildebene auf 0,125 mm) dargestellt werden können [21]. Rubenstein [34] und Link [28] haben klar herausgearbeitet, dass eine „in plane"-Auflösung von $0,6\times0,6$ mm^2 für die Beurteilung kleiner Knorpelläsionen nicht geeignet ist. Es treten dann deutliche Verzerrungen der Läsionsgeometrie und -größe auf, die zu Fehleinschätzungen bei kleinen Läsionen in mehr als der Hälfte der Fälle führten. Unter diesem speziellen Aspekt wäre eine „in plane"-Auflösung von 150 µm wünschenswert, die jedoch nur im Experiment an kleinen Gelenken erreichbar ist. Technisch muss immer ein Kompromiss zwischen anatomischer Auflösung einerseits, sowie Messzeit und erreichbarem Signal- sowie Kontrast-zu-Rausch Verhältnis (Kontrastauflösung) andererseits gesucht werden. Die derzeit mit einem klinischen MR-Tomografen (Feldstärke 1,5 T) bei vertretbarer Messzeit und akzeptabler Signalausbeute erreichbare primäre Ortsauflösung liegt für große Gelenke bei $1,5\times0,3\times0,3$ mm^3.

Sie sollte bei quantitativen Messungen (im Gegensatz zur Auflösung in der klinischen Routine von gegenwärtig 3×0,6×0,3 mm³) zur Anwendung kommen.

■ Validität und Reproduzierbarkeit der MRT

An Schnittbildern alleine kann allerdings keine quantitative und vergleichende Beurteilung des Gelenkknorpels erfolgen, weil die Lage und Orientierung der Schichten nicht identisch reproduziert werden kann. Eine mögliche Alternative ist es jedoch, das Volumen des Gelenkknorpels aus den ursprünglichen Einzelschichten zu rekonstruieren (Abb. 2a). Hieraus kann die Menge des insgesamt vorhandenen Gewebes berechnet und mittels geeigneter Bildverarbeitungsmethoden die lokale Dicke (z.B. Euklidische Distanztransformation – [38] – Abb. 2b) und die Gelenkflächenkenngrößen ([24] – Abb. 2c) dreidimensional, d.h. unabhängig von der ursprünglichen Lage und Orientierung der Schichten, bestimmt werden.

Die Validität der Messungen auf Basis der oben angesprochenen Sequenzen wurde im Kniegelenk mit mehreren Vergleichsmethoden, wie der Wasserverdrängung von chirurgisch entferntem Gewebe, anatomischen Sägeschnitten, CT-Arthrografie, A-mode-Ultraschall und Stereophotogrammetrie bestätigt [8–11, 21, 32]. Es konnte auch gezeigt werden, dass sich mögliche Magnetfeldinhomogenitäten nicht in geometrischen Verzerrungen niederschlagen (Suszeptibilitätsartefakte) und unterschiedliche Schichtorientierungen (z.B. transversal vs. sagittal) zu konsistenten Ergebnissen führen [16]. Insbesondere wurde gezeigt, dass eine akkurate Knorpelvolumenbestimmung auch bei mäßigen bis schweren degenerative Veränderun-

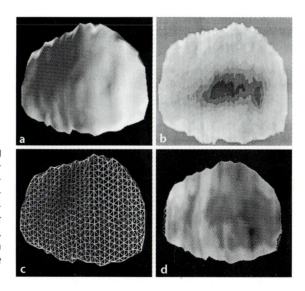

Abb. 2. Digitale Bildverarbeitung zur 3D Analyse des Gelenkknorpels der Patella: **a** Volumenrekonstruktion. **b** 3D Dickenverteilung (Euklidische Distanztransformation). **c** Rekonstruktion der Gelenkfläche (Triangulierung). **d** Verteilung der chondralen Signalintensität (Fettunterdrückte FLASH-Sequenz)

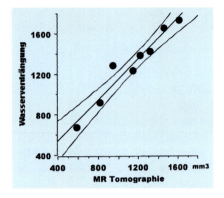

Abb. 3. Validierung der MR-basierten Knorpelvolumenbestimmung (in vivo) im Vergleich zur Wasserverdrängung von chirurgisch entferntem Gewebe an resezierten Tibiaplateaus (bei arthroplastischem Kniegelenksersatz)

gen möglich ist [6], in dem MRT-basierte Messungen vor endoprothetischem Kniegelenksersatz mit Knorpelvolumenanalysen (Wasserverdrängung) nach Resektion des Tibiaplateaus verglichen wurden (Abb. 3).

Die Reproduzierbarkeit (Präzision) von Volumen- [12] und Dickenmessungen [38] unter In-vivo-Bedingungen ist sehr hoch. Sie beträgt in unterschiedlichen Gelenkflächen zwischen 1,5% und 3,8%. Dies bedeutet, dass an einem einzelnen Individuum Veränderungen der Patella und des Femurs von ca. 5% und an der Tibia von ca. 7–10% auf Basis von zwei Einzelmessungen mit 95% Konfidenz nachgewiesen werden können. Mit der Water-Excitation-Technik lässt sich die Reproduzierbarkeit an der Tibia bei koronarer Schichtführung auf <2,5% steigern [25]. Auch die Präzision ist bei Patienten mit schweren degenerativen Veränderungen vor Kniegelenksersatz sehr hoch [6, 25]. Um den Zeitaufwand für die Segmentierung (Trennung des Gelenkknorpels von seiner Umgebung) zu erniedrigen und die Objektivität des Verfahrens zu erhöhen, verwenden wir einen sog. „B-spline SNAKE" Algorithmus [39]. Die Leistungsfähigkeit dieses Verfahrens basiert auf dem Wechselspiel von „inneren und äußeren Kräften". D. h. einer modell-basierten („inneren") Konturkomponente, die zunächst in der Umgebung des Knorpels grob vorgezeichnet wird (Initialisierung), und den Grauwertinformationen („äußere Kräfte") des MR-Bildes. Die initiale Startkontur wird als „B-spline"-Kurve parametrisiert und „tastet" sich durch einen hierarchischen Filterungsprozess stufenweise an die zu segmentierenden Kanten der Knorpelknochengrenze und Gelenkfläche heran.

Dieser Prozess wird durch drei Faktoren kontrolliert:
- die Bildkräfte (Grauwertgradienten),
- die innere Energie (Steifigkeit) der Konturkurve, die ein „Ausreißen" hin zu starken Grauwertgradienten anderer Bildobjekte verhindert, und
- die Kopplungskräfte, welche eine weitgehende Übereinstimmung benachbarter Schichten bewirken.

Das Ergebnis in einer Schicht wird jeweils als Vorgabe (Modell) für die nächste Schicht herangezogen. Dies ermöglicht eine weitgehend automatisierte Segmentierung auch an Stellen mit schwachem Bildkontrast. Es konnte gezeigt werden, dass die Unterschiede zwischen verschiedenen Benutzern (Interobserver-Reproduzierbarkeit) durch Verwendung dieser Technik gegenüber der rein manuellen Segmentierung reduziert werden [39].

Interindividuelle Variabilität der Knorpelmorphologie und Gewebeverlust bei Osteoarthrose

Sowohl die interindividuelle Variabilität des normalen Gesamtknorpelvolumens des Knies (CV% in den Gelenkflächen zwischen 20 und 25%), als auch der Anteil am Gesamtvolumen jeder einzelnen Gelenkfläche, vor allem der Patella, ist überraschend hoch [13, 17]. Diese Variabilität lässt sich weder durch Unterschiede der Körpergröße noch des Körpergewichtes befriedigend erklären. Es gestaltet sich daher ausgesprochen schwierig, das ursprüngliche Knorpelvolumen eines Patienten vor Beginn degenerativer Veränderungen (und damit den bereits erfolgten Gewebeverlust) „a posteriori" abzuschätzen. Patienten vor Kniegelenksersatz weisen typischerweise einen „T-score" (Differenz in Anzahl der Standardabweichungen (SD) vom Mittelwert gesunder junger Probanden des gleichen Geschlechtes) von ca. −2 SD auf [6], was nur eine sehr schlechte Diskriminierung erlaubt (Abb. 4). Für die mittlere Knorpeldicke ergeben sich noch geringere Unterschiede, da der Knorpelverlust bei Osteoarthrose sehr inhomogen erfolgt, Areale bereits eine „Knorpelglatze" aufweisen, während das verbleibende Gewebe eine z.T. noch sehr hohe mittlere Dicke zeigt (Abb. 4). Bezieht man das Volumen jedoch sowohl bei Patienten wie bei gesunden Referenzpersonen auf die individuelle Größe der Gelenkflächen bzw. Knorpelknochengrenzflächen (bei den Patienten also die Größe des Tibiaplateaus, welches vor Schädigung überknorpelt war) so ergeben sich sehr viel aussagekräftigere T-scores (Abb. 4–6).

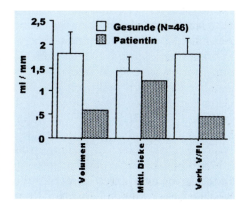

Abb. 4. Unterschiede zwischen einer Patientin mit fortgeschrittener Osteoarthrose im medialen femorotibialen Kompartiment und gesunden Probandinnen (Alter <35 Jahre; n=46). **a** Knorpelvolumen. **b** mittlere Dicke des Restknorpels. **c** Verhältnis von Knorpelvolumen und ursprünglicher Gelenkflächengröße. Bei Betrachtung von c) ergeben sich die größten Unterschiede bei Berechnung des T-scores (Standardabweichungen unter Mittelwert gesunder, junger Probanden)

Die Möglichkeiten der MRT als dreidimensionalem Verfahren liegen aber auch in der Detektion lokaler Knorpelschäden, die sich nicht unbedingt in einer Verringerung der Gelenkspaltweite im Röntgenbild oder in einer im Vergleich zum Gesunden fassbaren Reduktion des Knorpelvolumens niederschlagen. Um solche regionalen Veränderungen der Knorpeldicke im Verlauf (longitudinal) darstellen zu können, ist es notwendig, in den zu verschiedenen Zeitpunkten gewonnenen Datensätzen anatomisch korrespondieren Punkte der Gelenkfläche einander zuzuordnen und an diesen die lokale Knorpeldicke direkt zu vergleichen bzw. ihre Differenz ortsaufgelöst darzustellen. Wir haben zu diesem Zweck ein elastisches Matching-Verfahren entwickelt [40], mit dem sich die Knorpelknochengrenzen aus unterschiedlich orientierten MRT-Datensätzen übereinanderlagern und aneinander anpassen lassen. Mit dieser Methode können lokale Veränderungen der Knorpeldicke in ihrer Ausdehnung innerhalb der Gelenkfläche erfasst werden, wobei erste Analysen der Präzision zeigen, dass Veränderungen von >1 mm Knorpeldicke verlässlich detektiert werden können. Das genannte Verfahren soll in zukünftigen Arbeiten so erweitert werden, daß auch die Verteilungsmuster unterschiedlicher Personen (z.B. die regionale Knorpeldicke eines Patienten in Relation zu einem Normalkollektiv) beurteilt werden können. Hierzu ist es u.a. notwendig, dass eine ausreichende Menge an geschlechts-spezifischen Daten gesunder Probanden zur Verfügung stehen, um statistisch gesicherte Aussagen treffen zu können.

Nach bisher vorliegenden Untersuchungen unserer Arbeitsgruppe weisen Männer im Unterschied zu Frauen ein um ca. 20% höheres ($p<0,01$) Knorpelvolumen des Kniegelenks auf [30], wobei die Unterschiede nach Normierung auf das Körpergewicht und den Durchmesser des Tibiakopfes (als Maß der Knochengröße) nahezu verschwinden (+1,1%, Differenz nicht signifikant). Cicuttini et al. [7] fanden im Gegensatz hierzu deutlich höhere Geschlechtsunterschiede (ca. 50%), welche auch nach Berücksichtigung von Alter, Körpergröße, Körpergewicht und Knochengröße signifikant blieben. Diese Ergebnisse werden allerdings durch unsere aktuellen Untersuchungen an größeren Kollektiven nicht bestätigt. Differenziert man geschlechtsspezifische Unterschiede in solche der Gelenkflächengrößen und der Knorpeldicke (Faber, unveröffentlichte Daten), so zeigt sich, dass die Unterschiede der Flächengrößen zwischen Frauen und Männern deutlich größer sind (ca. 30%) als die der mittleren und maximalen Dicke (ca. 10%). Probanden, die während ihrer Jugend und bis zum Zeitraum der Untersuchung körperlich sehr aktiv waren (Triathleten: >10 Stunden Training/Woche), weisen gegenüber körperlich inaktiven Männern (lebenslang <1 Std. Sport/Woche) keine signifikanten Unterschiede der Knorpeldicke [31], jedoch signifikant größere Gelenkflächen (ca. 7%: unpublizierte Daten – Abb. 5) auf. Diese Befunde legen nahe, dass funktionelle Anpassungsprozesse während des Wachstums zu einer Ausbildung größerer Metaphysen und Gelenkflächen führen können. Experimentell gewonnene histologische Daten stellen Veränderungen auch unter Immobilisation mit Alteration ultrastruktureller/biochemischer Komponenten im Knorpel dar. Inwieweit die Knorpeldicke

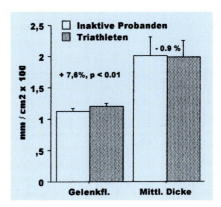

Abb. 5. Unterschiede der Knorpeldicke und der Gelenkflächengrössen im Kniegelenk zwischen physisch inaktiven Probanden und Triathleten (>10 Std. Training/Woche)

eine Anpassung an erhöhte (kurz- wie langfristig) mechanische Belastung aufweist, ist derzeit nicht klar.

Funktionelle Knorpelanalysen – Biomechanisches Deformationsverhalten

Mit der MRT lassen sich nicht nur morphologische, sondern auch erstmalig funktionelle Analysen zum Deformationsverhalten des Gelenkknorpels im intakten Gelenk durchführen. Hierzu haben wir einen metallfreien, pneumatischen Kompressionsapparat entwickelt [22, 23], in dem die Patella eines Kniegelenkspräparates über mehrere Stunden mit bis zu 1500 N belastet werden kann. In den ersten Sekunden bis Minuten (physiologischer Bereich) wird nur eine relativ geringe Deformation beobachtet (max. 5%). Erst nach >3 Stunden wird ein Gleichgewichtszustand erreicht, in dem Dicke und Volumen im Mittel um ca. 30% (maximale Deformation ca. 60%) abgenommen haben. Da die Proteoglykan-Kollagen-Matrix selbst kaum kompressibel ist und ca. 70% des Extrazellularraumes aus Flüssigkeit bestehen, scheint während langfristiger Kompression im Experiment ca. 50% des interstitiellen Wassers aus dem patellaren Knorpel verdrängt zu werden. Da physiologisch eine Belastung jedoch nur Bruchteile von Sekunden (maximal einige Minuten) anhält, dürfte unter normalen Bedingungen nur eine sehr geringe Deformation des Gelenkknorpels, selbst bei sehr hohen Gelenkkräften, auftreten.

Am Lebenden kann selbstverständlich keine statische Kompression über Stunden ausgeübt werden. Wir haben daher unter Zuhilfenahme geschwindigkeitsoptimierter Sequenzen [41] Untersuchungen an gesunden Probanden im Zeitraum von 3–7 Minuten nach 50 Kniebeugen durchgeführt. Hier ergab sich, dass das patellare Knorpelvolumen nach dynamischer Aktivität um durchschnittlich 6% abnimmt [14] eine Wiederholung der Kniebeugen in Intervallen von 15 Minuten (Abb. 6a) aber zu keiner weiteren Volumen-

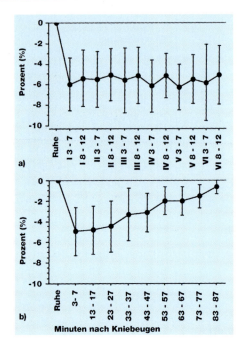

Abb. 6. Deformation (Volumendifferenz) des patellaren Knorpels nach physischer Aktivität in vivo: **a** 6×50 Kniebeugen in Intervallen von 15 Minuten. **b** 90 Minuten Erholung (10 Minuten-Intervalle) nach 100 Kniebeugen

abnahme führt. Ein Zeitraum von über 90 Minuten vergeht, bis nach den Kniebeugen der patellare Gelenkknorpel sein Ausgangsvolumen wieder erreicht hat (Eckstein et al. 1999) (Abb. 6b). Nach statischer Belastung (20 s tiefe Hockstellung) werden patellar ca. 5% Deformation, nach normalem Gehen ca. 2% Deformation erreicht (unpublizierte Daten).

■ Über die MR-Signalintensität zur nichtinvasiven Knorpelhistologie

Die chondrale MR-Signalintensität stellt einen potenziellen Indikator ultrastruktureller Veränderungen des Knorpels dar. Sie kann daher möglicherweise in der Bildgebung als Äquivalent für biochemische Veränderungen am Knorpel in der (Früh)phase genutzt werden, in der noch keine makromorphologischen Läsionen auftreten. Mit unterschiedlichen Techniken kann beispielsweise eine Abschätzung des interstitiellen Wassergehaltes (Spindichtemaps: [35]; T2-Maps: [19, 29] des Kollagengehaltes (Magnetic-Transfer-Contrast: [27, 42]) und des Proteoglykangehaltes (Natriumbildgebung: [26] bzw. Gadolinium-DTPA-verstärkte-Darstellung: [1, 2]) vorgenommen werden. Aktuell werden in unserer Arbeitsgruppe Techniken entwickelt, mit denen sich die MR-Signalintensität solcher „biochemisch sensitiven" Sequenzen quantitativ und im Zeitverlauf analysieren lässt. Hohe et al. [24] untersuchten die Kniegelenke gesunder Probanden in Bezug auf die Spindichte und die MT-Koeffizienten und fanden systematische Un-

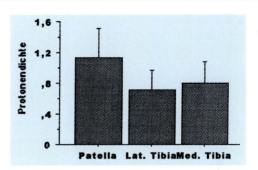

Abb. 7. Unterschiede der Spindichte in patellarem und tibialem Gelenkknorpel

terschiede zwischen patellaren und tibialen Gelenkflächen, die mit biochemischen Angaben in der Literatur in Übereinstimmung stehen (Abb. 7). Faber et al. [18] konnten unter Verwendung des zuvor beschriebenen Kompressionsapparates und spezieller Matchingtechniken [37] zeigen, dass die lokale Spindichte während der Deformation des Knorpels abnimmt, die MT-Koeffizienten dagegen zunehmen, was mit einer erwarteten Abnahme des interstitiellen Wassergehaltes und einer (relativen) Zunahme des Kollagengehaltes übereinstimmt. Aktuell werden Verfahren für eine regions- und zonen- (schicht-) spezifische Analyse über die gesamte Gelenkfläche entwickelt (Abb. 2d), die eine longitudinale Verlaufsbeobachtung lokaler Signalintensitätsveränderungen möglich machen sollen.

Schlussfolgerungen

Als Ergänzung zur klinischen Beurteilung stellt die MRT (in Kombination mit modernen digitalen Nachbearbeitungsverfahren) eine zukunftsweisende Methode dar, mit der quantitative Analysen des normalen und geschädigten Gelenkknorpels möglich sind. Untersuchungen der Makromorphologie (Volumen, Dicke) sind bereits zum jetzigen Zeitpunkt valide und mit hoher Präzision sowohl bei Gesunden als auch bei Patienten mit fortgeschrittener Knorpeldegeneration durchführbar. Verlaufsbeobachtungen und Querschnittsanalysen regionaler Veränderungen der Knorpeldicke sowie der chondralen Signalintensität als Marker biochemischer Veränderungen des Gewebes sind derzeit in der Entwicklung. Veränderungen der chondralen Signalintensität und des Knorpel-Deformationsverhaltens könnten dabei unter Umständen auf Pathologien im Rahmen patellarer Schmerzsyndrome hinweisen, denen sich keine entsprechenden Veränderungen in der Makromorphologie des Knorpels zuordnen lassen.

Danksagung: Wir danken allen Mitarbeitern der Arbeitsgruppe und Doktoranden für ihre engagierte Mitarbeit in den vorgestellten Projekten.

Literatur

1. Allen et al. (1999) J Orthop Res 17:420
2. Bashir et al. (1999) Magn Reson Med 41:857
3. Bogner et al. (1980) Orthop Praxis 16:489
4. Buckland-Wright et al. (1995a) Ann Rheum Dis 54:872
5. Buckland-Wrigth et al. (1995b) Osteoarthritis Cart 3 (Suppl):7
6. Burgkart et al. (2000) Transactions of the Orthop Res Soc 46:1014
7. Cicuttini et al. (1999) Osteoarthritis and Cart 7:265
8. Cohen Z et al. (1999) Osteoarthritis Cart. 7:95
9. Eckstein et al (1996) Magn Reson Med 36:256
10. Eckstein et al (1997) J Biomech 30:285
11. Eckstein et al (1998a) Clin Orthop 352:137
12. Eckstein et al. (1998b) Am J Roengenol 170:593
13. Eckstein et al. (1998c) Anat Embryol 197:383
14. Eckstein et al. (1998d) Radiology 207:243
15. Eckstein et al. (1999) Anat Embryol 199:85
16. Eckstein et al. (2000a) J Magn Reson Imag 11:161
17. Eckstein et al. (2000b) Osteoarthritis and Cart: angenommen
18. Faber et al. (1999) Proc. ISMRM 7:547
19. Frank et al. (1999) Radiology 210:241
20. Glaser et al. (2000) Magn Reson Imag: eingereicht
21. Graichen et al. (2000) Osteoarthritis and Cart. 8:106
22. Herberhold et al. (1998) Magn Reson Med 39:843
23. Herberhold et al. (1999) J Biomech 32:1287
24. Hohe et al. (2000) Osteoarthritis Cart: angenommen
25. Hyhlik-Dürr et al. (2000) Europ Radiol 10:297
26. Insko et al. (1999) Magn Reson Med 41:30
27. Kim et al. (1993) Magn Reson Med 29:211
28. Link et al. (1998) Magn Reson Imaging 16:147
29. Lüsse et al. (1999) Proc ISMRM 7:1020
30. Lukasz et al. (1998) Ann Anat 180:487
31. Mühlbauer et al. (2000) Am J Sports Med: im Druck
32. Peterfy et al. (1994) Radiology 192:485
33. Recht et al. (1993) Radiology 187:473
34. Rubenstein et al. (1997) Radiology 201:843
35. Selby et al. (1995) Proc. ISMRM 3:204
36. Setton LA et al (1993) J Biomech 36:581
37. Stammberger et al. (1998) Med Eng Phys 20:741
38. Stammberger et al. (1999a) Magn Reson Med 41:529
39. Stammberger et al. (1999b) Magn Reson Imag 17:1033
40. Stammberger et al. (2000) Magn Reson Med: eingereicht
41. Tieschky M et al. (1997) J Orthop Res 15:808
42. Vahlensieck et al. (1998) RÖFO 169:195

KAPITEL 5 Die trochleare Dysplasie

P. Neyret, D. Dejour, D. Ait Si Selmi

Diese Arbeit wurde auf Anregung und unter der Leitung von Henri Dejour am Centre Hôpital, Lyon-Sud, durchgeführt. Es ist sicherlich nicht möglich, in diesem Kapitel sämtliche Prinzipien, die unserem Management der patellaren Instabilität zu Grunde liegen, im Detail zu erläutern. Wir werden daher eine kurze Übersicht geben und uns dann auf die trochleare Dysplasie konzentrieren.

Definitionen

Wenn man sich mit der patellofemoralen Pathologie auseinandersetzt, entsteht schnell eine Unsicherheit in der Terminologie, insbesondere wenn man das Problem der Instabilität zu erklären versucht. Dies ergibt sich insbesondere bei der Definition der mechanischen Instabilität des Kniegelenks. Wir müssen daher zunächst feststellen, ob die Patella überhaupt disloziert oder nicht. Falls die Patella bereits disloziert ist, benutzen wir den Begriff der *objektiven Patellainstabilität* (OPI). Diesen Begriff kann man auch als gelegentlich auftretende Patelladislokation umschreiben (Luxation occasionnelle).

Subjektive Patellainstabilität (SPI) bedeutet, dass der Patient nur das Gefühl hat, dass das Knie nicht stabil sei und nachgibt. SPI könnte als Tendenz einer Subluxation bezeichnet werden, könnte jedoch auch eine andere Erkrankung als Ursache beinhalten. Dies kann eine Quadrizepsschwäche, eine Chondromalazie sein oder durch ein vorausgegangenes direktes Trauma hervorgerufen sein.

Der Begriff der *ausgeprägten Patellainstabilität* sollte benutzt werden, wenn bereits eine häufige oder ständige Dislokation der Patella besteht. Eine objektive Patellainstabilität liegt vor, wenn sich bereits eine Reihe von Dislokationen ereignet haben.

Potenzielle Patellainstabilitäten bestehen, wenn eine anatomische Variation in Kombination mit einer Patellainstabilität vorliegt, sich aber noch keine eigentliche Dislokation ereignet hat.

Zusätzlich gibt es die *schmerzhaften patellaren Syndrome*, die dann vorliegen, wenn der Patient sich zwar mit einer schmerzhaften Patella vorstellt, sich aber keine radiologischen Beweise einer patellaren Instabilität ergeben.

Patienten mit patellarer Instabilität weisen 4 Charakteristika auf. Daneben gibt es wenige Einzelfälle mit kongenitaler Abnormität, wie z. B. einer femoralen oder tibialen Torsion. Diese sollten jedoch als eigene Gruppe angesehen werden.

Die 4 Merkmale sind:
- Patellastand
- Patellakippwinkel
- Distanz zwischen Tuberositas tibiae und trochlearer Rinne
- Trochleare Dysplasie

In dieser Arbeit befassen wir uns mit der trochlearen Dysplasie.

Einführung

Wir haben bereits im Jahre 1990 die pathognomonischen Prinzipien, die der trochlearen Dysplasie zugrundeliegen, vorgestellt. Die Dysplasie der interkondylären Rinne (trochleare Dysplasie) ist seit Jahrhunderten bekannt. Richerand (zitiert bei [21]) war bereits im Jahre 1802 der Erste, der die Normvariante des lateralen femoralen Kondylus bei wiederholt auftretenden Dislokationen der Patella beschrieb. Zunächst wurde diese Normvariante als Schädigung des Gelenkknorpels in Folge eines vorausgegangenen Traumas angenommen [2, 3, 19]. Intraoperativ wurde jedoch eine inadäquate Form der interkondylären Rinne beschrieben [16, 28], die abgeflacht oder sogar konvex war. Inwieweit der laterale Kondylus eine Hypoplasie oder die mediale Oberfläche eine Hyperplasie aufweist, war schon immer Gegenstand einer wissenschaftlichen Diskussion [25, 37]. Brattström [4] war 1964 der Erste, der eine umfangreiche qualitative und quantitative Studie zur Formgebung der intrakondylären Rinne an Hand von übereinander gelegten Röntgenbildern durchführte. Er war in der Lage, den Öffnungswinkel der Rinne und die Höhe der Kondylenkanten in Relation zur posterioren kondylären Ebene zu messen. Dabei definierte er die interkondyläre Dysplasie als eine stark vergrößerte Öffnung dieses Winkels bei einem Entwicklungsdefekt der Rinnenränder. Unterschiedliche Studien haben seitdem diese Erkenntnisse bestätigt [15, 18, 31, 34, 36] und zwar jeweils entweder auf Axialaufnahmen der Patella in 30°-Knieflexion oder an Hand von CT-Schnitten.

Maldague und Malghem [22, 23, 24] waren im Jahre 1985 die ersten, die ein seitliches Röntgenbild des Kniegelenks forderten, um die Unregelmäßigkeiten der interkondylären Rinne und die Fehlposition der Patella zu beschreiben.

Aus diesen Beobachtungen ergab sich daher die Frage, ob man den lateralen Rand vergrößern [1] oder die Rinne vertiefen solle [26], um die schwere objektive Patellainstabilität zu behandeln. Das Wissen um die pathognomonischen Prinzipien, die der trochlearen Dysplasie zugrundeliegen, wird uns im Folgenden helfen, diese Frage zu beantworten.

Femorales Wachstum

Die Studien zum Wachstumsverhalten der femoralen Diaphyse und der distalen Epiphyse von Tardieu [33] haben ausführliches Datenmaterial geliefert, um die wachstumsbedingten pathognomonischen Zusammenhänge der patellofemoralen Erkrankungen besser zu verstehen.

Das Femur des Fetus und Neugeborenen befindet sich in einer vertikalen Position. Während des frühen Wachstums des Säuglings nimmt die schräge Stellung des Femurs (bikondylärer Winkel) während der Entwicklung zum Stehen und Gehen zu.

Bis zum 11.-12. Lebensjahr nimmt die distale Epiphyse des Femur eine primitive Form an: mediolateral vergrößert, mit einer beinahe flachen und symmetrischen Trochlea und einem nahezu runden lateralen Kondylus. Während der Adoleszenz (ca. 12.-18. Lebensjahr) durchläuft die knöcherne Epiphyse unterschiedliche Veränderungen: Eine anterior-posteriore Verlängerung, gefolgt von einer Vergrößerung der äußeren trochlearen Lippe, bevor sich eine Rinne im Zentrum der Trochlea bildet. Der äußere Kondylus entwickelt sich zunehmend in eine elliptische Form.

Daher muss, wenn man sich die Variabilität der humanen Trochlea ansieht, eine extreme Vergrößerung der externen trochlearen Lippe entstehen, die als häufigste morphologische Normvariante von Tardieu beobachtet wurde und daher als Charakteristikum anzusehen ist. Auf der anderen Seite kann eine nur spärlich entwickelte äußere Lippe und zugleich eine flache Trochlea als dysplastische Morphologie bezeichnet werden.

Material und Methoden

Das Ziel der Untersuchungen der Lyoner Schule bestand darin, qualitative und quantitative Studien zum Aufbau und der Form der interkondylären Rinne am seitlichen Röntgenbild des Knies sowohl bei normalen wie auch pathologischen Varianten festzustellen, um die Bedeutung dieser Anomalie für die Patellainstabilität zu definieren.

Zwischen 1981 und 1989 wurden 435 Kniegelenke mit *symptomatischer patellarer Instabilität* nachuntersucht. Kniegelenke, die eine ausgeprägte Patellainstabilität, vorangegangene Operationen, degenerative pathologische Veränderungen oder unvollständige Dokumentation der Erkrankung aufwiesen, wurden ausgeschlossen. Dies waren 143 Kniegelenke (110 Patienten, 33mal beidseits auftretende Erkrankungen). Der Grund für die Vorstellung dieser Patienten war eine wahre Patelluxation, entweder zum ersten Mal oder nach wiederholt aufgetretenen Ereignissen.

Bei den kontralateralen, nicht operierten Kniegelenken luxierte die Patella in 10 Fällen. Bei 67 Patienten war das kontralaterale, nicht operierte Knie asymptomatisch. Die Röntgenstudien wurden sowohl mit den 67 kontralateralen asymptomatischen Kniegelenken verglichen, als auch mit Röntgenbildern von 190 Kontroll-Kniegelenken. Die Röntgenstudien beinhalteten eine strikt eingestellte seitliche Röntgenaufnahme des Kniegelenks in 30° Flexion und eine axiale Aufnahme der Patella ebenfalls bei 30° gebeugtem Kniegelenk.

Röntgenstudien

■ **Seitliches Röntgenbild.** Das korrekte eingestellte seitliche Röntgenbild des Kniegelenks mit perfekter Überlagerung der posterioren Kondylen weist 3 röntgendichte Linien im vorderen Anteil der distalen femoralen Epiphyse auf. Die beiden am weitesten ventral gelegenen röntgendichten Linien korrespondieren mit den Konturen der Kondylen (diese sind entweder kongruent zueinander, parallel zueinander oder überkreuzen sich). Die Linie, die direkt dorsal der beiden anderen Linien liegt, korrespondiert mit der trochlearen Rinne, welche mit der Kniescheibe bei der Extensions-/Flexionsbewegung artikuliert.

Um die Trochlea zu analysieren, wird eine gerade Linie (Linie X) tangential zur anterioren femoralen Kortikalis entlang der distalen 10 cm auf dem korrekt seitlich eingestellten Röntgenbild gezogen (Abb. 1). Nun kann die trochleare Rinne entweder anterior, posterior oder auf der anterioren Kortikalislinie (x) liegen. Die Krümmung der Trochlea wird daher entweder als positiv, negativ oder mit 0 mm im Abstand von dieser Linie angegeben. Die Tiefe der Trochlea wird dabei auf einer Hilfslinie gemessen, die in einem Winkel von 15° nach distal von einer Geraden abweicht, die rechtwinkelig von der Tangente der posterioren femoralen Kortikalis in Höhe der am weitesten proximal ausschwingenden posterioren Anteile der femoralen Kondylen abzweigt (Abb. 2). Diese Linie kreuzt in der Regel den Boden der

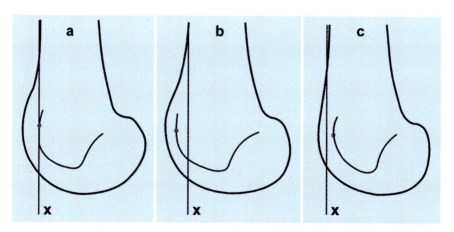

Abb. 1 a–c. Identifizierung und Quantifizierung der trochlearen Krümmung. Die Linie X wird entlang der anterioren femoralen Kortikalis bis zum Kniegelenk durchgezogen, wobei sie dort die Kondylenkontur schneidet. Der Boden der trochlearen Rinne kann diese Linie X tangieren (**a**), streckseitig dieser Linie liegen (**b**) oder dorsal (**c**)

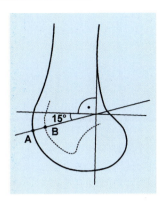

Abb. 2. Identifizierung und Quantifizierung der trochlearen Tiefe. Die trochleare Tiefe ist die Distanz A–B (gemessen in mm) entlang einer Linie, die 15° vom Lot abweicht, das auf die entlang der dorsalen Femurkortikalis laufenden Tangente gefällt wird

Trochlea und die Konturen der Kondylen. Die Tiefe der Trochlea, gemessen auf der um 15° geneigten Hilfslinie, ist die Distanz vom Boden der Trochlea bis zur am weitesten anterior gelegenen Kondylenkonturlinie.

In der Kontrollgruppe wurde die Trochlea als normal definiert, wenn die Linie des trochlearen Bodens den lateralen Kondylus auf den korrekt seitlich durchgeführten Röntgenbild des Kniegelenks nicht kreuzte. Der Begriff der trochlearen Dysplasie wurde durch ein qualitatives und zwei quantitative, sich wiederholende Merkmale der femoralen Trochlea definiert: Das Kreuzungszeichen, die Trochleakrümmung und die Trochleatiefe.

Das *Kreuzungszeichen* weist ein einfaches und charakteristisches Bild auf und gilt daher als qualitatives Kriterium der trochlearen Dysplasie. Das Kreuzungszeichen wird wie folgt definiert: In einem bestimmten Punkt kreuzt die Linie des Bodens der Trochlea den vorderen Anteil des lateralen Femurkondylus und die Trochlea gilt auf dieser Höhe als abgeflacht. Diese Kreuzung kann eines von 3 Charakteristika aufweisen (in Bezug auf die Höhe der Kreuzung und die Symmetrie oder Asymmetrie der beiden Kondylen), die 3 unterschiedliche Typen von trochlearer Dysplasie in unserem Studienkollektiv unterscheiden lassen:

- **Typ I:** Gering ausgeprägte Dysplasie: Die Trochlea ist nur in ihrem proximal gelegenen Anteil abgeflacht, die Kondylen sind symmetrisch und die Linie des Bodens der Trochlea kreuzt nur in einem Punkt beide Kondylen (Abb. 3).
- **Typ II:** wird charakterisiert durch die separate Kreuzung der beiden Kondylen mit der Bodenlinie der Trochlea. Die Kondylen sind asymmetrisch und die Bodenlinie der Trochlea kreuzt zunächst den medialen Kondylus und dann den lateralen Kondylus in unterschiedlicher Höhe (Abb. 3).
- **Typ III:** beinhaltet eine stark ausgeprägte Form der trochlearen Dysplasie. Die beiden Kondylen sind symmetrisch, aber die Kreuzung ist distal im Gleitlager angesiedelt, welches komplett über eine größere Ausdehnung abgeflacht ist (Abb. 3).

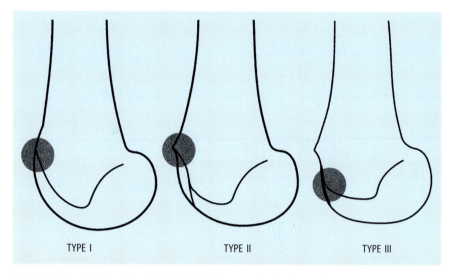

Abb. 3. Die Trochlea-Dysplasie. In Typ I ist die Kreuzung der beiden Kondylenkonturen mit der Kontur der Trochlearinne symmetrisch und proximal. In Typ II ist die Kreuzung der beiden kondylären Konturen mit der trochlearen Rinne asymmetrisch. In Typ III ist die Kreuzung symmetrisch und distal. Am Kreuzungspunkt ist die Trochlea flach. Beachte die schnabelförmige Aufwerfung des proximalen Trochleaendes

Radiologisch wird die Kondylenlinie nach der Kreuzung oft durch eine anteriore Schnabelbildung, die superolaterale trochleare Facette begrenzt, auf der die Patella in Extension ruht. Wir nennen diesen kortikalen Schnabel den „recentering beak" (Abb. 3). In Fällen von objektiver patellarer Instabilität haben wir das Kreuzungszeichen in 96% der Fälle gefunden, verglichen mit einer Präsenz von nur 3% in der Kontrollgruppe. Dieses Zeichen ist von fundamentalem diagnostischem Wert. Das Kreuzungszeichen wurde in 92,5% der kontralateralen asymmetrischen Kniegelenke gefunden.

Die *trochleare Krümmung* ist quantitativ mit der trochlearen Dysplasie in Zusammenhang zu bringen. Bei der Kontrollbevölkerung war der Mittelwert negativ oder nahezu Null (−0,8 ± 2,9 mm). Der Boden der Trochlea war tiefer oder nahe der Projektion der anterioren Kortikalis des distalen Femur gelegen. Bei Kniegelenken mit objektiver Patellainstabilität existierte eine prominente anteriore Krümmung des Trochleabodens mit einem absoluten Mittelwert von 3,2 ± 2,4 mm. Dieser Unterschied war hochsignifikant ($p = 10^{-4}$). Die trochleare Krümmung nahm mit zunehmendem Schweregrad der trochlearen Dysplasie zu. Daher ergab sich ein signifikanter Unterschied zwischen der trochlearen Krümmung in Typ I der trochlearen Dysplasie (2,4 ± 2,4 mm) und Typ III der trochlearen Dysplasie (3,7 ± 2,8 mm, $p \leq 0,05$). Wir fanden einen pathologischen Grenzwert von 3,0 mm für die Messung der trochlearen Krümmung. 66% der Kniegelenke mit einer objektiven patellaren Instabilität wiesen eine Trochlea mit einer Krümmung von 3,0 mm oder mehr auf, verglichen mit nur 6,5% der Kontrollkniegelenke. Eine pathologische anteriore Krümmung wurde in 47,5% auch bei den kontralateralen asymptomatischen Kniegelenken gefunden.

Die *trochleare Tiefe*, die auf dem seitlichen Röntgenbild gemessen wurde, ist ein weiteres quantitatives Kriterium der trochlearen Dysplasie. Die Messungen quantifizieren die Tiefe des Gleitlagers distal des Kreuzungszeichens und ermöglichen die Feststellung der wirklichen Tiefe des Gleitlagers an einem bestimmten Punkt (Abb. 2). In der Kontrollgruppe wies die trochleare Tiefe auf der 15° geneigten Hilfslinie einen Wert von $7,8 \pm 1,5$ mm auf, während bei der Gruppe der objektiven patellaren Instabilität dieser Wert nur $2,3 \pm 1,8$ mm betrug. Die Differenz war hochsignifikant ($p = 0,0001$). Ein signifikanter Unterschied ($p \leq 0,05$) der trochlearen Tiefe wurde außerdem in Bezug auf den Typ der Dysplasie gefunden: Patienten mit einer Typ I-Dysplasie wiesen eine trochleare Tiefe von $2,9 \pm 1,8$ mm auf, während Patienten mit einer Typ III-Dysplasie eine Tiefe von $0,8 \pm 1,0$ mm hatten. Eine trochleare Tiefe von 4 mm oder weniger wurde als pathologisch definiert: Wir fanden in 85% der Kniegelenke mit einer objektiven patellaren Instabilität eine Tiefe, die 4 mm oder weniger aufwies, verglichen mit 3% der Kontrollgruppe. Auf den Röntgenaufnahmen der kontralateralen asymptomatischen Kniegelenke wurde diese ebenfalls in 69% der Fälle nachgewiesen.

■ **Tangentiales Röntgenbild.** Die durchgeführten tangentialen Röntgenaufnahmen in 30° Beugung sind gut geeignet, um den trochlearen Winkel zu bestimmen. Dabei wurde der Mittelwert bei Kniegelenken mit objektiver patellarer Instabilität mit 144° festgestellt, verglichen mit Mittelwerten von 130° in den Kontrollkniegelenken. Dieser Unterschied war signifikant ($p = 0,05$). Es wurden insgesamt keine Winkel größer als 145° in Kontrollkniegelenken gemessen. 35% der Kniegelenke mit einer objektiven patellaren Instabilität hatten normale trochleare Winkel (dieses beweist, dass die trochleare Abflachung im superioren Anteil gelegen ist).

Wenn man die Patellaneigung auf dem axialen Röntgenbild mittels des von Laurin et al. angegebenen Winkels misst, weist die laterale Patellaneigung $16 \pm 3,3°$ in der Kontrollgruppe auf, verglichen mit $10 \pm 4,3°$ am kontralateral asymmetrischen Kniegelenk ($p = 0,0001$ und $p \leq 0,05$).

Die laterale patellare Subluxation wurde nicht für jede Gruppe spezifisch charakterisiert, weil die Varianten zwischen den Gruppen zu groß waren. In der Kontrollgruppe wurde der Mittelwert mit $-6,5 \pm 6,5°$ angegeben. In der Gruppe mit patellarer Instabilität lag der Mittelwert bei $1,4 \pm 16°$ und bei $-7,7 \pm 11°$ in kontralateralen asymmetrischen Kniegelenken.

■ **Diskussion**

Es gibt verschiedene Faktoren, die zu einer objektiven patellaren Instabilität führen können. Bei dem Versuch, diese Faktoren zu identifizieren, haben

wir bestimmte radiologische und tomografische Merkmale zur Charakterisierung der objektiven patellare Instabilität definiert:
- Das Kreuzungszeichen, ein qualitativer Faktor der trochlearen Dysplasie, hat einen fundamentalen Wert, da es in 96% der Fälle mit objektiver patellaren Instabilität aufzufinden ist.
- Die trochleare Krümmung (anteriore Translation des trochlearen Bodens) ist ein quantitativer Faktor (pathologisch wenn gleich oder größer als 3 mm; 85% der Fälle)
- Die trochleare Tiefe ist ein weiterer quantitativer Faktor zur Bestimmung der trochlearen Dysplasie (pathologisch wenn gleich oder kleiner als 4 mm; 85% der Fälle).

Die trochleare Dysplasie wird definiert als eine Trochlea mit einer flachen Gelenkfläche variabler Länge, die proximal gelegen ist und nach distal in eine seichte Rinne ausläuft. Die Trochlea erscheint aufgeworfen in Relation zur anterioren femoralen Kortikalis. Diese Anomalität sieht man besonders in der Typ-III-Dysplasie. Die Trochleadysplasie ist immer am ausgeprägtesten ventral und proximal in der trochlearen Projektion. Das tangentiale Bild einer Patella bei 30° Flexion ermöglicht nur in 65% der Fälle die Diagnosestellung einer trochlearen Dysplasie. Messungen der trochlearen Tiefe führen in ca. 85% der Fälle zur Diagnose einer abnormalen Trochlea, wohingegen der am weitesten proximal gelegene Anteil der dysplastischen Trochlea meist abgeflacht ist (96% weisen ein Kreuzungszeichen auf).

Unter den 143 Kniegelenken, bei denen eine objektive patellare Instabilität angenommen wurde, hat nur ein Knie (0,7%) die hier beschriebenen Kriterien nicht erfüllt. Wir glauben daher, dass die trochleare Dysplasie einen konstanten pathognomonischen Faktor in der objektiven patellaren Instabilität darstellt. Die „Lilloise"-Schule hat bereits in der „Revue de Chirurgie Orthopédique" im Jahre 1990 [13, 14] eine objektive Evaluation dieser Klassifikation angegeben.

Zuverlässigkeit der radiologischen Kriterien der trochlearen Dysplasie: Intra- und Inter-Observer-Analyse von 68 Kniegelenken

Die trochleare Dysplasie, die aus einem seitlichen Röntgenbild diagnostiziert wird, wenn das trochleare Gleitlager beide Femurkondylen kreuzt (sogenanntes Kreuzungszeichen), muss korrigiert werden, um die patellofemorale Stabilität zu verbessern. Jedoch sollte die chirurgische Maßnahme in Relation stehen zur Schwere und zur Form der trochlearen Dysplasie, was natürlich die Wichtigkeit der Reproduzierbarkeit der Klassifikation bestätigt. Das Ziel der Studie war daher, diese Zuverlässigkeit der radiologischen Kriterien nach Dejour am einzelnen Untersucher und zwischen den Untersuchern festzulegen.

Die Ergebnisse zeigen eine geringe Übereinstimmung zwischen den unterschiedlichen Untersuchern im Hinblick auf die Identifikation der troch-

Tabelle 1. D. Dejour-Klassifikation der trochlearen Dysplasie [7]

	Computertomografie	Konventionelles Röntgen
Grad I	Erhaltene trochleare Morphologie	Kreuzungszeichen
Grad II	Flache oder konvexe Trochlea	Kreuzungszeichen Supratrochleare Ausziehung
Grad III	Asymmetrie der trochlearen Facetten: Laterale Facette konvex, hypoplastische mediale Facette	Kreuzungszeichen Doppelkontur
Grad IV	Asymmetrie der trochlearen Facetten, Vertikale Kante (Klippenmuster)	Kreuzungszeichen Supratrochleare Ausziehung Doppelkontur

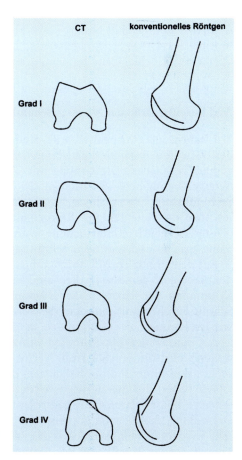

Abb. 4. Die Klassifikation der trochlearen Dysplasie an Hand der Computertomografie und konventioneller seitlicher Röntgenbilder [7]

learen Form nach Dejour. Das zuverlässigste Kriterium war die Messung der trochlearen Prominenz, die am häufigsten pathologisch war. Das Kreuzungszeichen war zuverlässig um die Dysplasie zu diagnostizieren, da die Möglichkeit, eine Dysplasie als normal zu befunden, nur 3,1% war. Sobald jedoch die Dysplasie diagnostiziert wurde, konnte diese Klassifikation jedoch nur inkonstante Ergebnisse zur trochlearen Form, insbesondere Typ II der trochlearen Dysplasie, geben. Um die Reproduzierbarkeit in der Vorhersage der Diagnose eines Typ II zu verbessern, stehen nur 5 mm zwischen der Kreuzung des medialen und lateralen Kondylus zur Verfügung. Dejour kam zu der gleichen Auffassung und gab in den 90er Jahren eine neue Klassifikation an (Tabelle 1).

1998 stellten D. Dejour et al. [7] in einer neuen Studie eine Klassifikation auf, die auf der Morphologie der Trochlea im CT auf Referenzschnitten (der erste Schnitt zeigt den Gelenkknorpel) und den Kriterien auf dem seitlichen Röntgenbild basiert (Abb. 4). Diese Analyse gibt eine bessere Definition der 4 Dysplasiegrade wieder und kann auch für die Indikation zur operativen Trochleaformung herangezogen werden.

Trochleare Dysplasie und Magnetresonanztomografie

Wir haben eine prospektive MRT-Studie durchgeführt und haben die Daten der Patienten mit einer patellaren Dislokation mit denen einer Kontrollgruppe verglichen. Die Gruppe mit objektiver patellarer Instabilität (OPI-Gruppe) beinhaltete 45 Patienten (59 Kniegelenke), das mittlere Alter zum Zeitpunkt der Untersuchung war 24 Jahre (16–45). Die Kontrollgruppe beinhaltete 84 Patienten (87 Kniegelenke). Das mittlere Alter war 35 Jahre (17–66). Die MRT-Untersuchung wurde beim gestreckten Kniegelenk mit 5 mm axialen und sagittalen Schnitten durchgeführt.

Auf den sagittalen MR-Tomografien wurde die Krümmung oder „Saillie" der Trochlea gemessen, die kondyläre Länge und die Proportion der Krümmung der Trochlea. Die Messung wurden auf dem intrakondylären Schnitt durchgeführt, auf dem das vordere Kreuzband komplett identifiziert werden konnte.

Auf den axialen MR-Schnitten wurden die externe und interne Trochleaschulter und die Trochlearinne vermessen, ebenso die trochleare Tiefe am proximalen Ende und am Eingang in die Fossa intercondylaris.

Wir haben die laterale Kippung der Patella auf Schnitten in Relation zur dorsalen bikondylären Linie gemessen. Das MRT gibt eine korrekte visuelle Darstellung des Gelenkknorpels. Um die patellofemorale Korrelation korrekt wiederzugeben, haben wir für alle Messungen eine spezifische Referenzschicht der Patella und des Femurs herangezogen.

Alle Daten wurden statistisch analysiert. Bei der deskriptiven Analyse der quantitativen Variablen haben wir den Mittelwert, die Streubreite und die Standardabweichung gemessen. In der bivariablen Analyse haben wir die OPI-Gruppe mit der Kontrollgruppe verglichen. Wir haben die Mittelwerte mit dem Student-Test verglichen und das Vertrauensintervall bei 95% angegeben. Ein statistisch signifikanter Unterschied wurde angenommen, wenn p≤0,05 war.

■ **Ergebnisse.** In der OPI-Gruppe war die Krümmungsproportion 2% länger als in der Kontrollgruppe. Es ergab sich ein leichter signifikanter Unterschied zwischen beiden Gruppen. Wir glauben, dass im MRT dies kein praktikabler Weg zur Evaluation der trochlearen Dysplasie ist. Die Werte, die außerhalb des Konfidenzintervalls von 95% lagen, waren über 35 mm in der OPI-Gruppe und unter 32 mm in der Kontrollgruppe.

S (Trochleakonvexität)			
	OPI	Kontrollgruppe	
Mittelwert	4,8 mm	4,2 mm	p=0,031
Streubreite	4,3–5,2 mm	3,9–4,5 mm	
C (Kondylenlänge)			
S/C	OPI	Kontrollgruppe	
Mittelwert	11,9%	10,2%	p=0,019
Streubreite	10,8–13,1%	8,6–10,8%	

CE-G (Trochleatiefe)

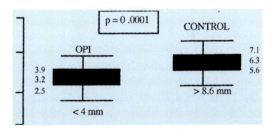

Am proximalen Ende ist die femorale Trochlea in der Kontrollgruppe 3 mm tiefer.

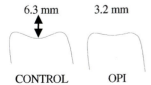

CE-G (Tiefe am Eingang zur Fossa intercondylaris)

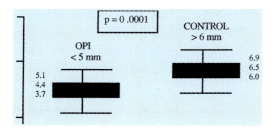

Am Eingang zur Fossa intercondylaris ist die femorale Trochlea in der Kontrollgruppe 2 mm tiefer. Die Werte außerhalb des Vertrauensintervalls liegen unter 5 mm in der OPI-Gruppe und über 6 mm in der Kontrollgruppe.

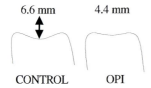

Der laterale Facettenwinkel am proximalen Trochleaende betrug 10° in der OPI-Gruppe und 17° in der Kontrollgruppe und am Eingang zur Fossa intercondylaris 12° in der OPI-Gruppe und 18° in der Kontrollgruppe. Eine Parallelstudie wurde durchgeführt, um diese Messungen an der lateralen Facette zu präzisieren [6].

Das patellare Fehlgleiten wurde bei der Analyse der MRT-Bilder durch femorale trochleare Facettenneigung verifiziert. Die Neigung der femoralen trochlearen Facette wurde als Summation zweier MRT-Bilder gemessen, wobei das erste den hinteren Anteil der beiden Femurkondylen und das zweite das proximale Ende der knorpeligen femoralen Trochlea an der lateralen Facette angibt. Die laterale Facettenneigung der femoralen Trochlea wird als Winkel der Verbindungslinie der posterioren Femurkondylen und der Linie parallel zur femoralen lateralen Facette angegeben. Die femorale trochleare Facettenneigung hatte dabei einen Mittelwert von 9,5° in der Gruppe der Patienten mit objektiver patellarer Instabilität und 20,6° in der Kontrollgruppe. Dieser Wert war signifikant unterschiedlich ($p = 0,0001$) und wies weder beim Einzeluntersucher noch zwischen den Untersuchern Unterschiede auf. Die Festlegung einer Irrtumswahrscheinlichkeit von 17° gab eine Spezifität von 83% und eine Sensibilität von 93% für die Diagnose des patellaren Fehlgleitens.

Die Messung der femoralen lateralen Facettenneigung ist wertvoll für die Diagnose des patellaren Fehlgleitens. Zum jetzigen Zeitpunkt können wir die Standardröntgenuntersuchung zur patellofemoralen Evaluation nicht ersetzen, aber das MRT ist eine exzellente ergänzende Untersuchungsmethode.

Schlussfolgerungen aus den MRT-Studien

Auf den axialen Schnitten können wir besser als auf sagittalen Schnitten die trochleare Dysplasie diagnostizieren.

Die Tiefe der femoralen Trochlea in der Kontrollgruppe ist sowohl am proximalen Trochleaende als auch auf Höhe des Eingangs der Fossa intercondylaris dieselbe mit durchschnittlich 6,5 mm. Die Trochlea wird also in ihrem Verlauf nicht tiefer. In der OPI-Gruppe ist die Trochlea an ihrem proximalen Ende 1,5 mm flacher als am Eingang zur Fossa intercondylaris (3 mm gegenüber 4,5 mm).

Der Unterschied in der Trochleatiefe zwischen beiden Gruppen beträgt 3 mm proximal und 2 mm distal. Die trochleare Dysplasie zeigt eine flachere Trochlea proximal als distal.

Wir stimmen mit Stäubli [32] überein, der sagt: „Wir glauben, dass die Magnetresonanztomografie des patellofemoralen Gelenks in der axialen Ebene die bildgebenden Diagnostik der Wahl darstellt, da sie zwischen der Geometrie der Gelenkknorpeloberfläche, der Knorpeldicke und der subchondral gelegenen ossären Anatomie des patellofemoralen Gelenks differenzieren und dem Chirurgen und dem Radiologen die wahren Gelenkflächen wiederspiegeln kann. Die konventionelle Radiologie und die CT-Diagnostik repräsentieren die knöcherne Morphologie, während die Magnetresonanzarthrotomografie unterschiedliche Knorpeloberflächen, -dicken und die wahre Geometrie der miteinander artikulierenden Flächen des patellofemoralen Gelenks zeigt."

Schlussfolgerungen

Die trochleare Analyse stellt einen Schlüssel zur Diagnose, Prognose und Behandlung der Patellainstabilität dar. Ziel einer Klassifikation ist die Präzisierung der Dysplasie und die Vergleichbarkeit unserer Ergebnisse. Weitere Studien werden eine internationale Klassifikation ermöglichen.

Literatur

1. Albee FH (1915) The bone graft wedge in the treatment of habitual dislocation of the patella. Med Rec 88:257–258
2. Bade P (1903) Die habitualle Luxation der Patella. Z Orthop Chir 11:451–488
3. Böhler L (1918) Ein Fall von doppelseitiger habitueller Patellaluxation. Z Orthop Chir 38:303–310
4. Brattström H (1964) Shape of the intercondylar groove normally and in recurrent dislocation of the patella. A clinical and X-Ray anatomical investigation. Acta Orthop Scand suppl 68:1–148
5. Brisard P (1950) Tactique opératoire dans le traitements des luxations congénitales et récidivantes de la rotule. Acta Orthop Belg 16:452–456

6. Carrillon Y, Fantino O, Moyen B, Dejour D, Neyret Ph, Tran-Minh VA (1998) Patella maltracking: assessment on MRImages by measurement of the femoral trochlear lateral facet slope. Congrès „Patella" Patello Femoral Study Group, Lyon
7. Dejour D, Reynaud P, Le Coultre B (1998) Douleurs et instabilité rotulienne. Essai de classification. Med Hyg 56:1466–1471
8. Dejour H, Walch G, Nové-Josserand L, Guier Ch (1994) Factors of patellar instability: an anatomic radiographic study. Knee Surg. Sports Traumatol. Arthroscopy 2:19–26
9. Dejour H, Neyret Ph, Walch G (1999) Factors in patellar instability. Pathologie Fémoro-Patellaire: Cah Ens SO.F.C.O.T. (71)
10. Dejour H, Dejour D (1999) Souffrance et Instabilité rotulienne. Pathologie Fémoro-Patellaire: Cah Ens SO.F.C.O.T. (71)
11. Dejour H, Dejour D (1999) Les instabilités rotuliennes. Pathologie Fémoro-Patellaire: Cah Ens SO.F.C.O.T. (71)
12. Dejour H (1991) Le syndrome rotulien douloureux, J Traumatol Sport 8:111–113
13. Dejour H, Walch G, Neyret Ph, Adeleine P (1990) La dysplasie de la trochlée fémorale. Rev Chir Orthop 76:45–54
14. Dejour H, Walch G, Neyret Ph, Adeleine P (1990) Dysplasia of the intercondylar groove. The French Journal Orthop Surg 4:113–122
15. Despontin J, Thomas P (1978) Le scanner dans l'exploration de l'articulation fémoro-rotulienne. Acta Orthop Belg 44:84–88
16. Drew D (1908) Dislocation of the patella; congenital; operation; cure. Proc R Soc Med 1:11–13
17. Escala JS, Zanone X, Neyret Ph (1998) MRI evaluation of Objective Patellar Instability. Congrès „Patella" Patello Femoral Study Group, Lyon
18. Ficat P (1970) Pathologie fémoro-patellaire. Masson, Paris
19. Friedland M (1925) Zur Therapie der lateralen Patellaluxationen. Arch Orthop Unfall Chir 23:353–358
20. Galland O, Walch G, Dejour H, Carret JP (1990) An anatomical and radiological study of the femoropatellar articulation. Surg Radiol Anat 12:119–125
21. Isermeyer H (1967) Über pathologische Luxation der Patella. Arch Klin Chir 8:1–23
22. Maldague B, Malghem J (1985) Apport du cliché de profil du genou dans le dépistage des instabilités rotuliennes. Rapport préliminaire. Rev Chir Orthop 71 (Suppl II):5–13
23. Maldague B, Malghem J (1987) Imagerie du genou en 1987. In: Cahiers d'enseignement de la SO.F.C.O.T. Expansion Scientifique Française, Paris, 347–370
24. Malghem J, Maldague B (1986) Le profil du genou. Anatomie radiologique différentielle des surfaces articulaires. Radiol 67:725–735
25. Malkin SAS (1932) Dislocation of the patella. Br Med J 2:91–94
26. Masse Y (1978) La trochléoplastie. Restauration de la gouttière trochléenne dans les subluxations et luxations de la rotule. Rev Chir Orthop 64:3–17
27. Nové-Josserand L, Dejour D (1995) Dysplasie du quadriceps et bascule rotulienne dans l'instabilité rotulienne objective. Rev Chir Orthop 81:497–504
28. Pollard B (1988) Old dislocations of patella reduced by intra-articular operation. Lancet, 1887
29. Raguet M (1986) Mesure radiologique de la hauteur trochléenne. J Traumatol Sport 3:210–213
30. Remy F, Besson A, Migaud H, Cotton A, Gougeon F, Duquennoy A (1998) Reproductibilité de l'analyse radiographique de la dysplasie de trochlée fémorale. Analyse intra et inter-observateur sur 68 genoux. Rev Chir Orthop vol 84:728–733
31. Schutzer S, Ramsby G, Fulkerson J (1986) The evaluation of patellofemoral pain using computerised tomography. Clin Orthop 204:286–293

32. Stäubli HU, Rauschning W, Porcellini B, Dürrenmatt U (1998) Osseous anatomy and cartilage surface geometry of the P-F-Joint: cryosections complemented by magnetic resonance of arthrotomography. Congrès „Patella" Patello Femoral Study Group, Lyon
33. Tardieu Ch (1998) Femoral growth and patellofemoral pathologies. Congrès „Patella" PatelloFemoral Study Group, Lyon
34. Trillat A, Dejour H, Couette A (1964) Diagnostic et traitement des subluxations récidivantes de la rotule. Rev Chir Orthop 50:813–824
35. Walch G, Dejour H (1989) La radiology dans la pathologie fémoro-patellaire. Acta Orthop Belg vol 55:3
36. Wanner JA (1977) Variations in the anterior patellar groove of the human femur. Am J Phys Anthrop 47:99–102
37. Wiemuth V (1901) Die habituellen Verrenkungen der Kniescheibe. Dtsch Z Chir 61:127–172

KAPITEL 6 Die Beurteilung der Patellahöhe

R. SEIL, S. RUPP, D. KOHN

■ Einleitung

Die Bewertung der Patellahöhe ist in einer Vielzahl von Krankheitsbildern von Bedeutung. Aus diesem Grunde hat das International Knee Documentation Committee (IKDC) die Beurteilung der Patellahöhe als Kriterium zur Bewertung der Kniefunktion 1999 im gleichnamigen Score aufgenommen. Aber auch 70 Jahre nach der Beschreibung des ersten Patellahöhenindexes durch Boon-Itt (1930) wird dieses Thema immer noch kontrovers diskutiert. Es sind eine Vielzahl von Methoden zur Bestimmung der Patellahöhe publiziert worden (Bernageau [2], Blackburne-Peel [5], Blumensaat [6], Caton-Deschamps [8], Egund [12], Insall-Salvati [18], Janßen [21], Grelsamer [13], Hepp [16], Koshino [23], Trillat [35]). Keines dieser Verfahren hat sich als ideal herausgestellt.

Ein geeigneter Patellahöhenindex sollte den folgenden Anforderungskriterien gerecht werden [30]:
■ er sollte einfach und reproduzierbar zu bestimmen sein, (2) er sollte unabhängig von der Flexion des Kniegelenkes sein (er müsste also sowohl in Streckstellung, als auch in starker Kniebeugestellung und sogar beim Genu recurvatum zu bestimmen sein),
■ er sollte unabhängig von der Größe des Kniegelenkes und
■ des röntgenologischen Vergrößerungsfaktors sein und
■ auch nicht von den anatomischen Variationen der Landmarken beeinflusst werden.

Überwiegend sollte es jedoch darauf ankommen, dass er den Stand der Patella in der Sagittalebene im Vergleich einerseits zum Eingang der Trochlea und andererseits zur Höhe des Gelenkspaltes definiert. Ein weiteres Kriterium stellen die Norm- oder Referenzwerte dar, die von den Autoren der jeweiligen Methoden angegeben werden.

Indikationen zur Bestimmung der Patellahöhe

Bei rezidivierenden Patellaluxationen und Patellainstabilitäten hat sich gezeigt, dass in 30% der Fälle eine Patella alta (gemessen nach dem Caton-Deschamps-Index) vorliegt. Diese Normabweichung wurde nur in 3% in der Normalpopulation gefunden [11]. Der Patellastand beim Morbus Osgood-Schlatter wird kontrovers diskutiert. Während Jakob et al. [20] und Aparicio et al. [1] öfters eine Patella alta fanden bestand bei den von Lancourt und Cristini [25] untersuchten Patienten häufiger ein Patellatiefstand.

Der Patella baja können verschiedene Krankheitsbilder zugrunde liegen. Neurologisch bedingte Tiefstände der Patella wurden bei Patienten mit Quadrizepskontraktur bei Poliomyelitis beschrieben [9]. Auch veraltete Quadrizepssehnenrupturen führen zur Entwicklung einer Patella baja. Weitere Ursachen der Patella baja können durch Veränderungen der Position der Tuberositas tibiae bedingt sein. Diese umfassen unter anderem ein sekundäres Genu recurvatum und exzessive Tuberositasverlagerungen [17]. Nach Kniegelenkseingriffen, insbesondere nach Ersatzplastiken des vorderen Kreuzbandes kann eine Patella baja als Komplikation der Transplantatentnahme (Ligamentum patellae Plastik) oder als Hauptkriterium des infrapatellaren Kontraktursyndroms im Rahmen der Arthrofibrose auftreten [31, 28]. Eine Patella baja nach Tibiakopfumstellungsosteotomie wurde von mehreren Autoren beschrieben [32, 33, 36].

Bildgebende Verfahren

In aller Regel wird die Höhe der Kniescheibe röntgenologisch auf einer seitlichen Aufnahme in 30° Kniebeugestellung bestimmt. Hierbei erscheint es wichtig, darauf zu achten, dass die Aufnahme exakt seitlich eingestellt ist. Eine Doppelkonturierung der dorsalen Femurkondylen mit einem Abstand voneinander von mehr als 3 mm deutet auf eine Fehlprojektion hin. In manchen Fällen kann eine bildwandlergestützte Einstellung von Nutzen sein. Einige Methoden zur Bestimmung der Patellahöhe machen eine unterschiedliche Kniebeugestellung erforderlich. So wird die Methode nach Labelle und Laurin auf einer Seitaufnahme in 90° Kniebeugestellung und die Technik nach Bernageau in voller Streckung bestimmt. Weiterhin ist der Grad der Kniebeugestellung bei den von der Blumensaat-Linie abhängigen Indizes von Bedeutung. Nach Hepp [16] ist zur Bewertung dieser Methoden eine Umrechnungstabelle erforderlich (s. auch Kapitel 3). Newhouse und Rosenberg [29] fordern eine 45° Beugestellung, während Blumensaat zur Bestimmung seiner Methode nur 30° Knieflexion angibt [6].

Auch von anderen bildgebenden Verfahren, welche routinemäßig am Bewegungsapparat benutzt werden, sind Methoden zur Beschreibung der Patellahöhe bekannt. Jozwiak und Pietrzak [22] berichteten über eine sonografischen Patellahöhenindex, bei dem in Annäherung an den Insall-Salvati Index die Länge der Patella der Länge der Patellarsehne gegenübergestellt

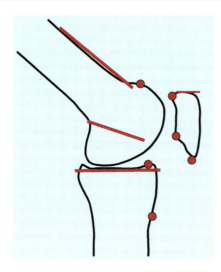

Abb. 1. Darstellung der einzelnen Referenzpunkte- und Linien, welche in den verschiedenen Indizes beschrieben wurden

wurde. Miller et al. [26] zeigten, dass der Insall-Salvati Index ebenfalls kernspintomografisch bestimmt werden kann.

Anatomische Referenzpunkte

Zur Bestimmung der Patellahöhe auf seitlichen Röntgenaufnahmen des Kniegelenkes stehen eine Vielzahl von anatomischen Referenzpunkten beziehungsweise Referenzlinien zur Verfügung (Abb. 1). Eines der größten Probleme stellt das Fehlen von Fixpunkten und die Änderung vieler Punkte und Linien in Abhängigkeit von der Kniebeugung dar.

Referenzpunkte

Patella. An der Patella selbst werden drei Punkte in verschiedenen Indizes benutzt. Es handelt sich hierbei um den proximalen und distalen Punkt der Patellagelenkfläche, sowie um die Patellaspitze. Letztere hat den Nachteil, dass sie den Patellahöhenindex von der Anatomie der Kniescheibe abhängig macht. Dieses ist insbesondere der Fall bei Patellaformen vom Typ II nach Grelsamer [14] mit einer langnasigen, „Cyrano-type"-Patella, oder beim Morbus Sinding-Larsen-Johansson [5]. In Extremfällen kann dies zu paradoxen Fällen führen (Patella baja im Insall-Salvati Index und Patella alta im Blackburne-Peel Index) [34]. Auch nach vorderer Kreuzbandplastik mit dem mittleren Drittel der Patellarsehne ist die Festlegung dieses Punktes erschwert. Die Punkte an der Patellarückfläche können ebenfalls schwierig zu bestimmen sein [16], insbesondere wenn die Patella nach lateral oder medial verkippt steht.

- **Femur.** Am Femur wird nur ein einziger Referenzpunkt beschrieben (Methode nach Bernageau). Es handelt sich hierbei um den proximalen Punkt des femoralen Gleitlagers. Es ist erstaunlich, dass keine andere Methode diesen Punkt mit einbezieht, da im Falle von Patellainstabilitäten das anatomische Problem in Form von einer Dysplasie der Trochlea doch häufig an dieser Stelle vorliegt.

- **Tibia.** An der Tibia werden 2 Punkte in verschiedene Patellahöhenindizes einbezogen. Der anterosuperiore Punkt des Tibiaplateaus wird im Index nach Caton-Deschamps und nach Trillat beschrieben [8, 35]. Bei Arthrosepatienten kann dieser Punkt schwierig zu definieren sein, da er oft durch hypertrophe Verknöcherungen verdeckt wird [4, 16]. Der zweite Punkt an der Tibia stellt den Ansatz der Patellarsehne an der Tuberositas tibiae dar. Er wird in der Methode nach Insall-Salvati und in ihrer modifizierten Form verwendet. Er ist oft schwierig zu bestimmen, vor allem wenn eine sehr flache Tuberositas vorliegt, bei einem abgelaufenen Morbus Osgood-Schlatter [5], sowie nach postoperativen Eingriffen (vordere Kreuzbandplastik mit dem mittleren Drittel der Patellarsehne oder Distalisierung der Tuberositas).

Referenzlinien

In den hier vorgestellten Indizes werden insgesamt 4 Referenzlinien beschrieben, 2 am Femur und jeweils eine an der Tibia und der Patella.

Als Vergleichslinien bei der Labelle-Laurin Methode gelten *die ventrale Femurkortikalis und die Linie des oberen Patellapols*. Die Festlegung ersterer kann durch eine vermehrte Antekurvation des Femurs erschwert werden.

Die *Blumensaat Linie* wird in den Methoden nach Blumensaat, nach Janßen und nach Hepp beschrieben. Ein Nachteil dieser Linie liegt in der starken Variation des Winkels zwischen Blumensaat-Linie und Femurschaftachse. Nach Brattström [7] und Aparicio [1] liegt er zwischen 27 und 60° (Mittelwert 45°), beziehungsweise 29 und 54°, während Jacobsen et al. [19] eine geringere Schwankungsbreite zwischen 26 und 40° (Mittelwert 33°) fanden. Bei posttraumatischen Zuständen (supra-oder interkondyläre Frakturen) kann die Blumensaat-Linie schwierig zu bestimmen sein.

Im Blackburne-Peel Index stellt die *Tangente zum konkaven medialen Tibiaplateau* die Referenz an der Tibia dar. Hepp [16] berichtete über Probleme bei der Festlegung dieser Tangente in 45% der von ihm gemessenen Fälle. Berg [4] und Seil et al. [34] konnten diese Variationen nicht nachvollziehen. Insbesondere bei einer schlechten Bildqualität könnte sie jedoch schwierig zu bestimmen sein. Ein Nachteil dieser Linie ist, dass sie von der Neigung des Tibiaplateaus (tibial slope) abhängt. Letztere kann bis zu 15° variieren und erschwert die Patellahöhenbestimmung insbesondere bei Patienten mit in Fehlstellung verheilter Tibiakopffraktur oder durch Fehlwachstum bedingtem Genu recurvatum [8].

Klassifizierung der Patellahöhenindizes

Nach der Lage der für den jeweiligen Index benutzten Referenzpunkte kann man die Patellahöhenindizes in verschiedene „Familien" unterteilen. So wer-

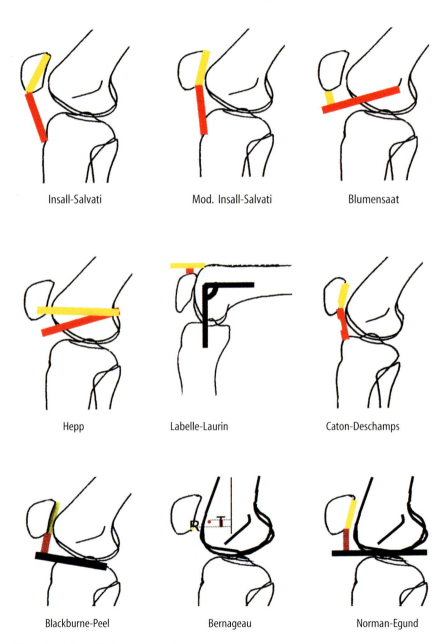

Abb. 2. Darstellung der beschriebenen Indizes

den Methoden beschrieben, welche die Lage der Kniescheibe entweder im Vergleich zum Femur, zur Höhe des femorotibialen Gelenkspaltes, zur Tibia oder zu Femur und Tibia beschreiben. Die Indizes sind in Abb. 2 dargestellt.

Patella-Femur

Blumensaat-Linie

Methode nach Blumensaat [6]: Auf einer Seitaufnahme in 30° Kniebeugestellung wird die Blumensaat-Linie nach ventral verlängert. Der Abstand zwischen Patellaspitze und dieser Linie entspricht der Patellahöhe. Nach Angaben des Autors müsste die Patellaspitze in dieser Stellung auf Höhe der verlängerten Blumensaat-Linie liegen. Hepp [15] sowie Newhouse und Rosenberg [29] bemerkten jedoch, dass dieses in den meisten Fällen nicht zutrifft. In der Regel erreicht die Patellaspitze erst ab 45–50° Beugestellung die Höhe der Blumensaat-Linie. Diese sehr einfach zu bestimmende Methode hat allerdings mehrere Nachteile: Sie ist von der Patellaform abhängig und ist nach Frakturen im supra- oder interkondylären Bereich schwer zu bestimmen. Hepp [15] gab eine Umrechnungstabelle für alle Methoden an, bei denen die Kniebeugestellung von Bedeutung ist (Blumensaat, Janßen, Hepp), da sich beim Röntgen der Kniebeugewinkel nicht exakt bestimmen lässt (s. Kapitel 3).

Methode nach Janßen [21]: Janßen bestimmte einen Patellahöhenwinkel dessen kaudaler Schenkel von der Blumensaat-Linie bestimmt wird. Der kraniale Schenkel wird aus einer Linie welche die Patellaspitze mit der Kreuzung der dorsalen Verlängerung der Blumensaat-Linie mit dem dorsalen Femurkondylus verbindet, gebildet.

Methode nach Hepp [15]: Die Methode nach Janßen wurde von Hepp modifiziert. Hier wird der kraniale Schenkel des Patellahöhenwinkels nicht durch die Patellaspitze, sondern durch den distalen Begrenzungspunkt der Patellagelenkfläche gelegt. Somit ist die Methode weniger von der Patellaform abhängig. Befindet sich die Patellaspitze bzw. der distale Pol der Gelenkfläche auf gleicher Höhe wie die Verlängerung der Blumensaat-Linie, so beträgt der Winkel 0°. Sowohl dieses Verfahren, als auch die Methode nach Janßen sind mit den gleichen Nachteilen wie die Blumensaat-Methode behaftet.

Ventrale Femurkortikalis (Labelle-Laurin Methode).
Dieses Verfahren wird an einer Seitaufnahme des Kniegelenks in 90° Beugestellung ermittelt. Referenzpunkte sind die ventrale Femurkortikalis zu der eine Tangente nach vorne verlängert wird und der proximale Patellapol. Liegt letzterer kranial der Tangente, so ist von einer Patella alta auszugehen. Diese Methode hat den Vorteil, dass sie sehr einfach zu bestimmen ist, benötigt jedoch eine

Seitaufnahme in 90° Kniebeugung, welche in dieser Form nicht routinemäßig durchgeführt wird. Außerdem obliegt die ventrale Femurkortikalis einer gewissen Variationsbreite in Abhängigkeit von der Krümmung des Femurs.

■ **Trochlea.** Die Trochlea spielt bei den Autoren der deutschen oder englischsprachigen Literatur, welche sich mit der Bestimmung der Patellahöhe befassten, erstaunlicherweise keine Rolle. Besonders bei Patienten mit einer Patellainstabilität und Patellahochstand erscheint das Verhältnis zwischen Patellagelenkfläche und Eingang der Trochlea doch von wesentlicher klinischer Bedeutung. Kommt es zu einem Konflikt, bei dem die Patella nicht regelrecht in das Gleitlager eintaucht, so spielt er sich in den ersten Beugegraden an dieser Stelle ab. Bernageau [2, 3] beschrieb eine „dynamische" Methode zur Bestimmung der Patellahöhe. Sie besteht in einer Seitaufnahme des Kniegelenkes in voller Streckstellung, im Einbeinstand und bei angespanntem M. Quadrizeps femoris. Referenzpunkte sind der distale Punkt der Patellagelenkfläche (R) und am Femur der proximale Punkt der Trochlea (T). Gemessen wird dann die Distanz zwischen den beiden Punkten. An Probanden, welche keine Kniegelenksproblematik angaben, wurde ermittelt, dass diese Distanz nicht größer als 6 mm in beide Richtungen sein sollte. Liegt der Punkt R mehr als 6 mm über dem Punkt T, so ist von einer Patella alta auszugehen und umgekehrt. Bisher liegen keine Vergleichsstudien mit anderen Verfahren vor. Ein Vorteil der Methode besteht darin, dass der Stand der Patella in ihrer Ausgangsposition vor ihrem Eintritt ins patellofemorale Gleitlager erfasst wird. Die Festlegung der Referenzpunkte ist nicht unproblematisch. Insbesondere im Falle einer Patellaverkippung ist der distale Punkt der Patellagelenkfläche nicht eindeutig festzulegen. Weiter könnte die Angabe der Absolutwerte in mm bei verschiedenen röntgenologischen Vergrößerungsfaktoren zu Interpretationsfehlern führen.

Patella-Femorotibialer Gelenkspalt

■ **Blackburne-Peel Index** [5]. Die beiden Autoren beschrieben eine Methode, bei der die Länge der Gelenkfläche der Patella mit der Distanz zwischen dem Schnittpunkt einer Tangente zum konkaven medialen Tibiaplateau und der Senkrechten zum distalen Punkt der Patellagelenkfläche verglichen wird. Ein Vorteil dieser Methode ist, dass sie unabhängig von der Patellaform und der Tuberositas tibiae ist. Wie die nachfolgend beschriebene Caton-Deschamps Methode ist sie ebenfalls unabhängig von der Kniebeugestellung. Außerdem gibt sie den Stand der Patella im Vergleich zur Höhe des femorotibialen Gelenkspaltes an. Ein Nachteil könnte insbesondere bei Patienten mit Genu recurvatum bestehen, bei denen die Tangente zum Tibiaplateau die eigentliche Position der Patella verfälscht.

■ **Caton-Deschamps Index** [8]. Dieser Index berücksichtigt das Verhältnis zwischen der Distanz des Punktes der distalen Patellagelenkfläche und dem anterosuperioren Rand des Tibiaplateaus sowie der Länge der Patellagelenkfläche. Er ist vom Trillat-Index abgeleitet, der die Distanz zwischen anterosuperiorem Tibiaplateau und Patellaspitze mit dem diagonalen Durchmesser der Patella verglich. Die Methode ist dem Blackburne-Peel Index sehr ähnlich. Ein Nachteil liegt in der Bestimmung des tibialen Punktes, welcher bei degenerativ veränderten Kniegelenken oft schlecht zu definieren ist [4, 16].

■ **Norman-Egund Index** [30]. Norman et al. beschrieben 1983 den vertikalen Index der Patella. Er stellt den Stand der Patellagelenkfläche der Distanz zwischen Ebene der distalen Femurkondylen und distalem Patellapol gegenüber. Der Index wird auf einer Seitaufnahme bei überstrecktem Kniegelenk und angespanntem Quadrizeps erhoben. Röntgentechnisch ist sie also mit der Bernageau-Methode vergleichbar. Im Gegensatz zu dieser benutzt sie keinen direkten Referenzpunkt an der Trochlea. Messtechnisch kann man sie mit der Caton-Deschamps oder der Blackburne-Peel Methode vergleichen.

Patella-Tibia

■ **Insall-Salvati Index** [18]. Dieser Index wird durch die Länge der Patellarsehne im Verhältnis zum diagonalen Durchmesser der Patella bestimmt. Beide Distanzen sollten gleich lang sein. Das Verfahren bietet den Vorteil, dass es unabhängig vom Kniebeugegrad ist. Auch wenn es die am meisten verbreitete Methode zur Bestimmung der Patellahöhe ist [13], ist sie doch sehr anfällig in Bezug auf ihre anatomischen Referenzpunkte, die durch Formvarianten häufig schlecht zu bestimmen sind. Außerdem gibt sie keine Auskunft über den Stand der Patella im Vergleich zur Höhe des femorotibialen Gelenkspaltes oder der Trochlea.

■ **Modifizierter Insall-Salvati Index** [13]. Um den Variationen der Patellaform zu entgehen schlugen Grelsamer und Meadows eine Änderung des Insall-Salvati Index vor. Ähnlich wie bereits Hepp mit dem Patellahöhenwinkel nach Janßen haben sie empfohlen der Patellaspitze den distalen Punkt der Patellagelenkfläche vorzuziehen.

Patella-Tibia und Femur

■ **Boon-Itt.** Dies ist die als erste beschriebene, gleichzeitig aber auch die komplizierteste Methode zur Bestimmung der Patellahöhe. Sie beinhaltet Referenzpunkte an der Tibia und dem Femur, ist aber für den täglichen Routinebetrieb zu aufwendig [16].

Vergleich verschiedener Methoden

In einer eigenen Studie verglichen wir 5 gebräuchliche Patellahöhenindizes miteinander. Es handelte sich um den Insall-Salvati, den modifizierten Insall-Salvati, den Caton-Deschamps und den Blackburne-Peel Index, sowie um die Labelle-Laurin Methode. Von 2 unabhängigen Untersuchern wurden 22 Seitaufnahmen in 30° und in 90° Kniebeugestellung bewertet. Bei dem Patientengut handelte es sich zu je einem Drittel um Patienten ohne patellofemorale Symptomatik, um Patienten mit einer patellofemoralen Instabilität und um Patienten mit einem offensichtlichen Patellatiefstand nach Trauma beziehungsweise auf der Basis einer Arthrofibrose oder Arthrose.

Die Interuntersucher-Korrelationskoeffizienten ergaben fast identische Werte für alle 5 Indizes, sodass die Reproduzierbarkeit sehr gut und die Interuntersuchervarianz relativ gering war. Unter den oben angegebenen Kriterien, welche ein guter Patellahöhenindex erfüllen sollte, scheint das Argument der Reproduzierbarkeit das geringste Problem darzustellen. Dies konnten ebenso Berg et al. [4] sowie Aparicio et al. [1] feststellen. Diese Autoren verglichen die Blackburne-Peel-, Caton-, Insall-Salvati- und modifizierte Insall-Salvati-Indizes beziehungsweise die Blackburne-Peel-, Caton- und Koshino-Indizes.

Ein weiteres entscheidendes Kriterium stellt die Vergleichbarkeit der verschiedenen Indizes untereinander dar. Wurde die Patellahöhe ihren, von den Erstbeschreibern der verschiedenen Indizes festgelegten Normwerten entsprechend, in 3 Klassen eingeteilt (Patella alta, norma oder baja), so waren die Ergebnisse sehr unterschiedlich. Je nach Index konnten auf diese Weise zwischen 0 und 6mal eine Kniescheibe als Patella alta klassifiziert werden. Die als baja klassifizierten Patellae wurden zwischen 2 und 5 mal gefunden. Verglich man jeweils 2 Methoden miteinander, so konnten in nur 57% der Fälle identische Diagnosen gestellt werden (Vergleich Insall-Salvati- und Blackburne-Peel Index). Die höchste Prozentzahl identischer Klassifikationen wurde mit den beiden Indizes einer „Familie", dem Blackburne-Peel und dem Caton-Deschamps Index gestellt. Aber auch hier stimmten die Ergebnisse nur in 84% der Fälle überein. Die Unterschiede waren zum Teil durch anatomische Variationen und die dadurch entstandenen Anfälligkeiten der einzelnen Indizes zu erklären. So konnte bei zwei Patienten ein paradoxes Ergebnis festgestellt werden. Durch eine lange Patellanase bedingt wurde eine Patella baja im Insall-Salvati Index und eine Patella alta im Blackburne-Peel Index gefunden. Bei einem anderen Patienten war eine weit distal gelegene Tuberositas für eine Patella alta im Insall-Salvati Index verantwortlich. Durch den relativen Tiefstand der Patellagelenkfläche bestand im Blackburne-Peel Index eine Patella baja. Eine zusätzliche Ursache der Unterschiede zwischen den einzelnen Indizes liegt in der „Sensibilität" der Normwerte. Konnten mit dem modifizierten Insall-Salvati Index nur eine Patella alta gefunden werden, so waren es 4 mit dem klassischen Insall-Salvati Index (Tabelle 1). Ähnlich war der Vergleich zwischen Blackburne-Peel und Caton-Deschamps Index. Im ersten wurden nur 2 tief-

Tabelle 1. Klassifikation in Patella alta, norma oder baja für die 5 miteinander verglichenen Indizes. In der linken Spalte sind jeweils die Normwerte für jeden Index angegeben, während die rechte Spalte die Anzahl der entsprechend beurteilten Patellae für jeden Index angibt

	Patella norma		Patella alta		Patella baja	
Blackburne-Peel	0,8	18	>1,0	2	<0,5	2
Caton-Deschamps	<1,2	17	≥1,2	0	≤0,6	5
Insall-Salvati	1	15	>1,2	4	<0,8	3
Mod. Insall-Salvati	n.d.[b]	21	>2	1	n.d.[b]	–
Labelle-Laurin	[a]	15	[a]	6	[a]	–

[a] Keine Grenzwerte für die Labelle-Laurin Methode bestimmt; es handelt sich hierbei nur um einen visuellen Index
[b] Die Autoren [13] haben keine Grenzwerte für eine Patella baja bestimmt

stehende Kniescheiben festgestellt, während es 5 im Caton-Deschamps Index waren. Dieses Argument hat uns dazu bewogen den Blackburne-Peel Index dem Caton-Deschamps Index etwas vorzuziehen.

Wie irreführend unterschiedliche Normwerte sein können haben 2 Studien gezeigt, welche den Einfluss einer Tibiakopfumstellungsosteotomie auf die Ergebnisse der totalendoprothetischen Versorgung des Kniegelenkes untersuchten. Windsor et al. [36] fanden bei 80% der Patienten eine Patella baja mit funktionellen Ergebnissen, welche eher der Revisionsendoprothetik am Kniegelenk entsprachen. Mont et al. [27] fanden zwar auch durchweg schlechtere Ergebnisse nach Tibiakopfumstellungsosteotomie als bei der Primärendoprothetik, allerdings hatte die Patella infera keinen negativen Einfluss auf das funktionelle Ergebnis. Es zeigte sich, dass die optimistischeren Ergebnisse von Mont et al. in Bezug auf die Patella baja dadurch entstanden sein könnten, dass diese Autoren eine Kniescheibe mit einem Insall-Salvati Index <1 bereits als Patella baja einstuften, während Windsor et al. den von Insall angegebenen Grenzwert von 0,8 berücksichtigten [36]. Hätten die Autoren der 2. Studie das strengere Kriterium gewählt, wäre das Endergebnis möglicherweise anders ausgefallen.

Zwei weitere Kriterien sind unseres Erachtens besonders wichtig: Der ideale Index sollte (1) den Stand der Patella zur Trochlea und (2) den Stand der Patella zum femorotibialen Gelenkspalt angeben können. Das erste Kriterium wird von keiner der getesteten Methoden erfüllt. Das einzige Verfahren, das dieses Kriterium erfasst wurde von Bernageau beschrieben. Inwiefern diese Methode mit anderen vergleichbar ist, ist noch unklar. Von Bedeutung erscheint die Relation des Patellastandes zur Trochlea allerdings nur bei hochstehenden Kniescheiben. Das zweite Hauptkriterium wird weder von der Insall-Salvati, noch von der modifizierten Insall-Salvati-Methode erfüllt. So könnten beispielsweise zu sehr kranialisierte Tibiaplateaus nach Knie-Totalendoprothesenimplantation, welche funktionell eine Patella baja darstellen, nicht von diesen Methoden erfasst werden. Da die Insall-Salvati Methode eigentlich nur die Länge des Ligamentum patellae misst, hat sie keinen Bezug zur Höhe des Gelenkspaltes. Der Caton-Deschamps und der Blackburne-Peel Index liefern beide Informationen über den Stand der Patella zum femorotibialen Gelenkspalt.

Schlussfolgerung

Ein idealer Patellahöhenindex wurde bisher noch nicht beschrieben. Das Hauptproblem liegt darin, dass es keinen fixen Referenzpunkt gibt, auf den man die Messung beziehen kann. Von der Vielzahl der zur Verfügung stehenden Methoden haben alle ihre Vor- und Nachteile. Der Vergleich von 5 weit verbreiteten Indizes hat gezeigt, dass die Methoden gut reproduzierbar waren. Allerdings ließ die Vergleichbarkeit unter den verschiedenen Indizes sehr zu wünschen übrig, sodass die Klassifikation der Patella als „alta", „norma" oder „baja" sehr stark vom benutzten Index abhing. Die Tatsache, dass der Blackburne-Peel den Patellastand zur Höhe des Gelenkspaltes misst und er gegenüber dem Caton-Deschamps Index den Vorteil hat, dass seine Normwerte insbesondere in Bezug auf die Patella baja etwas ausgewogener erscheinen, lässt uns diese Methode in der täglichen Routineuntersuchung bevorzugen.

Literatur

1. Aparicio G, Abril JC, Albinana J, Rodriguez-Salvanes F (1999) Patellar height ratios in children: an interobserver study of three methods. J Pediatr Orthop B 8:29–32
2. Bernageau J, Goutallier D (1976) Notions classiques et nouvelles en radiologie fémoro-patellaire. In: Actualités rheumatologiques, Expansion Scientifique Française, Paris, 200–206
3. Bernageau J, Goutallier D (1999) Imagerie de l'articulation fémoro-patellaire et du système quadricipital. In: Goutallier D, Duparc J (Hrsg): Pathologie fémoro-patellaire. Cahiers d'enseignement de la SOFCOT 71:27–45
4. Berg EE, Mason SL, Lucas MJ (1996) Patellar height ratios. A comparison of four measurement methods. Am J Sports Med 24:218–221
5. Blackburne JS, Peel TE (1977) A new method of measuring patellar height. J Bone Joint Surg (B) 59:241–242
6. Blumensaat C (1938) Die Lageaweichungen und Verrenkungen der Kniescheibe. Ergebn Chir Orthop 31:149
7. Brattström H (1970) Patella alta in non-dislocating knee joints. Acta Orthop Scand 41:457–488
8. Caton J, Deschamps G, Chambat P, Lerat JL, Dejour H (1982) Les Rotules Basses: A propos de 128 observations. Rev Chir Orthop 68:317–325
9. Conner AN (1970) The treatment of flexion contractures of the knee in poliomyelitis. J Bone Joint Surg 52 B:138–144
10. Dejour H (1996) Instabilités de la rotule. Encycl Méd Chir Elsevier, Paris
11. Dejour H, Dejour D (1999) Les instabilités rotuliennes. In: Goutallier D, Duparc J (Hrsg) Pathologie fémoro-patellaire. Cahiers d'enseignement de la SOFCOT 71:71–82
12. Egund N, Lundin A, Wallengren NO (1988) The vertical position of the patella. A new radiographic method for routine use. Acta Radiol 29:555–558

13. Grelsamer RP, Meadows S (1992) The modified Insall-Salvati ratio for assessment of patellar height. Clin Orthop 282:170–176
14. Grelsamer RP, Proctor CS, Bazos AN (1994) Evaluation of the patellar shape in the sagittal plane. A clinical analysis. Am J Sports Med 22:61–66
15. Hepp WR (1981) Zur Bestimmung der Patellahöhe – eine vergleichende Analyse von 4 Methoden. Z Orthop 119:833–836
16. Hepp WR (1984) Zwei neue Methoden zur Bestimmung der Patellahöhe. Z Orthop 122:159–166
17. Hernigou P (1999) Les rotules basses. In: Goutallier D, Duparc J (Hrsg) Pathologie fémoro-patellaire. Cahiers d'enseignement de la SOFCOT 71:93–102
18. Insall J, Salvati E (1971) Patella position in the normal knee joint. Radiology 101:101–104
19. Jacobsen K, Bertheussen C, Gjeroff C (1974) Characteristics of the line of Blumensaat. An experimental analysis. Acta Orthop Scand 45:764–771
20. Jakob RP, Gumppenberg S, Engelhardt P (1981) Does Osgood-Schlatter disease influence the position of the patella? J Bone Joint Surg Am 63 A:579–582
21. Janßen G (1978) Zur Ätiologie der Patellaluxation. Z Orthop 116:656–666
22. Jozwiak M, Pietrzak S (1998) Patella position versus length of hamstring muscles in children. J Pediatr Orthop 18:268–270
23. Koshino T, Sugimoto K (1989) New measurement of patellar height in the knees of children using the epiphyseal line midpoint. J Pediatr Orthop 9:216–218
24. Laurin CA (1977) The investigation of the patellofemoral joint. J Bone Joint Surg 59 B:107
25. Lancourt JE, Cristini JA (1975) Patella alta and patella infera. Their etiological role in patellar dislocation, chondromalacia, and apophysitis of the tibial tubercle. J Bone Joint Surg 57 A:1112–1115
26. Miller TT, Staron RB, Feldmann F (1996) Patellar height on sagittal MR Imaging of the knee. Am J Radiol 167:39–341
27. Mont MA, Antonaides S, Krackow KA, Hungerford DS (1994) Total knee arthroplasty after failed high tibial osteotomy. A comparison with a matched group. Clin Orthop 299:125–130
28. Muellner T, Kaltenbrunner W, Nikolic A, Mittlboeck M, Schabus R, Vecsei V (1998) Shortening of the patellar tendon after anterior cruciate ligament reconstruction. Arthroscopy 14:592–596
29. Newhouse KE, Rosenberg TD (1994) Basic radiographic examination of the knee. In: Fu FH, Harner CD, Vince KG, Miller MD (Hrsg) Knee Surgery, Williams & Wilkins, Baltimore 313–326
30. Norman O, Egund N, Ekelund L, Runow A (1983) The vertical position of the patella. Acta Orthop Scand 54:908–913
31. Noyes FR, Wojtys EM, Marshall MT (1991) The early diagnosis and treatment of developmental patella infera syndrome. Clin Orthop 265:241–252
32. Sakai N, Koshino T, Okamoto R (1993) Patella baja after displacement of tibial tuberosity for patellofemoral disorders. Bull Hosp Jt Dis 53:25–28
33. Scuderi GR, Windsor RE, Insall JN (1989) Observations on patellar height after proximal tibial osteotomy. J Bone Joint Surg 71 A:245–248
34. Seil R, Müller B, Georg T, Kohn D, Rupp S (2000) Reliability and interobserver variability of radiological patellar height ratios. Knee Surg Sports Traumatol Arthroscopy (eingereicht)
35. Trillat A (1972) Anomalie de hauteur de la rotule. Patella alta, Patella baja. Journées lyonnaises de chirurgie du genou
36. Windsor RE, Insall JN, Vince KG (1988) Technical considerations of total knee arthroplasty after proximal tibial osteotomy. J Bone Joint Surg 70 A:547–555

KAPITEL 7 **Korrelation zwischen Q-Winkel und Patellaposition**
Eine klinische und computertomografische Evaluation
R. M. BIEDERT

■ Einleitung

Das patellofemorale Schmerzsyndrom stellt ein häufiges und bedeutendes Problem sowohl für den Patienten wie auch für den behandelnden Arzt dar. Dabei wird ein abnormales Alignment der Patella, das sog. Malalignment, als ein wesentlicher extrinsischer Faktor in der Verursachung von patellofemoralen Schmerzen beschrieben. Eine vielfach angewendete Untersuchung zur klinischen Beurteilung des Malalignment ist die Messung des Quadrizepswinkels (Q-Winkel) [5]. Der Q-Winkel ist definiert als der Winkel zwischen einer ersten Linie die die Spina iliaca anterior superior und das Zentrum der Patella verbindet und einer zweiten Linie zwischen dem Zentrum der Patella und der Tuberositas tibiae [5] (Abb. 1). Der Q-Winkel verursacht biomechanisch eine nach lateral gerichtete Kraft an der Patella, durch welche die Patella nach außen und der laterale Femurkondylus nach dorsal gedrückt wird [18]. Damit kontrolliert und stabilisiert der Q-Winkel die Rotation rund um das Kniegelenk. Gleichzeitig werden durch die Auswirkung des Q-Winkels Femur und Tibia aneinander gepresst.

Ein abnormaler oder vergrößerter Q-Winkel wird häufig als relevanter pathologischer Faktor bei patellofemoralen Problemen betrachtet [9, 16, 23, 27] (s. auch Kapitel 8). Dabei verwenden viele Autoren einen „vergrößerten" oder „abnormalen" Q-Winkel (gemessen in Extension) als Indikation für eine mediale Transposition der Tuberositas tibiae [4, 6, 23, 24]. Es muss aber festgehalten werden, dass in der Literatur keine Daten zu finden sind, die „normal" oder „abnormal" (vergrößert/verkleinert) definieren (Abb. 2). Terry [25] beschrieb durchschnittliche Q-Winkel-Werte von 10° als normal. Gleiche Werte von 10° sind auch für Kolowich et al. [15] normal. Percy und Strother [21] beurteilten 14° für Männer und 17° für Frauen als normal. Paulos et al. 20) betrachteten generell Q-Winkel größer als 15° als abnormal, Messier et al. [17] größer als 16°, Papagelopoulos [19] und Insall [14] größer als 20°. Rillmann et al. [23] erwähnen in ihren Arbeiten abnormale Q-Winkel als einen relevanten pathologischen Faktor für patellofemorale Beschwerden ohne aber genaue Angaben zu machen, was normal oder abnormal ist. Basierend auf dieser kritischen Durchsicht der Literatur muss geschlossen werden, dass eine immense Kontroverse, was normal resp. abnormal ist, weiter besteht.

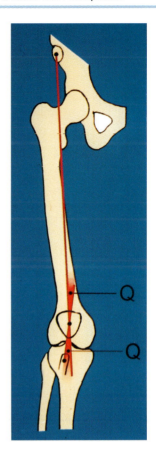

Abb. 1. Q-Winkel: Messung in 0° Knieflexion [5, 9, 17]

Klinische Studien

In den letzten Jahrzehnten wurden zahlreiche Studien zur Evaluation der Korrelation zwischen den Q-Winkel und dem patellofemoralen Schmerzsyndrom durchgeführt. Insall et al. [14] untersuchten Patienten mir retropatellarer Chondromalazie und fanden bei 48% Q-Winkel größer als 20°, bei 52% waren die Werte aber normal. Aglietti et al. [1] beschrieben in ihrer Studie bei Patienten mit patellofemoralen Schmerzen in 40% Q-Winkel über 20°, jedoch in 60% wurden die Werte als normal beurteilt. Fairbank et al. [7, 22] fanden ebenfalls keine signifikante Differenz der Q-Winkel bei 310 beschwerdefreien weiblichen und männlichen Personen gegenüber 136 Patienten mit einem patellofemoralen Schmerzsyndrom. Post et al. [22] und Thomee und Renström [26] fanden ebenfalls keine signifikante Differenz der Q-Winkel in einer vergleichenden Studie bei jungen Frauen mit patellofemoralen Schmerzen gegenüber einer gesunden Kontrollgruppe.

In einer eigenen Studie untersuchten wir prospektiv die Korrelation vom Q-Winkel gegenüber der Patellapositionierung [3]. Dabei wurden 56 Knie-

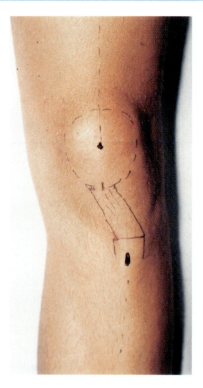

Abb. 2. Großer Q-Winkel mit 19°: normal oder abnormal?

gelenke bei Patienten mit patellofemoralen Schmerzen prospektiv analysiert. Alle Patienten wurden klinisch untersucht, der Q-Winkel in 0° Knieflexion mit einem Goniometer gemessen und zusätzlich lange Röntgenbilder angefertigt. Gleichzeitig wurde eine axiale Computertomografie durch das Zentrum der Patella in 0° Knieflexion durchgeführt. Folgende Indizes wurden zur Evaluation auf den CT-Bildern ausgemessen: die laterale Patellaverschieblichkeit (LPD), der laterale Patellatilt (LPT), die Kippung der Kniescheibe, und der laterale Patellakondylenindex (PLCI). Danach wurden die Resultate der Indizesmessungen mit den Werten der klinischen Q-Winkelmessung verglichen. In der statistischen Analyse konnten wir keinerlei signifikante Korrelation zwischen den Q-Winkel-Werten und den CT-Indizes nachweisen. Daraus schließen wir, dass es keine Signifikanz zwischen dem klinisch gemessenen Q-Winkel und der tatsächlichen Positionierung der Patella in der Trochlea gibt. Dies bedeutet entsprechend für die klinische Interpretation, dass keine diagnostische Relevanz des Q-Winkels nachgewiesen werden konnte.

Diskussion

Unter Betrachtung der in der Literatur gefundenen Daten ist es offensichtlich, dass die Q-Winkel nicht mit patellofemoralen Schmerzen korrelieren müssen [22]. Zusätzlich zeigten unsere eigenen Resultate, dass keine Korrelation zwischen dem Q-Winkel und der Positionierung der Patella in der Trochlea besteht [3]. Der Q-Winkel ist deshalb keine valide Methode, um die Zentrierung der Patella in der Trochlea zu beurteilen. Er ist weder zur Erfassung eines Alignments noch Malalignments hilfreich. Auch Feagin [8] postulierte schon früher, dass die Signifikanz des Q-Winkels nie vollständig erwiesen wurde.

Bezüglich der Definition was normal oder abnormal ist (vergrößert/verkleinert) bestehen große Diskrepanzen und Widersprüche. Es existiert keine allgemein akzeptierte, standardisierte Methode mit detaillierter Beschreibung wie der Q-Winkel überhaupt gemessen werden soll. Messier et al. [17], Ford und Post [9] und Caylor et al. [5] messen den Q-Winkel in Extension. Dabei beschreiben sie nicht, ob damit 0° Knieflexion oder die maximal mögliche Extension, eventuell sogar eine Hyperextension, gemeint ist. Horton und Hall [11] messen den Q-Winkel im Stehen mit voller Extension. Caylor et al. [5] messen den Q-Winkel ebenfalls stehend, aber in zwei verschiedenen Positionen. Guzzanti et al. [10] führen zur Q-Winkel-Bestimmung computertomografische Untersuchungen in 15° Knieflexion durch. Wir haben schon früher in einer Studie aufzeigen können, dass die computertomografische Untersuchung mit maximaler Quadrizepsanspannung oft eine abnormale patellofemorale Kongruenz aufzeigen kann, was durch den veränderten Kraftvektor des Quadrizepsmuskels zu erklären ist. Der maximale Zug kann auch zu einer Veränderung des Q-Winkels führen [2]. Wir konnten damit sowohl vergrößerte wie auch verkleinerte Q-Winkel dokumentieren (Abb. 3–5).

Da nicht einmal ein Konsensus besteht wie ein Q-Winkel überhaupt gemessen werden soll, ist es demnach gefährlich, bestimmte Werte als vergrößert oder abnormal zu beurteilen und dies als ätiologischen Faktor von patellofemoralen Schmerzen zu werten.

Verschiedene Faktoren sind bekannt, die zu einer Veränderung der Q-Winkel (Vergrößerung oder Verkleinerung) führen (Tabelle 1). Die Patel-

Tabelle 1. Variationen des Q-Winkels

Vergrößerter Q-Winkel	Verminderter Q-Winkel
(A) Genu valgum	(A) Genu varum
(B) Starke Außenrotation der Tibia	(B) Mediale Trochleadysplasie
(C) Lateralisierte Tuberositas tibiae	(C) Iatrogene mediale Patellasubluxation
(D) Verkürztes laterales Retinaculum	
(E) Verstärkte Fußpronation	

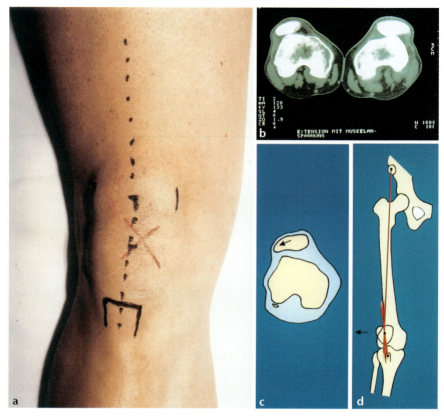

Abb. 3. Fallbeispiel I:
a Patient mit patellofemoralen Schmerzen und „normalem" Q-Winkel von 5°; **b** Laterale Subluxation der Patella bei Quadrizepsanspannung (dysplastischer lateraler Femurkondylus); **c** und **d** verkleinerter q-Winkel durch laterale Subluxation der Patella mit falsch „normalen" Werten

la kann optimal in der Trochlea zentriert sein, die klinische Messung aber einen großen Q-Winkel ergeben. Eine instabile, subluxierte Patella liegt mehr lateral als im Zentrum der Trochlea (Abb. 3) und verkleinert so den Q-Winkel. Auch kann eine nach medial subluxierte Patella als Folge einer medialen Transposition der Tuberositas tibiae einen normalen Q-Winkel ergeben. Oft besteht aber tatsächlich ein schwerwiegendes Malalignment zwischen Patella und Femur mit Hyperkompression und Überlastung der medialen Trochlea und Patellafacette (Abb. 5). Gleichzeitig kann bei diesen Fällen der veränderte Q-Winkel durch die verstärkte aktive Kompression zu einer Varusstressüberlastung mit degenerativen Veränderungen im medialen femorotibialen Kompartiment führen [18].

Diese Beobachtungen bestätigen unsere Erfahrungen und die Schlussfolgerungen von Huberti und Hayes [12], dass sowohl ein großer als auch ein kleiner Q-Winkel als potenzielle Ursache von patellofemoralen Schmerzen

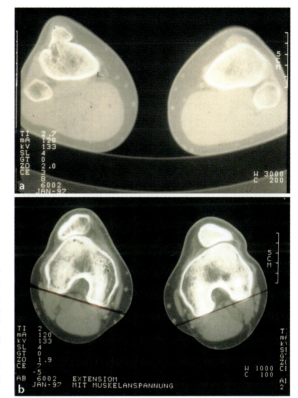

Abb. 4. Fallbeispiel II: **a** Computertomografische Untersuchung der proximalen Tibia bei einer Patientin nach medialer Transposition der Tuberositas tibiae (rechts) mit „normalem" distalen Alignment; **b** laterale Patellasubluxation bei Quadrizepsanspannung und gravierendem persistierendem Malalignment bei der gleichen Patientin

verantwortlich sein kann. Abnormale Q-Winkel bedeuten nicht automatisch Malalignement des Patellofemoralgelenks mit Schmerzen. Normale Q-Winkel können auch bei Patienten mit signifikantem Malalignment gefunden werden (Abb. 3–5). Zur Beurteilung und Dokumentation der patellofemoralen Kongruenz sind korrekte computertomografische Untersuchungen in den ersten 30° Knieflexion oder eine Magnetresonanz-Untersuchung in 0° Knieflexion absolut notwenig, um patellofemorale Pathologien korrekt darstellen zu können.

Zusammenfassung

Beim patellofemoralen Schmerzsyndrom handelt es sich um ein multifaktorielles Problem, welches eine komplette Evaluation des gesamten Streckapparates inklusive Hüfte und Fuß beinhalten muss. Messungen des Q-Winkels müssen nicht mit patellofemoralen Schmerzen korrelieren, und entsprechend ist auch die diagnostische Relevanz des Q-Winkels nicht bewiesen. Normale Q-Winkel sind variabel und individuell verschieden. Iatrogene Veränderungen durch chirurgische Eingriffe können dabei von sehr

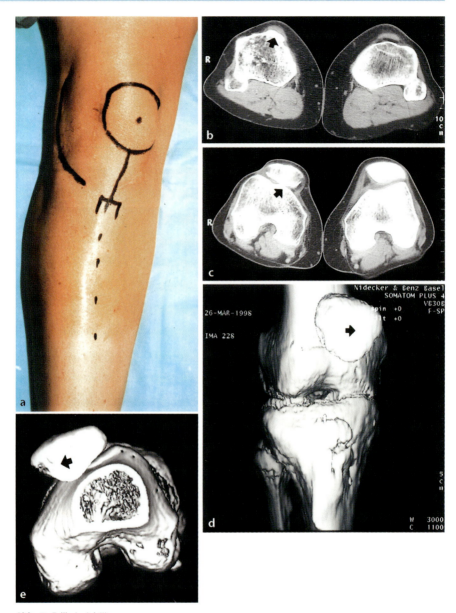

Abb. 5. Fallbeispiel III:
a „Normaler" Q-Winkel von 8° nach 22 chriurgischen Eingriffen.; **b** Computertomografische Untersuchung der proximalen Tibia nach Medialisation der Tuberositas tibiae (→) auf der rechten Seite: **c** axiale computertomografische Untersuchung durch das Zentrum der Patella mit medialer Subluxation und ausgedehnten Überlastungszeichen (→); **d** 3D-Rekonstruktion der computertomografischen Untersuchung mit medialer Subluxation der Patella (antero-posteriore Sicht; →) 3D-Rekonstruktion der computertomografischen Untersuchung mit Betrachtung der nach medial subluxierenden Patella von proximal (→)

großer Bedeutung sein. Bevor über chirurgische Methoden zur Veränderung des Q-Winkels diskutiert wird, müssen eine allgemein akzeptierte Definition des Q-Winkels, eine standardisierte Messmethode und die Grenzwerte, was normal und abnormal ist, vorhanden sein. Unpräzise Werte dürfen nicht als Beweis für ein Malalignment verwendet werden, schon gar nicht um die Indikation für einen chirurgischen Eingriff zu rechtfertigen. Die zahlreichen unbefriedigenden Operationsresultate bestätigen diese Aussagen.

Literatur

1. Aglietti P, Insall JN, Cerulli G (1983) Patellar pain and incongruence. I: Measurements of incongruence. Clin Orthop 176:217–224
2. Biedert RM, Gruhl C (1997) Axial computed tomography of the patellofemoral joint with and without quadriceps contraction. Arch Orthop Trauma Surg 116:77–82
3. Biedert RM, Warnke K (1998) Correlation between the Q angle and the patella position: a clinical and axial CT evaluation. Proceedings of the International Patellofemoral Study Group, Lyon, France
4. Brown DE, Alexander AH, Lichtman DM (1984) The Elmslie-Trillat procedure: Evaluation in patellar dislocation and subluxation. Am J Sports Med 12:104–108
5. Caylor D, Fites R, Worrell TW (1993) The relationship between quadriceps angle and anterior knee pain syndrome. J Orthop Sports Phys Ther 17:11–15
6. Dandy DJ (1995) Chronic patellofemoral instability. J Bone Joint Surg [Br] 78:328–335
7. Fairbank JC, Pynsent PB, van Poortvliet JA, Phillips H (1984) Mechanical factors in the incidence of knee pain in adolescents and young adults. J Bone Joint Surg 66B:685–693
8. Feagin JA (1994) The crucial ligaments: Diagnosis and treatment of ligament injuries about the knee. Churchill Livingstone, New York
9. Ford DH, Post WR (1997) Open or arthroscopic lateral release. Indications, techniques and rehabilitation. Clin Sports Med 16:29–49
10. Guzzanti V, Gigante A, Di Lazzaro A, Fabbriciani C (1994) Patellofemoral malalignment in adolescents. Computerized tomographic assessment with or without quadriceps contraction. Am J Sports Med 22:55–60
11. Horton MG, Hall TL (1989) Quadriceps femoris muscle angle: Normal values and relationships with gender and selected skeletal measures. Phys Ther 69:897–901
12. Huberti HH, Hayes WC (1984) Patellofemoral contact pressures. J Bone Joint Surg [Am] 66:715–724
13. Insall J (1979) „Chondromalacia patellae": Patellar malalignment syndrome. Orthop Clin North Am 10:117–127
14. Insall J, Falvo KA, Wise DW (1976) Chondromalacia patellae: A prospective study. J Bone Joint Surg [Am] 58:1–8
15. Kolowich PA, Paulos LE, Rosenberg TD, Farnsworth S (1990) Lateral release of the patella: Indications and contraindications. Am J Sports Med 18:359–365
16. Kujala UM, Österman K, Kormano M, Nelimarkka O, Hurme M, Taimela S (1989) Patellofemoral relationships in recurrent patellar dislocation. J Bone Joint Surg [Br] 71:788–792
17. Messier SP, Davis SE, Curl WW, Lowery RB, Pack RJ (1991) Etiologic factors associated with patellofemoral pain in runners. Med Sci Sports Exerc 23:1008–1015

18. Müller W (1983) The knee. Form. function, and ligament reconstruction. Springer, Berlin
19. Papagelopoulos PI, Sim FH (1997) Patellofemoral pain syndrome: diagnosis and management. Orthopaedics 20:148–157
20. Paulos L, Rusche K, Johnson Ch, Noyes FR (1980) Patellar malalignment. A treatment rationale. Phys Ther 60:1624–1632
21. Percy EC, Strother RT (1985) Patellalgia. Phys Sportsmed 13:43–59
22. Post WR (2000) New assessment of value clinical indicators of malalignment. Proceedings of the 67th Annual Meeting of the American Academy of Orthopaedic Surgeons, Orlando FL, 249–250
23. Rillmann P, Dutly A, Kieser C, Berbig R (1998) Modified Elmslie-Trillat procedure for instability of the patella. Knee Surg Sports Traumatol Arthrosc 6:31–35
24. Sasaki T, Yagi T (1986) Subluxation of the patella. Investigation by computerized tomography. International Orthopaedics (SICOT) 10:115–120
25. Terry GC (1989) The anatomy of the extensor mechanism. Clin Sports Med 8:163–177
26. Thomee R, Renström P (1995) Patellofemoral pain syndrome in young women. I. A clinical analysis of alignment, pain parameters, common symptoms and functional activity level. Scand J Med Sci Sports 5:237–244
27. Westfall DC, Worell TW (1992) Anterior knee pain syndrome: Role of the vastus medialis oblique. J Sport Rehab 1:317–325

Ätiologie und konservative Therapie

KAPITEL 8 Epidemiologie des patellofemoralen Schmerzsyndroms bei Sportlern und in der Normalbevölkerung

I. BERKES, P. HIDAS

Das patellofemorale Schmerzsyndrom zählt bei der jungen Bevölkerungsgruppe weltweit zu dem häufigsten Problem im Knieglenksbereich.

Vorhergehende Studien haben gezeigt, dass es nur eine geringe Übereinstimmung in den folgenden Themenbereichen gibt: Terminologie, Ätiologie, Behandlung.

Das patellofemorale Schmerzsyndrom ist schwer zu definieren, da die Patienten eine Vielzahl von Symptomen aufweisen, die dem patellofemoralen Gleitlager zuzuordnen sind und diese wiederum unterschiedliche Ausmaße bezüglich des Schmerzes und der körperlichen Einschränkungen verursachen können.

Fehlstellungen der unteren Extremitäten und/oder der Patella, muskuläre Imbalancen sowie Überlastung zählen zu den hauptsächlichen Faktoren, die ein patellofemorales Schmerzsyndrom auslösen können.

■ Inzidenz

1983 veröffentlichte Hörding die Daten von 1990 jungen Patienten im Alter zwischen 10 und 19 Jahren. Die Inzidenz des patellofemoralen Schmerzsyndroms in dieser Population betrug 3,3%. Die Inzidenz des Syndroms stieg um 10% in der genannten Population im Alter von 15 Jahren [1].

1984 berichtete Fairbank in einer kontrollierten, randomisierten Studie über die Daten von 446 Schülern im Alter von 13 bis 19 Jahren. Der Nachuntersuchungszeitraum betrug 1 Jahr. Während dieses Nachuntersuchungszeitraums wurde das patellofemorale Schmerzsyndrom in 136 Fällen diagnostiziert. Dies entspricht einer mittleren Inzidenz von mehr als 30% [2].

In der Ambulanz des Instituts für Sportmedizin (Department für Sportchirurgie, Budapest) überblicken wir einen Patientenstamm von 41078 Patienten. Im Jahre 1999 wurde in 4073 Fällen (9,3%) die Diagnose des patellofemoralen Schmerzsyndroms gestellt (Abb. 1).

2647 der Patienten waren Sportler, 1426 Patienten führten keine regelmäßige sportliche Aktivitäten aus (Abb. 2). Diese Zahlen brachten uns auf den Gedanken eine genauere Analyse durchzuführen.

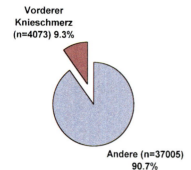

Abb. 1. Sportmedizinische Ambulanz Budapest (1999) – Patientenstamm (n = 41078)

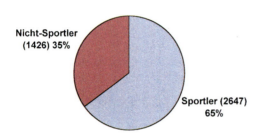

Abb. 2. Sportmedizinische Ambulanz Budapest (1999) – Vorderer Knieschmerz (n = 4073)

Ziel der Studie war es, die folgenden Fragen zu beantworten:
- Gibt es einen Unterschied in der Inzidenz des patellofemoralen Schmerzsyndroms zwischen Sportlern und Nichtsportlern.
- Spielen Faktoren wie Geschlecht, Alter, Atrophie des Musculus quadriceps bei der Inzidenz des patellofemoralen Schmerzsyndroms eine Rolle?
- Was für eine Rolle spielen die 3 Hauptfaktoren in der Ätiologie des patellofemoralen Schmerzsyndroms?
- Was für eine Rolle haben anatomische Gegebenheiten oder Varianten wie z. B. ein vergrößerter Q-Winkel bei der Inzidenz des patellofemoralen Schmerzsyndroms?

Um diese Fragen zu beantworten führten wir eine epidemiologische Querschnittsstudie durch.

Epidemiologische Querschnittsstudie

Im Januar 2000 wurden 1460 Schüler aus 3 weiterführenden Schulen untersucht, darunter 849 Jungen und 611 Mädchen. Das durchschnittliche Alter betrug 15,5 Jahre (12–19 Jahre). Die genaue Verteilung der Altersstruktur ist in Tabelle 1 aufgeschlüsselt.

Tabelle 1. Altersverteilung der Probandengruppe

Alter	Anzahl
12	24
13	143
14	237
15	351
16	313
17	224
18	149
19	19

Tabelle 2. Verteilung der jeweiligen Sportarten in der Probandengruppe

Sportart	Prozentanteil
Fußball	14,6%
Leichtathletik	8,1%
Handball	4,6%
Basketball	15,5%
Kontaktsport	13,3%
Body Building	3,5%
Tanzen	17,2%
Aerobic	5,2%
Schwimmen	4,8%
Volleyball	9,6%
Andere	3,5%

Die Gruppe der Sportler war dem Leistungssport zuzuordnen, was einem Trainingsaufwand von 2mal 3 Stunden pro Woche oder mehr entsprach.

1002 Schüler (68%) führten keinerlei sportliche Tätigkeiten aus, und 458 Schüler übten regelmäßig einmal pro Woche Sport aus. Die unterschiedlichen Sportarten sind in Tabelle 2 aufgeführt (Abb. 3).

Die Untersuchung erfolgte unter Verwendung von Fragebögen und über Interviews mit den Probanden. Es erfolgte eine klinische Untersuchung mit Messung der anatomischen Strukturen, die Dokumentation der Symptome, und das funktionelle Aktivitätsniveau wurde bestimmt. Weiterhin wurden Geschlecht, Alter, Stärke des Musculus quadriceps und der Q-Winkel in sitzender und stehender Position dokumentiert. Bei der Untersuchung des Kniegelenks wurde vor allem auf mögliche Krepitationen geachtet. Die Symptome wurden bezüglich der Dauer und der vorangegangen Therapie ausgewertet. Besondere Schwerpunkte wurden auf den Q-Winkel, auf die Stärke des Musculus quadriceps als auch auf eine mögliche Überlastung bei der Inzidenz des patellofemoralen Schmerzsyndroms gesetzt.

Die Untersuchung und Bewertung der Beinachsen gestaltete sich als etwas schwierig, da es sich um eine epidemiologische Studie handelte. Röntgenbilder wurden nicht angefertigt.

Die Schüler mit patellofemoralen Schmerzsyndrom sollten folgende Einschlusskriterien erfüllen.
- Schmerzen in der vorderen Knieregion
- Schmerzen beim Herauf- und Heruntersteigen von Treppen
- Schmerzen beim in die Hocke gehen und nach längerem Sitzen.

Zu den Ausschlusskriterien zählten:
- Schmerzen bei der Palpation der Quadricepssehne
- Auslösbares Schnappphänomen

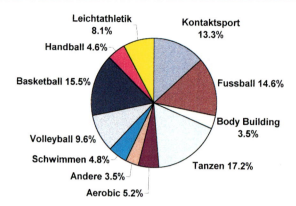

Abb. 3. Sportarten (n = 458)

- Schmerzen bei der Palpation des Gelenkspaltes
- Schmerzen beim McMurray Test als Hinweis für eine Meniskusläsion
- Anamnese einer Patella-Dislokation oder Subluxation
- Probanden mit vorangegangenen Operationen im Bereich der Kniescheibe

Alle Ergebnisse wurden auf ihre statistische Signifikanz hin untersucht. Dafür wurde das SPSS und EPI 6 Programm verwendet. Wir analysierten die Korrelation zwischen patellofemoralen Schmerzsyndrom und Geschlecht, Sport, Stärke des Musculus quadriceps sowie Q-Winkel.

In der gesamten Gruppe hatten 198 (13,6%) Schüler Knieprobleme, die schon seit einem längeren Zeitraum bestanden. 1262 Schüler waren beschwerdefrei. 69 (4,7%) Probanden hatten ein patellofemorales Schmerzsyndrom.

In 65 Fällen wurde eine Varus- oder Valgus-Fehlstellung und in 13 Fällen eine Instabilität diagnostiziert.

Von den 69 Schülern, bei denen ein patellofemorales Schmerzsyndrom diagnostiziert wurde, waren in 14 Fällen das linke Knie, in 27 Fällen das rechte Knie und in 28 Fällen beide Kniegelenke betroffen.

Die Dauer der Beschwerden ist in Tabelle 3 abgebildet.

Aufgeteilt nach Mädchen und Jungen wurden jeweils 3 Gruppen mit vergrößertem Q-Winkel gebildet.

Der Q-Winkel war bei 53% der Schüler normal. Bei 47% der Schüler ließ sich entweder ein leicht vergrößerter, ein deutlich oder ein signifikant vergrößerter Q-Winkel nachweisen. Die Inzidenz eines vergrößerten Q-Winkel trat bei Jungen (45%) weniger häufig als bei den Mädchen (66%) auf.

Bei unserer subjektiven Beurteilung des Musculus quadriceps ließ sich bei 1016 Probanden (69,5%) eine normal ausgebildete Muskulatur erkennen, bei 305 (20,0%) der Probanden eine etwas abgeschwächte Muskulatur und in 139 (9,5%) Fällen eine kräftiger als normal ausgeprägte Muskulatur.

Es wurden keine signifikanten Unterschiede zwischen weiblich und männlichen Probanden gefunden. Desweiteren bot sich keine Korrelation mit dem Alter.

Tabelle 3. Dauer der Beschwerden bei patellofemoralem Schmerzsyndrom

Dauer	Anzahl (n)
1 Monat	4 (5,8%)
2 Monate	5 (7,2%)
6 Monate	18 (26,1)
1 Jahr	14 (20,3%)
2 Jahre	17 (24,6%)
>3 Jahre	11 (16,0%)

Bezüglich der Korrelation zwischen dem Q-Winkel und der Inzidenz des patellofemoralen Schmerzsyndromes wurden folgende Ergebnisse gefunden:
- Es bestanden keine signifikanten Unterschiede zwischen den Gruppen mit normalen und gesteigerten Q-Winkeln.
- Fasst man die Gruppen mit den normalen und den leicht vergrößerten Q-Winkeln zu einer Gruppe zusammen und vergleicht sie mit der Gruppe aus der deutlich und der signifikant vergrößerten Gruppe der Q-Winkel, dann ergibt sich ein signifikanter Unterschied zwischen beiden Gruppen.

Die Inzidenz des patellofemoralen Schmerzsyndroms war in der Gruppe mit normalen und leicht vergrößerten Q-Winkeln 3,1%, während in der Gruppe mit den deutlich und signifikant vergrößerten Q-Winkeln die Inzidenz des patellofemoralen Schmerzsyndromes bei 12,3% lag. Das bedeutet, dass das Risiko eines patellofemoralen Schmerzsyndroms in der zweiten Gruppe um 3,96mal größer ist.

Weiterhin bestanden signifikante Unterschied zwischen Sportlern und Nichtsportlern. Während das patellofemorale Schmerzsyndrom bei den Nichtsportlern nur in 3,6% auftrat, ließ sich bei den Sportlern eine Inzidenz von 10,3% nachweisen. Damit besteht bei den Sportlern ein 2,86mal höheres Risiko an einem patellofemoralen Schmerzsyndrom zu erkranken als bei den Nichtsportlern.

Die Auswertung unseres dritten Kriteriums, die Stärke der Muskulatur ist in Tabelle 4 aufgeführt. Eine Korrelation zwischen der Stärke des M. quadriceps und dem Auftreten eines patellofemoralen Problems ließ sich nicht nachweisen.

Die Ergebnisse unserer Untersuchung bestätigen, dass das patellofemorale Schmerzsyndrom eine multifaktorielle, nicht-spezifisch definierbare Erkrankung ist, die mit Schmerzen im vorderen Kniebereich einher geht, auch ohne dass sich intraartikuläre Veränderungen, Sehnenreizungen, Bursitiden und ähnliches nachweisen lassen müssen.

Tabelle 4. Gegenüberstellung patellofemorales Schmerzsyndrom/Stärke der Muskulatur

	Musculus Quadriceps normal	Musculus Quadriceps atrophiert
Patienten ohne patellofemorales Schmerzsyndrom	1108 (79,6%)	283 (20,4%)
Patienten mit patellofemoralen Schmerzsyndrom	47 (68,1%)	22 (31,9%)

Schlussfolgerungen

Auf Grund unserer Untersuchungsergebnisse lassen sich nun folgende Schlussfolgerungen ziehen:
- Obwohl die Inzidenz des patellofemoralen Schmerzsyndroms bei Patienten mit abgeschwächtem Musculus quadriceps höher ist, ist der Unterschied zur Normalbevölkerung ohne patellofemorales Schmerzsyndrom nicht signifikant. Daher kann eine Schwäche des M. quadriceps nicht allein für das Auftreten eines patellofemoralen Schmerzsyndroms verantwortlich sein.
- Vergleicht man die Gruppen mit einem normalen und einem vergrößerten Q-Winkel so ließen sich keine signifikanten Unterschiede betreffend der Inzidenz des patellofemoralen Schmerzsyndroms nachweisen. Ein signifikanter Unterschied war jedoch beim Vergleich der Gruppe mit normalen und leicht vergrößerten Q-Winkeln und der Gruppe mit deutlich und signifikant vergrößerten Q-Winkeln feststellbar. Daraus lässt sich schließen, dass ein leicht vergrößerter Q-Winkel keinen Einfluss auf das Auftreten eines patellofemoralen Schmerzsyndromes hat. Ein signifikant vergrößerter Q-Winkel führt jedoch auch zu einer signifikant erhöhten Inzidenz des patellofemoralen Schmerzsyndroms.
- Die Häufigkeit des patellofemoralen Schmerzsyndroms ist eindeutig größer in der Gruppe der Sportler im Gegensatz zu den Nichtsportlern. Das bedeutet, dass der Faktor der Überlastung hier anscheinend eine wesentliche Rolle spielt.

Es ist nicht möglich, aus dieser Studie allgemein gültige Schlussfolgerungen zu ziehen. Hierfür sind in der Zukunft weitere prospektive, randomisierte und kontrollierte Langzeitstudien erforderlich.

Literatur

1. Hording G (1983) Chondromalacia of the patella in school children. Nord Med 98:207–208
2. Fairbank JC, Pynsent PB, van Poortvliet JA, Phillips H (1984) Mechanical factors in the incidence of knee pain in adolescents and young adults. J Bone Joint Surg 66 B:685–693

KAPITEL 9 Anteriorer Knieschmerz – Fehlbelastungsfolgen im Sport

A. GÖSELE-KOPPENBURG, B. SEGESSER

■ Einleitung

Sportbedingte Überlastungsbeschwerden am Kniegelenk gehören im Vergleich zu den komplexen Bandinstabilitäten zu den orthopädischen Bagatellen. Nichts desto trotz können sie als wesentliche Störfaktoren der sportlichen Aktivität zu diagnostischen und therapeutischen Problemen des Praktikers werden. In den letzten Jahren haben genauere Untersuchungstechniken die Diagnostik verfeinert, und die chronischen Kniebeschwerden aus dem Dunstkreis der lange Zeit die Sporttraumatologie dominierenden Meniskuspathologie herausgerissen.

■ Belastung und Belastbarkeit

Eine Überbeanspruchung des Kniegelenks tritt dann ein, wenn entweder die Belastbarkeit des Gelenkes eingeschränkt ist oder/und die Belastung des Gelenkes zu hoch wird (Abb. 1). Bezüglich der Einschränkung der Belastbarkeit sind im wesentlichen zwei Ursachen zu berücksichtigen:

Es besteht eine posttraumatische Funktionsstörung als Folge einer nicht ad integrum ausgeheilten Verletzung. So sichert der verletzte Kapsel-Bandapparat keine adäquate ligamentäre Bewegungsführung mehr, sodass die muskulären Stabilisierungsmechanismen vermehrt beansprucht werden. Andererseits kann eine gestörte muskuläre Bewegungskontrolle als Folge einer Zerrung und nachfolgenden inaktivitätsbedingten Muskelatrophie eine vermehrte Stressbeanspruchung der ligamentären Strukturen nach sich ziehen.

Auf Grund einer individuellen körperlichen Disposition ist temporär oder ständig die Belastbarkeit reduziert. Dies gilt beispielsweise temporär für die Wachstumszonen an der Patella und Tuberositas tibiae beim Jugendlichen. Hohe Zugspannnungsreize auf die hormonell bedingt aufgelockerten Wachstumszonen disponieren zu Apophysenlockerungen, konsekutiv auftretende Verknöcherungsstörungen und funktionellem Höhertreten der Patella. Diese treten bei Ausübung von Sprungsportarten während des Wachstums einseitig auf.

Echte Dysplasieformen der Patella, eine erhöhte Seitenbeweglichkeit der Patella in ihrem femoralen Gleitlager, die Patella alta und laxitätsbedingte

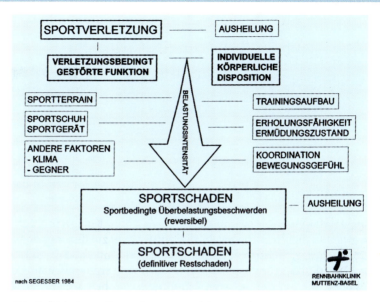

Abb. 1. Ätiologie von Sportverletzungen und Sportschäden

Hyperextendierbarkeit können zur Störung der retropatellaren Druckverteilung führen. Unphysiologische Beinachsen, statische und dynamische Fußinsuffizienzen, Beinlängendifferenzen und muskuläre Dysbalancen beeinträchtigen unter anderem die Funktion der stabilisierenden Muskulatur und können entsprechend zu einer asymmetrischen Zugbeanspruchung der Sehnen und Sehnenansätze führen.

Anatomische Varianten der Synovialfalten können sich bei bestimmten Bewegungsabläufen mechanisch störend auswirken.

Neben diesen anatomischen und funktionellen Ursachen der verminderten Belastbarkeit gilt es generell zu berücksichtigen, dass das bradytrophe Gewebe in Abhängigkeit von Alter, Hormonhaushalt, Blutzirkulation und Stoffwechsel sich individuell unterschiedlich anpasst.

Besteht ein Ungleichgewicht zwischen Belastung und Belastbarkeit (Abb. 2) kommt es zwangsläufig zu einer Störung des stabilen Gleichgewichts und somit zu einer Dekompensation des Systems, mit der Folge von Verletzungen und Überlastungsschäden des Bewegungsapparats. Dabei deckt sich das zeitliche Auftreten von Beschwerden meist nicht mit der zeitlichen Ursache der Störung des Ungleichgewichts.

- Unkontrollierte Krafteinwirkungen und direkte Traumatisierung
- Belastung des Streckapparates und des Patellofemoralgelenkes
- Belastungen durch extreme Bewegungsexkursionen
- Unphysiologische Rotationsbelastungen

Alle diese Belastungsarten treten als sportarttypische Bewegungsabläufe isoliert oder in Kombination auf. Die auf den Körper einwirkenden Kräfte

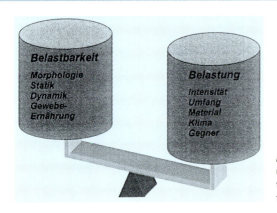

Abb. 2. Wechselwirkung von Belastung und Belastbarkeit als ätiologischer Faktor von Sportverletzungen und Überlastungsschäden

werden dabei passiv durch die Puffer- und Führungselemente (Kapsel-Bandapparat, Gelenkknorpel, Menisken etc.) und aktiv durch Ausführung von muskulär gebremsten Dämpfungsbewegungen aufgefangen (s. auch Kapitel 1). Die auf die passiven Dämpfungselemente wirkenden Kräfte werden mit zunehmender Geschwindigkeit immer größer, da die aktive Dämpfungsarbeit der stabilisierenden Muskulatur erst mit einer Latenz von 30–40 Millisekunden eintritt. Eine Reduktion dieser hochfrequenten initialen Kraftspitzen ist somit nur entweder durch Reduktion der Körperbeschleunigung (was einem Verbot von Dreifachsprüngen etc. gleich käme) oder aber durch eine induzierte Dämpfung von Seiten eines absorbierenden Sportbodens oder von dämpfenden Materialien am Sportgerät wie Sportschuh, Knieschoner etc. möglich.

Die Faktoren der individuellen Belastbarkeit und der Belastungsintensität sind in das diagnostische und therapeutische Konzept der Überlastungsbeschwerden am Kniegelenk einzubeziehen. Die Korrektur dieser Faktoren hat in den letzten Jahren mehr und mehr die rein symptomatische Behandlung der daraus resultierenden Entzündung mit Hilfe von Ruhe und lokal und peroral applizierten Antiphlogistika abgelöst.

Typische Sportschäden am Kniegelenk

Überlastungsbeschwerden im vorderen Gelenkanteil.
Verletzungen und Überlastungen der vorderen Gelenkanteile des Kniegelenkes sind im sportmedizinischen Patientengut häufig vertreten. In unserer Klinikstatistik des Jahres 1999 findet sich die Diagnose eines patellofemoralen Schmerzsyndroms doch immerhin in 249 Fällen, was einer prozentualen Verteilung von 14,2% entspricht (Abb. 3). Diese Ergebnisse decken sich mit den Zahlenangaben in der Literatur [2] bei denen Verletzungshäufigkeit zwischen 14 und 18% angegeben werden.

In die Differentialdiagnose der Überlastungsbeschwerden im vorderen Gelenkanteil sind folgende Beschwerdebilder einzubeziehen:

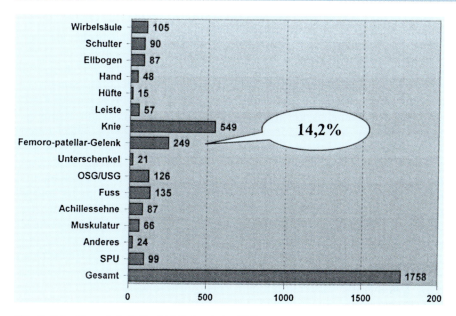

Abb. 3. Behandlungsstatistik, Praxisklinik Rennbahn 1999

Differentialdiagnose „anterior knee pain":
- Jumpers knee/Insertionstendinose Lig. Patellae
- Plica infrapatellaris-Syndrom
- Plica suprapatellaris-Syndrom
- Bursitis präpatellaris
- Hyperpressionssyndrome der Patella
- Entrapmentsyndrom N. femoralis

Durch seine muskulär geführte Roll-Gleitbewegung ist das Kniegelenk der wichtigste Stoßdämpfer des Bewegungsapparats überhaupt. Gleichzeitig ist es der Drehpunkt der beiden größten Hebel. Die Form, Lage, Größe und Führung der Patella einerseits und Tonus und Elastizität des musculotendinösen Systems andererseits entscheiden über die Belastungstoleranz. Die Pronationsbewegung des Fußes mit entsprechender Innenrotation des Unterschenkels und Valgusstressbelastungen akzentuieren die asymmetrische Beanspruchung des Streckapparats.

Das Jumpers knee (Insertionstendinose des Lig. patellae) ist dabei die häufigste Manifestation dieser Überlastung. Wir finden sie bei Sprungsportarten, Basketball, Volleyball, jedoch auch bei Gewichthebern und bei Radfahrern. Nach Blazina, Roels und Krahl lassen sich die Beschwerden in Abhängigkeit von der sportlichen Belastbarkeit in 5 Stadien unterteilen [4, 12, 18]. Histologisch finden sich nach Ferretti Veränderungen am faserknorpligen Sehnenübergang von myxoiden Metaplasie bis hin zur auch radiologisch feststellbaren Ossifikation [7].

Konservative Therapiemaßnahmen sind insbesondere in den Stadien I und II erfolgreich. Neben lokaler und peroraler antiphlogistischer Behandlung, Physiotherapie mit Ultraschall, Quermassage der Sehne nach Cyriax ist hauptsächlich die Wiederherstellung der Elastizität des Streckapparats durch eine gezielte Dehnungsgymnastik von großer Bedeutung. Kombinierte Stretchingformen (kontinuierliche Dehnung über 20–30 Sekunden, Dehnung mit postisometrischer Relaxation etc.) werden ergänzt durch eine gezielte Korrektur der muskulären Dysbalance zwischen Oberschenkel-Extensoren, -Flexoren und Iliopsoas. Am Sportschuh sind gleichzeitig eine bessere Dämpfung sowie eine Pronationskontrolle auch bei Vorfußlandung anzustreben. Die Landetechnik mit besserer Abfederung im Kniegelenk und Bremstechnik mit Abbremsen in zwei Schritten (two-step-stop) ist speziell zu schulen. Durch Taping oder eine Patellarsehnen-Bandage lassen sich initiale Spannungsspitzen der Sehne analog wie beim Tennisellbogen reduzieren.

In einem kontrollierten Kollektiv von 56 Springern konnten wir mit diesen Maßnahmen in 75% der Fälle eine volle Sporttauglichkeit wiedererreichen. Das therapieresistente Jumpers knee (insbesondere Stadien III–V) erfordert eine operative Sanierung. Sie besteht in einer Exzision der degenerativen Anteile der Sehneninsertion und des Granulationsgewebes mit gleichzeitiger Glättung des distalen Patellapols. Bei ausgedehnteren Teilrupturen des Ligaments ist eine plastische Verstärkung, die wir mit der Plantarissehne durchführen, angezeigt. Analog zu Krahl halten wir die gleichzeitige Inspektion des distalen Patellapols für wichtig [12]. Die postoperativen Resultate sind nicht immer befriedigend, insbesondere wenn durch zu rasche Wiederaufnahme des Sprungtrainings Spannungsspitzen die Monate dauernde Regeneration der Sehne beeinträchtigen. Eine Jumpers-knee-artige Symptomatik finden wir auch bei Radfahrern und Gewichthebern. Hier können in vielen Fällen nicht auf das Ligamentum patellae wirkende Spannungsspitzen für das Beschwerdebild verantwortlich gemacht werden. Auf Grund der Untersuchungen, die im Zusammenhang mit dem hoffagestielten Kreuzbandtransplantat aus dem mittleren Drittel des Ligamentum patellae durchgeführt wurden, hat sich ergeben, dass in vielen Fällen eine enge Verbindung zwischen Hoffa und Ligamentum patellae besteht. Bei der arthroskopischen Untersuchung von Sportlern mit großer Flexion-Extensionsbewegung des Kniegelenks ist uns dabei der ausgeprägte Fibrosierungsgrad der Plica infrapatellaris und der entsprechenden Hoffazotten aufgefallen. Wir sind deshalb zur Auffassung gelangt, dass in diesen Fällen die Jumpers-knee-artige Symptomatik auf einer erhöhten Zugbeanspruchung des Lig. patellae in dorsaler Richtung durch den fibrosierten Hoffa und die Plica infrapatellaris provoziert wird. Bei zwölf Kraftsportlern und Velofahrern haben wir darauf hin isoliert transarthroskopisch diese Plica durchtrennt, was zur weitgehenden Beschwerdefreiheit geführt hat. Wir sind nun der Ansicht, dass das Plica synovialis-Syndrom mit Fibrosierung des Hoffa gegenüber der Insertionstendinose des Lig. patellae abgegrenzt werden muss. Wir achten aber seither auch darauf, dass bei der Operation des

Jumpers-knee im Rahmen der Gelenkinspektion auch gleichzeitig eine Plicadurchtrennung durchgeführt wird.

■ Schlussfolgerungen

Die besseren Differenzierungsmöglichkeiten der Kniebeschwerden beim Sportler haben das therapeutische Spektrum erweitert und eine bessere Beeinflussung von Belastbarkeit und Belastungsintensität gebracht. Die symptomatische Entzündungs- und Schmerzbehandlung hat dabei folgender Behandlungsstrategie Platz gemacht:

■ **Medizinische Maßnahmen.** Neben dem nach wie vor sinnvollen punktuellen Einsatz von Antiphlogistika wurde vor allem die Palette der physiotherapeutischen Möglichkeiten erweitert. Neben Kältebehandlung, niederfrequenter oder hochfrequenter Elektrotherapie hat der Einsatz spezieller manueller Techniken wie Quermassage nach Cyriax oder Patellastretch an Bedeutung gewonnen. Operative Behandlungsmethoden arthroskopisch, offen oder als Kombination dienen der Entfernung mechanisch störender Strukturen (Shelf-Plica-Resektion etc.), der Korrektur einer gestörten Patellaführung (lateral release etc.), der Behandlung des durch Overstress alterierten Gewebes oder sie korrigieren eine gestörte ligamentäre Gelenkführung.

■ **Korrektur der muskulären Dysbalance.** Durch Beanspruchung und unausgeglichenes Training sind muskuläre Dysbalancen häufig. Die vorwiegend tonische Muskulatur wie Oberschenkelflexoren, Iliopsoas, Rectus femoris und Adduktoren reagieren darauf mit einer Verkürzung, wodurch die Elasizität des muskulotendinösen Systems gestört wird. Das System korrigiert abrupte Spannungsänderungen schlechter, die muskuläre Stabilisierung des Gelenks nimmt ab. Gleichzeitig limitiert der verkürzte Muskel die vollständige Bewegungsexkursion eines Gelenks, was beispielsweise die Verkürzung des Iliopsoas eine unvollständige Knieextension nach sich zieht. Die eingeschränkte Bewegungsexkursion eines Gelenks führt zwangsläufig zur Überlastung der übrigen am Bewegungsablauf beteiligten Gelenke und Muskelgruppen.

Da gleichzeitig die phasische Muskulatur (beispielsweise Vastus medialis und lateralis und Musculus gluteus etc.) mit einer Abschwächung reagiert, entsteht der Teufelskreis der muskulären Dysbalance, die gezielt zu korrigieren ist. Dabei muss der verkürzte tonische Muskel gezielt gedehnt werden. Dies ist durch verschiedene Dehnungstechniken wie passives statisches Dehnen, aktives statisches Dehnen durch Spannung des Antagonisten oder durch postisometrische Relaxationstechniken zu erreichen. Im Anschluss an die Dehnungsgymnastik gilt es, den abgeschwächten phasischen Muskel durch entsprechende isometrische, isotonische oder isokinetische Übungen zu kräftigen.

Durch die Korrektur der muskulären Dysbalance lässt sich die Elastizität des muskulotendinösen Systems und eine adäquate muskuläre Gelenkstabi-

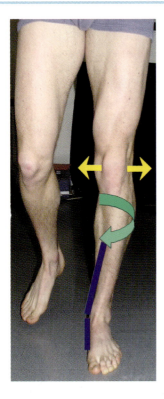

Abb. 4. Asymmetrische Zugbelastung des Lig. Patellae durch vermehrte Unterschenkeltorsion

lisierung wiederum herstellen. Bei allen Überlastungsbeschwerden am Kniegelenk, insbesondere bei Insertionstendinosen gehört deshalb die Korrektur der muskulären Dysbalance zur Basistherapie.

■ **Korrektur von unphysiologischen Bewegungen und Belastungsspitzen.** Der Sportschuh ist nach wie vor einer der häufigsten auslösenden Faktoren für eine asymmetrische Beanspruchung des Kniegelenks. Beim Laufschuh induziert eine inadäquate Sohlengeometrie mit breiter lateraler Ausladung im Fersenbereich sowie eine zu weiche oder zu harte Sohle eine Überpronation und damit eine Fehlbelastung des Knies (Abb. 4). Dabei ist sowohl das Ausmaß der Pronationsbewegung wie auch die Pronationsgeschwindigkeit von ausschlagender Bedeutung.

Der gute Laufschuh muss deshalb im Fersenbereich dämpfen, gleichzeitig das Fersenbein fixieren, die Pronationsbewegung kontrollieren und den Fuß zur richtigen Abstoßbewegung führen. Viele der heute auf dem Markt befindlichen Laufschuhe erfüllen diese Forderungen weitgehend. Falls notwendig sind zusätzliche orthopädietechnische Maßnahmen wie Korrektur der Sohlengeometrie, Supinations- und Pronationskorrekturen sowie ein schuhtechnischer Ausgleich von reellen Beinlängendifferenzen möglich. Funktionelle Beinlängendifferenzen auf Grund einer Psoasverkürzung sollen demgegenüber nicht ausgeglichen werden. Die Belastung des Kniegelenks beim

Skifahren ließ sich im modernen Skistiefel, der die Bewegungsexkursion im oberen Sprunggelenk limitiert freigibt und damit ein besseres Federungsverhalten in Sprunggelenk und Knie ermöglicht, wesentlich senken. Die in den 70er Jahren häufigen Chondromalazien sind in unserem Patientengut entsprechend zurückgegangen. Durch Bandagen und Taping lassen sich Belastungsspitzen reduzieren. Analog zur Tennisannbandage bewirkt eine Querkompression des Ligamentum patellae eine Reduktion der Spannungsspitzen. Die Korrektur einer gestörten Patellaführung durch entsprechende Bandagen bringt demgegenüber bei sportlicher Aktivität nur selten den gewünschten Effekt.

Bei Sportarten, bei denen die Patella direkt traumatisiert wird (Handball, Volleyball, Judo, Ringen etc.), bietet die Verwendung von Bandagen mit viskoelastischen Dämpfungsmaterialen wesentlich bessere Schutzmöglichkeiten als beispielsweise ein Schaumgummi, das wegen zu großer Komprimierbarkeit durchschlägt.

Unter Berücksichtigung der Faktoren der Belastbarkeit und Belastungsintensität im Therapiekonzept ist der therapeutische Erfolg bei Überlastungsbeschwerden am Kniegelenk deutlich besser geworden. Diese optimistische Feststellung bedarf jedoch einer Einschränkung. Die besseren diagnostischen und therapeutischen Kenntnisse haben unseres Erachtens auch zu einer realistischeren Einschätzung der Belastungsgrenzen unseres Bewegungsapparates und des therapeutisch Machbaren und Vertretbaren geführt. Dies ist in unserer Zeit und Gesellschaft um so mehr von Bedeutung, als der heutige Sportler – geblendet durch die Glorifizierung der Spitzenleistung – die Einschätzbarkeit seiner eigenen Leistungsfähigkeit verloren hat. Unbesehen der alterungsbedingt zunehmend schlechteren Trainierbarkeit, Gewebetoleranz und Belastbarkeit versucht gerade auch der Breitensportler Jahr für Jahr, seine Leistung zu verbessern – und sei es an einem Volkslauf oder Seniorenrennen. Der Sinn des Sports bis ins hohe Alter wird durch dieses Leistungsdenken ad absurdum geführt.

Die Erhaltung der Sporttauglichkeit seines Patienten muss ein Ziel des praktisch tätigen Sportmediziners sein – aber nicht um jeden Preis. Der sportliche Erfolg darf auch heute weder zum Gradmesser der ärztlichen Kunst noch der pharmakologischen Wirkung eines Präparates werden. Der einzig sinnvolle Gradmesser ist die möglichst weitgehende Gesunderhaltung des Sportlers.

■ Zusammenfassung

Sportspezifische reversible oder irreversible Sportschäden am Kniegelenk schaffen eine Diskrepanz zu individueller Belastbarkeit und Belastungsintensität. Die Belastbarkeit des Kniegelenks kann herabgesetzt sein einerseits durch eine posttraumatische Funktionsstörung (z.B. posttraumatische Bandinstabilität), andererseits durch eine temporäre oder permanente individuelle körperliche Disposition, zu denen die aufgelockerten Wachstumszonen an Patella und Tuberositas tibiae beim Jugendlichen ebenso gehören wie Dysplasieformen, erhöhte Seitenverschieblichkeit der Patella im femoralen Gleitlager, Patella alta und Bandlaxitäten. Unphysiologische Beinachsen, statische und dynamische Fußinsuffizienzen, Beinlängendifferenzen und muskuläre Dysbalancen beeinträchtigen die Gelenkfunktion. Die qualitative und quantitative Belastungsintensität ergibt sich aus den sportartspezifischen Bewegungsabläufen. Schlechte Technik, inadäquate Wahl von Sportgerät etc. können die einwirkenden Kräfte erhöhen. Zur Differentialdiagnose der Überlastungsbeschwerden medial gehören neben der Meniskusläsion das medial Shelf syndrom, die Insertionstendinose am Pes anserinus, das Entrapement des Nervus infrapatellaris oder der Art. femoralis superficialis im Adduktorenkanal, die Impression am medialen Femurcondylus und die mediale Gonarthrose. Lateral werden sie verursacht durch das Iliotibial band friction-Syndrom, das Popliteus syndrom die Instabilität des proximalen Tibio-Fibulargelenkes, das Entrapement des Nervus peronaeus oder eine laterale Meniskusläsion. Im vorderen Gelenkanteil sind es das Jumpers knee als Insertionstendinose des Ligamentum patellae, das Plica infrapatellaris-Syndrom mit Hoffafibrose, die Chondromalazie der Patella, das Plica suprapatellaris-Syndrom und Bursitiden (präpatellaris, infrapatellaris).

Die Therapie von Überlastungsbeschwerden am Kniegelenk umfasst
- medizinische Maßnahmen zur Sicherstellung der Belastbarkeit (Antiphlogistika, Physiotherapie und operative Behandlungsmethoden arthroskopisch, offen oder als Kombination),
- die Korrektur der muskulären Dysbalance mit Hilfe verschiedener Dehnungstechniken und
- die Korrektur von unphysiologischen Bewegungen und Belastungsspitzen durch Anpassungen am Sportgerät, Sportschuh sowie durch Bandagen und Taping.

Literatur

1. Balaji MR, De Weese JA (1982) Das „Jogger-Syndrom". JAMA-Schweiz 1:44-47
2. Bishop GW, Fallon KE (1999) Musculoskeletal injuries in a six-day track race: ultramarathoner's ankle. Clin J Sport Med 9:216-220
3. Blackburn TA, Eiland WG, Band YWD (1982) An introduction to the plicae. J Orthop and Sports Phys Th 171-177
4. Blazina M (1973) Jumpers Knee. Orthop Clin Northern Qm 4:665
5. Brunet-Guedj E, Moyen B, Genety J (1981) Pathologie du genou due aux plica synoviales. Cinesiol 346-352
6. Feinstein R, Segesser B, Jenoure P (2000) Miniarthrotomie unter Arthroskopiekontrolle - eine Alternative zu den arthroskopischen Techniken (im Druck)
7. Ferretti A (1986) Epidemiology of jumpers knee. Sports Med. 3:289-295
8. Franke K (1980) Überlastungsfolgen am Kniegelenk - Möglichkeiten der operativen Therapie. Orthopäde 9:198-200

9. Jakob RP, Segesser B (1980) Quadriceps Dehnungsübungen – ein neues Konzept in der Behandlung von Tendinosen des Streckapparates am Kniegelenk. Orthopäde 9:201–206
10. Jenoure P, Segesser B, Feinstein R (1983) Le syndrome des replis synoviaux. Schweiz Z Sportmedizin 31:99–101
11. Koshino T, Okamoto R (1985) Resection of painful shelf under Arthroscopy. Arthroscopy 1:136–141
12. Krahl H (1980) Jumpers knee – Aetiologie, Differentialdiagnose und therapeutische Möglichkeiten. Orthopäde 9:193–197
13. Kujala VM, Osterman K, Kvist M et al. (1986) Factors predisposing to patellar chondropathy and patellar apicits in athletes. Int Orthop 10:195–200
14. Lindenberg G et al. (1984) Iliotibial band friction syndrome in Runners Phys and Sportmed 12:118 ff
15. Muse GL et al. (1985) Arthroscopic treatment of medial shelf syndrome Arthroscopy 63–87
16. Nevell SG, Braumwell ST (1984) Overuse injuries to the knee in runners. Phys and Sportmed 12:82–92
17. Renne JW (1975) The iliotibial band friction syndrome. J Bone and Joint Surgery 57-A:1110–1111
18. Roels J et al. (1978) Patella tendinitis (Jumpers Knee). Am J Sportmed 6:362
19. Rovere GD, Adair DM (1985) Medical synovial shelf plica syndrome. Treatment by intraplical steroid injection. Am J Sportsmed 13:382–386
20. Segesser B (1975) Bursitis unter dem Tractus iliotibialis beim Sportler. Kongressreferat Schweiz, Orthopädenkongress
21. Segesser B (1997) Kniegelenk: Fehlbelastungsfolgen. GOTS-Manual Sporttraumatologie, Verlag Hans Huber
22. Segesser B, Jenoure P (1999) Lésions du genou dues du sport. Médicin & Hygiène 57:1457–1462
23. Vaughan-Lane T, Dandy DJ (1982) The synovial shelf syndrom. J Bone and Joint Surgery 64-B:475

KAPITEL **10** **Vorderer Knieschmerz nach Einsatz des vorderen Kreuzbands**

D. KOHN, F. ADAM

„Vorderer Knieschmerz" ist ein Begriff, der aus dem englischsprachigen Raum übernommen wurde. „Anterior knee pain" spricht für sich selbst und bedarf keiner Definition. Damit wird vermieden, sich einem der zahlreichen, falschen im deutschsprachigen Raum in den letzten Jahrzehnten verwendeten Begriffe zu bedienen. Niemand konnte jemals den Ausdruck „Chondropathia patellae" definieren. Nichtsdestoweniger tauchte Chondropathia patellae in Lehrbüchern, wissenschaftlichen Beiträgen und Operationsberichten unzählige Male auf. Noch ungünstiger war der Begriff „Chondromalazie", der genau genommen nur einen intraoperativen oder pathologischen Befund beschreiben kann, der aber für Schmerzen, die hypothetisch der Patella zugeordnet wurden, häufig Verwendung fand. Ein besser brauchbarer, aber umständlicher Begriff war das „femoropatellare Schmerzsyndrom". Wir ziehen uns also zurück auf den *vorderen Knieschmerz*, geben damit keinen Anhalt für die Ätiologie desselben und nur einen ungefähren anatomischen Hinweis auf den Ort der Genese.

Schmerzen an der Knievorderseite sind ein recht häufiges Problem. Sie treten naturgemäß dann auf, wenn es dort zu einer Verletzung kommt, oder wenn an der Knievorderseite operiert wurde. Sie treten jedoch auch ohne äußere Einwirkung auf und lassen sich dann in manchen Fällen auf pathologisch anatomische Besonderheiten in dieser Region zurückführen. Es wird im folgenden scharf zwischen den beiden genannten Formen des vorderen Knieschmerzes getrennt.

■ Vorderer Knieschmerz nach Verletzung der Knievorderseite

Beim Kreuzbandpatienten wird die Knievorderseite auf zwei unterschiedliche Arten verletzt: Beim Trauma, das zum Riss des Kreuzbandes führt, kann es gleichzeitig zur Verletzung des patellofemoralen Gelenks kommen. Eine Kontusion des Patellofemoralgelenks führt unter Umständen postprimär zu einer Chondromalazie des patellaren oder trochlearen Gelenkknorpels. Der Knorpel kann degenerieren, was zu erheblichen Beschwerden führt [7]. Bei chronischer Instabilität kann es durch die gestörte Gelenkkinematik, durch die Atrophie der Quadrizepsmuskulatur oder durch instabilitätsbedingte rezidivierende Gelenkergüsse ebenfalls zu einer langsamen,

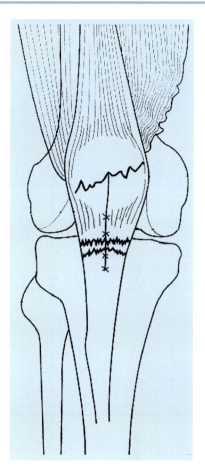

Abb. 1. Synopsis der Komplikationen nach Entnahme des mittleren Patellarsehnendrittels: Patellafraktur, Riss des Ligamentum patellae, Quadrizeps-Arthrophie

aber fortschreitenden Schädigung der hyalinknorpeligen Gelenkoberflächen kommen.

Das am häufigsten verwendete Transplantat zum Ersatz des vorderen Kreuzbandes ist das mittlere Drittel der Patellarsehne mit anhängenden Knochenblöcken, das sogenannte Knochen-Band-Knochen Transplantat [3]. Bei der Transplantatentnahme verletzt der Operateur zwangsläufig den Kniestreckapparat und schafft Knochendefekte in Kniescheibe und Tuberositas tibiae sowie eine zumeist zentrale Sehnenlücke von etwa 8 mm Breite [8, 16]. Dass diese iatrogene Verletzung für den Patienten nicht unbemerkt verläuft, ist zu erwarten. Der Defekt schließt sich narbig innerhalb eines 2-Jahres Zeitraums. Eine Restitutio ad integrum tritt allerdings nicht ein [8]. In seltenen Fällen sind Komplikationen wie Kniescheibenbruch [17], Abriss des Ligamentum patellae, oder weniger spektakulär Insertionstendinosen des Restligamentes an der Patella bzw. an der Tuberositas tibiae, sowie eine Atrophie des M. vastus medialis aufgetreten (Abb. 1).

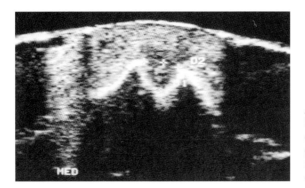

Abb. 2. Hebedefekt an der Tuberositas tibiae nach Entnahme des Patellarsehnendrittels. Sonografiebefund (5 MHz, Linearscanner, Horizontal-Schnitt) 6 Wochen postoperativ

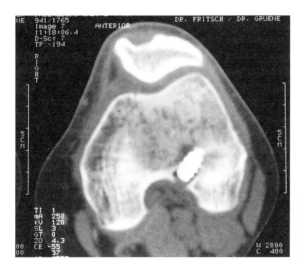

Abb. 3. Hebedefekt an der Patella nach Entnahme des Patellarsehnendrittels. Femorale Interferenzschraube. CT 6 Monate postoperativ

Eine Verletzung des Ramus infrapatellaris des Nervus saphenus, der die Entnahmestelle des Sehnendrittels kreuzt, führt zu persitierenden Sensibilitätsausfällen in einer etwa handtellergroßen Region über dem Ligamentum patellae und lateral davon. Schlimmstenfalls kann es zur Neurombildung mit dumpfen Neuromschmerzen im genannten Gebiet kommen.

Vor Kurzem wurde von einer veränderten patellofemoralen Gelenkkongruenz nach Entnahme des mittleren Patellarsehnendrittels durch Medialisierung und Verkippung der Patella berichtet [11]. Somit besitzt das Knochen-Band-Knochen-Transplantat eine charakteristische Entnahmemorbidität. Bei voraussagbar starker Belastung der Entnahmestelle, wie sie z. B. an der Tuberositas tibiae und der Patella (Abb. 2, 3) bei Personen mit knieenden Berufen auftritt oder falls anamnestisch Vorschäden des Patellofemoralgelenkes wie rezidivierende Subluxationen, Verschleißerscheinungen oder ein Malalignment vorliegen, sollte die Entnahme des Transplantates nicht an dieser Stelle erfolgen. Berufsanamnese, klinische Untersuchung des Kniestreckapparates, sowie eine Tangentialaufnahme des Patellofemoralgelenkes gehören deshalb zur präoperativen Diagnostik vor vorderer Kreuzbandrekonstruktion.

Behandlung

Die Ruptur des Ligamentum patellae nach Entnahme eines Sehnenstücks ist wie der traumatische Sehnenabriss durch Sehnennaht und Absicherung mittels Drahtzerklage nach McLaughlin zu versorgen. Die Fraktur der Kniescheibe, entweder intraoperativ während der Entnahme eines zu großen Knochenblocks, oder auch als Ermüdungsbruch mehrere Wochen oder Monate nach Operation bei Wiederaufnahme der Aktivitäten, bedarf der osteosynthetischen Versorgung. Ein Neurom des Ramus infrapatellaris sollte operativ gesucht und exstirpiert werden. Insertionstendinosen des Ligamentum patellae werden durch vorsichtige Dehnung, lokale Hyperämiesierung, gegebenenfalls auch lokale Infiltration nichtoperativ behandelt. Der Verschluss des Peritendineums nach Sehnenentnahme und das Auffüllen des tibialseitigen Knochendefekts beschleunigen die Ausheilung an der Entnahmestelle.

Vorderer Knieschmerz unabhängig von einer Verletzung des Kniestreckapparates

Von den Verfechtern der vorderen Kreuzbandplastik unter Verwendung der Sehnen der ischiokruralen Muskeln wird immer wieder ins Feld geführt, dass die Entnahme des Patellarsehnendrittels zu chronischem vorderen Knieschmerz führt. Für diese Behauptung gibt es auf wissenschaftlicher Basis keinerlei Hinweis (Tabelle 1). Keine der methodisch korrekt durchgeführten Vergleichsuntersuchungen hat diese Vermutung bestätigen können [5, 6]. Allerdings kann durch Knieverletzungen oder Knieoperationen stets der Streckapparat auch auf indirekte Weise beeinträchtigt werden. Kommt es posttraumatisch oder postoperativ zu einer Fibrose des Gelenkes mit Bewegungseinschränkung, ist davon auch das Patellofemoralgelenk betroffen. Bereits ein Streckausfall von 5 bis 10° führt zu Funktionseinbußen

Tabelle 1. Vergleichende, prospektive Studien Knochen-Band-Knochen Patellarsehne gegen Sehnen der ischiokruralen Muskeln für den vorderen Kreuzbandersatz

Autor	Patientenzahl	Nachuntersuchungszeit	Vorderer Knieschmerz
Marder et al. 1991 [9]	72	36 Monate	Kein Unterschied
Aglietti et al. 1994 [2]	60	28 Monate	Bei Patellarsehne häufiger (nicht signifikant)
O'Neill 1997 [13]	127	24 Monate	Keine Unterschied

und Beschwerden, zur Quadrizepsatrophie und damit direkt zur Beeinträchtigung des Streckapparats. Die Ätiologie des infrapatellaren Kontraktursyndroms ist nach wie vor unklar [10, 12, 15]. Das Tiefertreten der Kniescheibe zusammen mit der Vernarbung des Hoffa-Fettkörpers ist eine schwerwiegende Komplikation operativer Eingriffe am Kniegelenk.

■ **Behandlung.** Kommt es im Gefolge einer anatomisch korrekt durchgeführten vorderen Kreuzbandersatzplastik zur Fibrose mit Bewegungseinschränkung und vorderen Knieschmerzen, muss die Beweglichkeit durch eine Arthrolyse wieder hergestellt werden. Eine Narkosemobilisation verbietet sich, da sie einerseits wenig erfolgversprechend ist, anderseits ein hohes Risiko für den Gelenkknorpel birgt. Die Behandlung der Gelenksteife ist gleichzeitig die Behandlung der vorderen Knieschmerzen. Eine Spaltung des Retinaculum patellae laterale wird bei der Arthrofibrose in den allermeisten Fällen erforderlich sein. Die Indikation dazu ergibt sich aus der tangentialen Röntgenaufnahme bei Verkippung der Kniescheibe nach lateral. Die Behandlung des infrapatellaren Kontraktursyndroms besteht ebenfalls aus einer Arthrolyse der vorderen Gelenkanteile. Bei bereits ausgeprägter Patella baja können operativ 1 bis 2 cm Kniescheibenhöhe durch Proximalversetzung der Tuberositas tibiae gewonnen werden [14]. Die Erfolgsrate der Korrektureingriffe bei Patella baja ist ungünstig. So berichtet Marschall 1992 nur bei 11 von 28 Patienten 7 Jahre postoperativ von Schmerzfreiheit, bei 13 von 28 Patienten nach dem selben Zeitraum von einer verbesserten Beweglichkeit [10].

In einer präzisen Röntgen-Stereometrie-Analyse (RSA) konnte die Länge der Patellarsehne im postoperativen Verlauf bei 10 Patienten nach Entnahme des mittleren Patellarsehnendrittels bestimmt werden. Zur genauen Vermessung der Sehnenlänge wurden intraoperativ röntgendichte Markierungen über den Entnahmedefekt in Patella und Tuberositas tibiae eingebracht. Es fand sich generell eine Verkürzung der Patellarsehne von im Mittel 1,6 mm (0,5–3,1 mm) mit einem entsprechenden Tiefertreten der Patella. Der Großteil der Verkürzung trat innerhalb der ersten 8 postoperativen Wochen auf. Nach der 12. Woche blieb die Höhe der Kniescheibe unverändert [1].

Wurde trotz vorbestehender Läsionen des Patellofemoralgelenks eine vordere Kreuzbandplastik mit dem Patellarsehnentransplantat durchgeführt und kommt es postoperativ zu therapiebedürftigen vorderen Knieschmerzen, sind die operativen Behandlungsmöglichkeiten begrenzt. Dies gilt insbesondere dann, wenn bei Malalignment oder bei retropatellarer Arthrose eine Versetzung der Tuberositas tibiae erforderlich wäre. Eine solche wird durch den Hebedefekt nach Entnahme des Patellarsehnentransplantats erschwert, das Komplikationsrisiko steigt.

Zusammenfassung

Vordere Knieschmerzen nach vorderem Kreuzbandersatz sind nur in einem Teil der Fälle auf die Entnahmemorbidität nach Verwendung des Patellarsehnendrittels zurückzuführen. Vordere Knieschmerzen treten auch vermehrt bei konservativ therapierter vorderer Kreuzbandruptur auf. Probleme des Streckapparats können Folge jeder Knieverletzung und Knieoperation sein. Bei vorbestehenden, pathologisch fassbaren Veränderungen des Patellofemoralgelenks, und bei Patienten, die im Rahmen ihrer Arbeit häufig knien müssen, sollte das Patellarsehnentransplantat nicht zur vorderen Kreuzbandplastik verwendet werden.

Literatur

1. Adam F, Pape D, Seil R, Kohn D (1999) Patelladistalisierung nach VKB-Plastik mit dem autologen Patellarsehnendrittel. Eine RSA (Röntgen-Sterometrie Analyse). Osteologie 8: Supplement 3 (Abstract)
2. Aglietti P, Buzzi R, Zaccherotti G, De Biase P (1994) Patellar tendon versus doubled semitendinosus and gracilis tendons for anterior cruciate ligament reconstruction. Am J Sports Med 22:211-218
3. Campbell JD (1998) The evolution and current treatment trends with ACL, PCL and MCL injuries. Am J Knee Surg 11:1-8
4. Caton J, Deschamps G, Chambat P et al. (1982) Les rotules basses apropos de 128 observations. Rev Chir Orthop 68:317-325
5. Cole BJ, Ernlund LS, Fu FH (1999) Soft tissue problems of the knee. In: Baratz ME, Watson AD, Imbriglia JE, Fowler JL, Orthopaedic Surgery. The Essentials Thime, New York, 541-575
6. Frank A (1999) Reconstruction du ligament croisé antérieur: les options. In: Frank A, Dorfman H, Arthroscopie Elsevier, Lausanne, 163-168
7. Fulkerson JP, Hungerford DS (1990) Disorders of the patellofemoral joint. Williams & Wilkins, Baltimore 96
8. Liu et al. (1996) MRI and morphology of the insertion of the patellar tendon after graft harvesting. J Bone Joint Surg 78B:823-826
9. Marder RA, Raskind JR, Carroll M (1991) Prospective evaluation of arthroscopically assisted anterior cruciate ligament reconstruction. Patellar tendon versus semitendinosus and gracilis tendons. Am J Sports Med 19:478-483
10. Marschall D (1992) Patella baja revisted. J Bone Joint Surg 74B (Suppl II):41
11. Mueller et al. (1999) Anterior cruciate ligament reconstruction alters the patella alignement. Arthroscopy 15:165-168
12. Noyes J, Woitys EM, Marshall MT (1991) The early diagnosis and treatment of developmental patella infera syndrome. Clin Orthop 265:241-252
13. O'Neill DB (1997) Arthroscopically assisted reconstruction of the anterior cruciate ligament: a prospective randomized analysis of three techniques. J Bone Joint Surg 78A:803-813
14. Parker RD, Galabrese GJ (1994) Anterior knee pain. In: Fu FH, Harner CD, Vince KG, Knee surgery, Vol I, Williams & Wilkins Baltimore 942
15. Paulos LE, Rosenberg TD, Drawbert J, Manning J, Abbott P (1987) Infrapatellar contracture syndrome: an unrecognized cause of knee stiffness with patella entrapment and patella infera. Am J Sports Med 15:331-340

16. Shapiro JD, Cohn BR, Jackson DW, Postak PD, Parker RD, Greenwald AS (1992) The biomechanical effects of the geometric configuration of bone-tendon-bone autografts in anterior cruciate ligament reconstruction. J Arthroscopy 8:453–458
17. Viola R, Vianello R (1999) 3 cases of patella fracture in 1320 ACL reconstructions with BPTB autograft. Arthroscopy 15:93–97
18. Wilson TW, Zafuta MP, Zobitz M (1999) A biomechanical analysis of matched bone-patellar tendon-bone and double-looped semitendinosus and gracilis tendon grafts. Am J Sports Med 27:202–207

KAPITEL **11** **Das patellofemorale Schmerzsyndrom – Ein physiotherapeutischer Ansatz**

SUZANNE WERNER

Das patellofemorale Schmerzsyndrom (PFPS) ist bei aktiven Sportlern eine der häufigsten Ursachen für Knieprobleme [6, 7, 19]. Zur Zeit werden die meisten Patienten mit derartigen Problemen ausschließlich physiotherapeutisch [6, 9, 21] behandelt. Trotz vieler wissenschaftlicher Studien ist die Ursache des patellofemoralen Schmerzsyndroms noch unklar [7, 10, 14]. Die Patienten werden daher meist symptomorientiert behandelt. Betroffene Patienten beklagen eine Unzahl unterschiedlicher Symptome, die jeweils einer unterschiedlichen Behandlungsmethode bedürfen. Jeder Patient ist ein Individuum mit speziellen Beschwerden und benötigt deshalb ein besonderes, symptomorientiertes Behandlungsschema.

Einige Patienten klagen über einen unspezifischen Knieschmerz, der nach körperlicher Belastung stärker wird [1, 8, 15]. Andere beklagen ein Instabilitätsgefühl, welches während körperlicher Belastung besonders auffällig wird [1, 8, 9]. Deshalb erscheint es sinnvoll, die Patienten mit dem PFPS in 2 Gruppen zu unterteilen. Bei der einen wird hauptsächlich auf die Linderung des Knieschmerzes hingearbeitet, bei der anderen steht die Stabilisierung der Kniescheibe im Vordergrund.

■ Ein klinischer patellofemoraler Score

Es ist wichtig, zuverlässige Bewertungskriterien zur Unterscheidung der Patienten mit PFPS zu haben. Zu diesem Zweck wurde ein Bestätigungstest des funktionellen Knie-Scores für Patienten mit patellofemoralem Schmerzsyndrom durchgeführt (Tabelle 1, bislang unpubliziert). Dieser Score ist eine überarbeitete Version des bereits zuvor veröffentlichten Patellofemoral-Scores [22]. 30 Patienten mit vorderem Knieschmerz beantworteten zweimal in zweiwöchigem Abstand den Knie-Score-Fragebogen. Die Korrelation zwischen den beiden Testauswertung war mit r=0,96 hoch. Darüber hinaus testeten wir die Sensitivität des Scores, in dem wir die Gruppe mit vorderem Knieschmerz mit 94 hinsichtlich ihrer Kniefunktionen gesunden Patienten verglichen. 50 Punkte im Patellofemoral-Score bedeuten keine patellofemoralen Beschwerden, wohingegen 0 Punkte mit maximalen Beschwerden gleichzusetzen sind. Die betroffenen Patienten mit patellofemoralen Schmerzen erreichten im funktionellen Score 27,8 Punkte, während die Kontrollgruppe 49,2 Punkte erreichte (Tabelle 2).

Tabelle 1. Funktioneller Knie-Score für das patellofemorale Schmerzsyndrom

Schmerz		Sitzen mit gebeugtem Knie >30 Minuten	
Kein	5	Keine Probleme	5
Leicht und wechselnd	3	Geringe Beeinträchtigung	4
Konstanter Schmerz	0	Mit Schwierigkeiten	2
Auftreten des Schmerzes		Unmöglich	0
Kein bewegungsabhängiger Schmerz	15	**Hocken**	
Während oder nach Joggen	12	Keine Probleme	5
Nach einer Gehstrecke >2 km	9	Geringe Beeinträchtigung	4
Nach einer Gehstrecke <2 km	6	Mit Schwierigkeiten	2
Während des normalen Gehens	3	Unmöglich	0
Ruheschmerz	2	**Trepp-auf-Steigen**	
Gefühl der patellaren Instabilität		Keine Probleme	5
Niemals	5	Geringe Beeinträchtigung	4
Manchmal	3	Mit Schwierigkeiten	2
Oft	0	Unmöglich	0
Gelenkblockierungen		**Trepp-ab-Steigen**	
Niemals	5	Keine Probleme	5
Manchmal	3	Geringe Beeinträchtigung	2
Oft	0	Mit Schwierigkeiten	2
		Unmöglich	0

Tabelle 2. Funktioneller Knie-Score für Patienten mit patellofemoralem Schmerzsyndrom: Prozentuale Angaben in den verschiedenen Kategorien der 30 Patienten mit vorderem Knieschmerz und 94 Patienten der Kontrollgruppe

	Patienten mit vorderem Knieschmerz	Kontrollgruppe
Schmerz	100,0	5,3
Hocken	96,7	8,5
Sitzen mit gebeugtem Knie über ≥30 min	86,7	11,7
Treppe herunter steigen	83,2	2,1
Treppe aufsteigen	80,0	4,3
Gelenkblockierungen	66,7	11,7
Patellare Instabilität	56,7	4,3

Die Elektrostimulation des Musculus vastus medialis

Der M. vastus medialis ist der empfindlichste Muskel im Bereich des Kniestreckapparats. Der M. vastus lateralis umfasst die größte Muskelmasse und Extensionskraft in der Quadrizepsmuskelgruppe. Dies ist wahrscheinlich der Grund, warum eine Atrophie des M. vastus medialis ein häufiges Symptom bei Patienten mit patellofemoralem Schmerz ist [5, 11]. Diese Patienten haben oft eine verminderte EMG-Aktivität im M. vastus medialis [17], verglichen mit der Aktivität im M. vastus lateralis, was zu einer Dysbalance zwischen den beiden Muskeln führt [20]. Der M. vastus medialis hat die Aufgabe, die Patella während der Knieextension und Knieflexion im patellofemoralen Gleitlager zu „stabilisieren" [8, 17, 20]. Um einen Ausgleich zwischen den beiden Muskelanteilen des Quadrizepsmuskels zu erreichen, wurde ein selektives Trainingsprogramm zum Aufbau des M. vastus medialis entwickelt. Ein wichtiger Bestandteil dabei war die Anwendung der Elektrostimulation [21, 22]. Dieses Aufbauprogramm sollte initial bei einer Atrophie des M. vastus medialis, verminderter EMG-Aktivität des M. vastus medialis oder bei Dysbalance zwischen dem medialen und lateralen Vastusanteil durchgeführt werden. In einer Follow-up-Studie nach Durchführung der Elektrostimulation des M. vastus medialis bei Patienten mit vorderem Knieschmerz (der längsten in der Literatur mit einem durchschnittlichen follow-up von 13 Jahren) zeigten unsere Ergebnisse, dass 54% der Patienten symptomfrei waren und 46% nur geringe Probleme im patellofemoralen Gleitlager beklagten. Die Beschwerden dieser Patienten traten meist während sportlicher Aktivitäten, z.B. Joggen, auf und nur 23% von ihnen unterzogen sich im Verlauf dieser Jahre noch weiterer Behandlungen. Darüberhinaus beklagte die Hälfte der Patienten weitere Beschwerden im Bereich der unteren Extremitäten. 73% der Patienten waren weiterhin sportlich aktiv, während die verbliebenen 27% keinen Sport mehr ausüben. Dieses beruht hauptsächlich auf einem Mangel an Interesse an sportlichen Aktivitäten.

Isokinetisches Training, Koordination und Orthesen

Beschwerden bei der Kniestreckung wurden häufig von Patienten mit patellofemoralem Schmerzsyndrom angegeben [5, 10]. Die Patienten haben gewöhnlich eine verminderte Quadrizepsspannung, besonders bei nicht linearen, exzentrischen Bewegungen [25]. Mehrere Studien empfehlen die Kräftigung des Quadrizepsmuskels [9, 15, 21]. Isometrisches Quadrizepsaufbautraining ist dazu bereits früher empfohlen worden [26, 27]. Entsprechend dem heutigen Wissensstand empfehlen wir in Übereinstimmung mit anderen Autoren das isokinetische Training [2, 13, 19, 23] als die beste Möglichkeit, eine Verbesserung der Muskelspannung zu erreichen. Isokinetische Trainingabläufe können zusammen mit isometrischen Übungen als offene oder geschlossene Bewegungskette durchgeführt werden.

Des weiteren haben Patienten mit vorderem Knieschmerz häufig eine Dysbalance zwischen ihren unteren Extremitäten. Dies kann als Haltungsdifferenz zwischen dem symptomatischen und asymptomatischen Bein gemessen werden (unpublizierte Daten). Daraus folgt, dass die Verbesserung der Koordination und der Balance einen festen Platz in einem physiotherapeutischen Rehabilitationsprogramm haben sollte.

Einige Patienten klagen oft über eine Instabilität im Bereich der Kniescheibe [1, 8, 9]. Klinisch haben solche Patienten häufig eine hypermobile Patella und objektivierbare Gehstörungen [24]. Bei einer hypermobilen Kniescheibe mit einem Versatz von ≥15 mm [24] werden stabilisierende Orthesen [12, 15, 16] und Tapeverbände [18, 24] der Kniescheibe empfohlen. Wir fanden eine Besserung sowohl in der Balance zwischen den unteren Extremitäten als auch der Quadrizepsfunktion der Patienten mit hypermobiler Patella nach äußerer Abstützung der Kniescheibe durch Tapeverbände und Orthesen. Es ist wichtig, die Richtung der Patellaauslenkung zu differenzieren. Diese Auslenkung kann sowohl nach lateral als auch nach medial gerichtet sein [24].

Psychische Faktoren

Viele Autoren haben die Verbindung zwischen der Persönlichkeit und chronischen Schmerzen untersucht [3]. In einer kontrollierten Studie fanden wir eine signifikante Anzahl von Patienten mit gleichzeitigem Vorliegen von vorderem Knieschmerz und psychischen Problemen [4]. Diese Probleme werden jedoch oft vom Patienten nicht realisiert und können in ihrem Charakter sehr stark variieren [4]. In diesen Fällen kann eine psychologische Untersuchung sinnvoll sein. Die Kooperation mit einer Schmerzklinik mit psychosomatischer Ausrichtung ist dann hilfreich.

Literatur

1. Aglietti P, Buzzi R, Pisaneschi A (1990) Patella Pain. J Sports Trauma Rel Res 12:131–150
2. Bennett JG, Stauber WT (1986) Evaluation and treatment of anterior knee pain using eccentric exercise. Med Sci Sports Exerc 18:526–530
3. Carlsson A (1987) Studies on pain assessment and egopsychological analysis of personality in chronic pain patients. Thesis, Stockholm
4. Carlsson A, Werner S, Mattlar C, Edman G, Puukka P, Eriksson E (1993) Personality in patients with long-term patellofemoral pain syndrome. Knee Surg, Sports Traumatol, Arthroscopy 1:178–183
5. Carson W (1985) Diagnosis of extensor meachnism disorders. Clin Sports Med 4:231–246
6. DeHaven K, Dolan W, Mayer P (1979) Chondromalacia patellae in athletes. Am J Sports Med 7:5–11

7. Fairbank J, Pynsent P, von Poortvliet J, Phillips H (1984) Mechanical factors in the incidence of knee pain in adolescents and young adults. J Bone Joint Surg (Br) 66:685–693
8. Fox T (1975) Dysplasia of the quadriceps mechanism, hypoplasia of the vastus medialis als related to the hypermobile patella syndrome. Surg Clin North Am 55:199–226
9. Fulkerson JP, Shea KP (1990) Current concepts review disorders of patello-femoral alignment. J Bone Joint Surg (Am) 72:1424–1429
10. Grana W, Kriegshauser L (1985) Scientific basis of extensor mechanism disorders. Clin Sports Med 4:247–257
11. Gruber MA (1979) The conservative treatment of chondromalacia patellae. Orthop Clin North Am 10:105–115
12. Henry J, Crosland J (1979) Conservative treatment of patellofemoral subluxation. Am J Sports Med 7:12–14
13. Hoke B, Howell D, Stack M (1983) The relationship between isokinetic testing and dynamic patellofemoral compression. J Orthop Sports Phys Ther 4:150–153
14. Hungerford D, Barry M (1979) Biomechanics of the patello-femoral joint. Clin Orthop 144:9–15
15. Insall J (1982) Current concepts review, patellar pain. J Bone Joint Surg (Am) 64:147–152
16. Lysholm J, Nordin M, Ekstrand J, Gillquist J (1984) The effect of a patella brace on performance in knee extension strength test in patients with patellar pain. Am J Sports Med 12:110–112
17. Mariani P, Caruso I (1979) An electromyographic investigation of subluxation of the patella. J Bone Joint Surg (Br) 61:169–171
18. McConnell J (1989) The management of chondromalacia patellae: a long term solution. Austr J Physiother 32:215–223
19. Percy EC, Strother RT (1985) Patellalgia. Phys Sportsmed 13 (7):43–59
20. Portney L, Sullivan P, Daniell J (1986) EMG activity of vastus medialis obliquus and vastus lateralis in normals and patients with patellofemoral arthralgia. Phys Ther 66:808
21. Steadman R (1979) Nonoperative measures for patellofemoral problems. Am J Sports Med 7:374–375
22. Werner S, Arvidsson H, Arvidsson I, Eriksson E (1993) Electrical stimulation of vastus medialis and stretching of lateral thigh muscles in patients with patellofemoral symptoms. Knee Surg, Sports Traumatol, Arthroscopy 1:85–92
23. Werner S, Eriksson E (1993) Isokinetic quadriceps training in patients with patello-femoral pain syndrome. Knee Surg, Sports Traumatol, Arthroscopy 1:162–168
24. Werner S, Knutsson E, Eriksson E (1993) Effect of taping the patella on concetric and eccentric torque and EMG of the knee extensor and flexor muscles in patients with patellofemoral pain syndrome. Knee Surg, Sports Traumatol, Arthroscopy 1:169–177
25. Werner S (1995) An evaluation of knee extensor and knee flexor torques and EMGs in patients with patellofemoral pain syndrome in comparison with matched controls. Knee Surg, Sports Traumatol, Arthroscopy 3:89–94
26. Wild J, Franklin T, Woods G (1982) Patellar pain and quadriceps rehabilitation. An EMG study. Am J Sports Med 10:12–15
27. Yates C, Grana W (1986) Patellofemoral pain – a prospective study. Orthopedics 9:663–667

KAPITEL 12 Retropatellares Schmerzsyndrom – Medikamentöse Therapie, Bandagen

E. O. MÜNCH

Patellofemorale Schmerzen gehören zu den häufigsten Beschwerdebildern im orthopädischen Patientengut. Allerdings verbirgt sich dahinter kein einheitliches Krankheitsbild, sondern es gibt eine ganze Reihe von Diagnosen und Umständen, die zu diesen Schmerzen führen können. Trotz vieler Fortschritte im Verständnis der Pathologie des Patellofemoralgelenks gibt es aber noch viele offene Fragen zur Schmerzentstehung. Erschwerend kommt die Tatsache hinzu, dass bei nahezu identischen morphologischen oder pathologischen Veränderungen manche Individuen Schmerzen haben und andere nicht. Diese Tatsache hat Scott Dye veranlasst vom „schwarzen Loch" der Orthopädie zu sprechen, in Anlehnung an die schwarzen Löcher im Weltall, die der Wissenschaft ebenfalls noch viele Rätsel aufgeben.

Entsprechend schwierig ist die Therapie, die sich im Wesentlichen auf vier sich ergänzende Konzepte stützt:
- Physikalische Therapie
- Medikomechanische Therapie
- Medikamentöse Therapie
- Operative Therapie

■ Medikamentöse Therapie

■ **Systemische Therapie:** Die medikamentöse Therapie hat die Bedeutung einer adjuvanten Behandlung. Sie ist weder als alleinige Therapie, noch als kausale Therapie, noch als Dauertherapie sinnvoll oder möglich. In erster Linie ist die medikamentöse Therapie eine symptomatische Behandlung zur Schmerzreduktion. Hier stellt sie eine sinnvolle Maßnahme dar, denn Schmerzen führen durch Schonhaltung zu einer Funktionsbeeinträchtigung, die wiederum einen Degenerationsprozess begünstigt, der erneut Schmerzen verursachen kann.

Hauptsächlich werden Substanzgruppen mit zwei Angriffsarten unterschieden:
- zentral wirkende Substanzen (Opioidanalgetika)
- peripher wirkende Substanzen (Nichtsteroidale Antirheumatika – NSAR)

Für die patellofemoralen Schmerzen sind stark und zentral wirksame Analgetika meist nicht erforderlich, da die Schmerzen in aller Regel nicht so intensiv sind und da durch Belastungsreduktion und Vermeidung schmerzhafter Beanspruchung des Patellofemoralgelenks andere Strategien zur Schmerzvermeidung existieren.

Größte Bedeutung in der medikamentösen Behandlung patellofemoraler Schmerzen haben die Nichtsteroidalen Antirheumatika (NSAR). Diese Substanzen gehören zu den am häufigsten verordneten Medikamenten überhaupt. Allein in der BRD rechnet man mit 30–40 Millionen Verordnungen/Jahr. In unterschiedlichem Maße wirken all diese Substanzen antiphlogistisch, analgetisch, antipyretisch und antithrombotisch. Der Wirkmechanismus dieser Substanzen (ASS, Diclophenac, Ibuprofen, Naproxen, Acemetacin, etc.) beruht auf einer Beeinträchtigung der Prostaglandinsynthese durch Hemmung der Cyclooxygenase (COX). Größter Nachteil ist ein sehr hoher Prozentsatz gastrointestinaler Nebenwirkungen, die von einfachen dyspeptischen Beschwerden bis hin zum Ulkus mit Perforation reichen können.

Inzwischen weiss man, dass es von der COX zwei Isoformen gibt, nämlich die COX-1 und -2. Die COX-1 kommt ubiquitär in fast allen Geweben vor und hat die Funktion des sogenannten „house-keeping" Enzyms. Sie ist für die Homöostase der Zellfunktion und vor allem für die Integrität der Mucosa verantwortlich. COX-2 ist dagegen ein induziertes Enzym, das bei entzündlichen Prozessen erst entsteht. Seit wenigen Jahren und in Deutschland erst seit wenigen Monaten sind nun Substanzen auf dem Markt, die selektiv die COX-2 hemmen. In ihrer Wirksamkeit sind diese COX-2 Hemmer vergleichbar mit Diclophenac. In ihrer Nebenwirkungsrate sind sie dagegen vergleichbar mit einem Plazebo. Theoretisch dürfte man als Antiphlogistikum daher nur noch COX-2 Hemmer verordnen. Im Kassenärztlichen Bereich sind hier jedoch auf Grund der Budgetierung der Arzneimittelausgaben durch den wesentlich höheren Preis der COX-2 Hemmer gegenüber den herkömmlichen NSAR eindeutige Grenzen gesetzt.

■ **Lokale Therapie:** Viele der antiphlogistischen Substanzen (Diclophenac, Ibuprofen, Piroxicam) sind auch als topisch applizierbare Form auf dem Markt. Ob über die perkutane Einreibung eine direkte Penetration von der Körperoberfläche bis ins Kniegelenk möglich ist, muss jedoch bezweifelt werden. Kontrollierte Studien über Bioverfügbarkeit und Wirksamkeit perkutan applizierter NSARs im Kniegelenk liegen noch nicht vor.

Die intraartikuläre Injektion von Kortikoiden ist dagegen eine schon lange bewährte und häufige angewendete Form einer symptomatischen Behandlung entzündlicher Gelenkprozesse. Verwendet werden vorwiegend kristalline Kortikoidsuspensionen mit einem Kristalldurchmesser von unter 2 Mikrometer und einer abgerundeten Kristallstruktur. Wasserlösliche Kortikoide sind auf Grund der schnellen systemischen Resorption als intraartikuläre Gabe ungeeignet. Diese haben dafür einen um so höheren Stellenwert bei der Behandlung parapatellärer Tendinosen. Kontraindikationen sind hierbei ebenso zu beachten wie Injektionen unter aseptischen Bedingungen.

Neben der symptomatischen, entzündungshemmenden und analgetischen Therapie wird durch medikamentöse Maßnahmen auch versucht das Krankheitsgeschehen direkt zu beeinflussen, soweit es den Knorpel des patellofemoralen Gelenks betrifft. Morphologie und Metabolismus des Gelenkknorpels sind jedoch komplex und bisher auch nur unvollständig erforscht. Man kennt aber eine Reihe interner und externer Faktoren, die die Integrität des Knorpels und seine biomechanische Funktion gefährden können. Eine einheitliche Ursache von Schädigungen ist aber mehr als unwahrscheinlich. Genetische, toxische und enzymatische Einflüsse können ebenso eine Rolle spielen wie mechanische. Jedes Gelenk besitzt dabei eine spezifische Toleranzgrenze, die für stark belastete Gelenke wie das Patellofemoralgelenk besonders kritisch ist. Die Gefahr eines Missverhältnisses zwischen Matrixqualität und mechanischer Belastung ist hier besonders groß. Verschiedene Regulations- und Reparationsvorgänge sind teilweise, aber nur mosaiksteinartig und unvollständig bekannt.

Substanzen, die zumindest in Teilschritte der kausalen und formalen Genese von Knorpelschäden eingreifen, wurden bisher auch als Chondroprotektiva bezeichnet. Diese Substanzen sollen in der Lage sein, Mikroläsionen zu verhindern, beziehungsweise deren Reparatur einzuleiten. Die hauptsächlich postulierten Wirkungsmechanismen wurden aber fast ausnahmslos im Tierversuch bzw. in vitro belegt. Der klinische Beweis einer knorpelschützenden oder antiarthrotischen Wirkung beim Menschen konnte bisher jedoch nicht eindeutig erbracht werden. Der Begriff der „Chondroprotektion" ist daher nicht zu rechtfertigen und wurde vom BGA verboten. Nach den Arzneimittelrichtlinien gibt es zusätzlich für Substanzen zum Schutz der Gelenkfunktion bei Abbauerscheinungen des Knorpels zur lokalen und systemischen Anwendung Verordungseinschränkungen. Solche Mittel dürfen nur unter der Voraussetzung verordnet werden, dass zuvor allgemeine, nicht medikamentöse Maßnahmen genutzt wurden, dadurch aber das Behandlungsziel nicht erreicht wurde.

Dennoch darf der Versuch einer medikamentösen Beeinflussung des Knorpels als Bestandteil der Behandlung nicht fallengelassen werden, da folgende Wirkungen bisher dokumentiert wurden:
- Stimulation der Synthese von Makromolekülen des Knorpels
- Hemmung der Knorpeldegradation
- Protektion von Zellen und der 3-dimensionalen Gewebetextur
- Stimulation der Reparaturmechanismen
- Wirkung auf begleitende Entzündungsmechanismen

Einige Substanzen, bei denen in klinischen Studien eine positive Wirkung auf die Symptome Schmerz und Funktion beschrieben wurde sind z. B.:
- D-Glucosaminsulfat (Dona 200 S)
- Oxaceprol (AHP 200)
- Hyaluronsäure (Hyalart, Synvisc)

D-Glucosaminsulfat wird schnell absorbiert und kann leicht in das Knorpelgewebe diffundieren. Glucosaminsulfat stimuliert die Glukosaminoglykan- und Proteoglykansynthese. Der Nachweis der Integration neu synthetisierter Proteoglykane in die Knorpelmatrix konnte erbracht werden. Gleichzeitig kommt es zur Hemmung der Entzündungsprozesse ohne Hemmung der Prostaglandinsynthese, wodurch sich eine gute Verträglichkeit ergibt.

Oxaceprol soll die Biosynthese von Kollagen stimulieren. Darüber hinaus wird zusätzlich ein entzündungshemmender Effekt angenommen.

Hyaluronsäure führt zu verschiedenen physikochemischen Effekten am Gelenk. Über eine Erhöhung der Viskosität führt sie zu einer Verbesserung der Schmiereigenschaften der Synovia und hat somit eine protektive Wirkung gegenüber mechanischen Irritationen. Darüber hinaus konnte in Kulturversuchen mit humanen Chondrozyten nachgewiesen werden, dass es zu einer Stimulation der Proteoglykanproduktion kommt.

Wegen der nachgewiesenen physikalischen Wirkmechanismen wurde das Präparat auch als Medizinprodukt zugelassen. Hyaluronsäurepräparate, die als Arzneimittel zugelassen sind, können zu Lasten der Krankenversicherung rezeptiert werden und sind Apothekenpflichtig. Die Kosten für Hyaluronsäurepräparate, die als Medizinprodukte zugelassen sind, muss der Patient in aller Regel zunächst selbst übernehmen.

Derzeit gibt es weitere Forschungsaktivitäten mit Substanzen, die Einflüsse auf den Knorpelstoffwechsel haben können. Zu folgenden Substanzen liegen bereits einige Ergebnisse vor: Wachstumshormon, Inhibitoren von Proteinasen, Cytokine, Insulin like growth factor (IGF-1), Transforming growth factor (TGF), Fibroblast growth factor (FGF). Weitere Studien sind hier noch notwendig.

Bandagen

Als Ursachen von patellofemoralen Schmerzen werden in der Literatur verschiedene Angaben gemacht. Häufig genannt werden dabei:
- Insuffizienz des M. vastus medialis obliquus
- zu straffe laterale Retinacula
- zu großer Q-Winkel
- verkürzte ischiokrurale und Wadenmuskulatur
- verstärkte Valgusstellung des Kniegelenks
- Patella alta/baja
- verstärkte Pronation des Fußes
- patellofemorale Inkongruenz

Ron Grelsamer fasst all diese Ursachen in folgender Hypothese zusammen: „Most/All pain is caused by malalignment."

Entscheidend ist dabei die Position der Patella im femoralen Gleitlager. Idealerweise ist die Patella so zentriert, dass die patellofemoralen Kontaktflächen möglichst groß sind und der Anpressdruck und die Belastung im gesamten Bewegungsablauf möglichst gleichmäßig auf den gesamten Gelenkknorpel verteilt wird. Die auf die Patella einwirkenden Kraftvektoren (Sehnen/Muskeln und passiven Haltestrukturen) sollten im Gleichgewicht stehen. Eine Dysbalance der Kräfte führt zu Fehlstellungen und falschen Bewegungsabläufen.

Das Behandlungsziel sollte darin bestehen, die Patella in eine möglichst ideale Position zu bringen. Hierzu sind Patellazentrierungs-Orthesen häufige Hilfsmittel. Zunächst muss jedoch die Idealposition der Patella in den drei Ebenen des Raumes, der relativen Lage zur Beinachse und der Trochlea beurteilt werden. Sie kann sowohl statisch als auch dynamisch durch vier Komponenten bestimmt sein. Diese vier Komponenten sind:

- „Glide"   seitliche Verschiebung der Patella in der Frontalebene
- „Tilt"   seitliche Verkippung der Patella in der Sagittalebene
- „Rotation" Verdrehung der Patella um die Längsachse des Femur
- „A/P-Tilt" Verkippung der Patella in der Horizontalebene

Die zur Korrektur der Patella verwendeten Orthesen haben meist eine Pelotte oder einen Ring aus Silikon, um die Kniescheibe in der richtigen Position zu halten. Finestone konnte in seiner Studie jedoch keine besseren Resultate patellofemoraler Schmerzen durch die Verwendung von elastischen Bandagen mit Silikonring (Genutrain) nachweisen.

Gute Ergebnisse dagegen berichtet McConnell bei der primären Korrektur der Patellaposition durch Tape-Verbände. Gleichzeitig muss dabei aber ein gezieltes Muskeltraining zur aktiven Stabilisierung der Kniescheibe und der Beinachse, sowie zur Becken- und Fußkontrolle durchgeführt werden. Wenn nötig kann die Fußkontrolle auch mit korrigierenden Einlagen unterstützt werden. Die primäre Korrektur der Patellaposition zur Schmerzreduktion ist dabei eine wesentliche Voraussetzung, um ein effektives Krafttraining überhaupt erst durchführen zu können.

Auf dem gleichen Prinzip wie den Taping-Techniken der Patella basiert ein neuartiges Orthesen-System, das als On-Track auf dem Markt ist. Das System besteht aus fünf Teilen: Einem Taping-Pflaster, das direkt auf die Haut aufgebracht wird, einer Neopren-Manschette, einem Neopren-Riemen, der die Stellung der Patella korrigiert, einem Aktivator des M. vastus medialis obliquus und einem Videofilm zur Anleitung der Patienten.

Eine zirkuläre infrapatellare Kniebandage (Kasseler Patellarsehnenbandage) hat eine Erhöhung des intrapatellaren Drucks zum Ziel. Es konnte durch EMG-Messungen gezeigt werden, dass es hierdurch zu einer reflektorischen Aktivierung des M. quadriceps kommt, wobei der mediale Anteil stärker betroffen ist. Weiterhin kommt es zu einer signifikant schnelleren Aktivierung bei plötzlicher Belastung. Allerdings ist nicht eindeutig geklärt auf welche Weise die genannten Effekte zustande kommen.

Strobel konnte durch eine Lagerungsschiene bei hinteren Kreuzbandrupturen, die den Unterschenkel in eine vordere Schubladenposition bringt, eine mechanische Entlastung des Patellofemoralgelenks mit Reduktion retropatellarer Schmerzen beobachten.

Ebenso wie die medikamentöse Therapie ist jedoch auch die Behandlung mit Bandagen, Orthesen oder Tape nur eine adjuvante Therapie. Der Erfolg steht und fällt mit der Bereitschaft des Patienten an seinem Problem zu arbeiten. Nur durch ständiges Trainieren und Korrigieren kann eine Schmerzfreiheit erzielt werden.

Literatur

Arrol B, Ellis-Pegler E, Edwards A, Sutcliffe G (1997) Patellofemoral Pain Syndrome: A Critical Review of the Clinical Trials on Nonoperative Therapy. Am J Sports Med 25:207-212

Boindin P, Michel P (1993) Die krankengymnastische Behandlung des femoropatellaren Schmerzsyndroms nach dem McConnell-Konzept. Krankengymnastik 45:432-436

Deal CD, Moskowitz RW (1999) Nutraceuticals as Therapeutic Agents in Osteoarthritis. The Role of Glucosamine, Chondroitin Sulfate, and Collagen Hydrolysate: Osteoarthritis and Cartilage. Rheumatic Disease Clinics of North America 25:345-357

Eckstein F, Putz R, Müller-Gerbl M, Steinlechner M, Benedetto KP (1993) Cartilage Degeneration in the Human Patellae and ist Relationship to the Mineralisation of the Underlying Bone: A Key to the Understanding of Chondromalacia Patellae and Femoral Arthrosis? Surg Radiol Anatom 15:279-286

Fassbender HG, Zwick J (1995) Neue Forschungsergebnisse auf dem Gebiet der Osteoarthrose. Med Wschr 145:96-98, Wien

Finestone A, Radin E, Lev B et al (1991) Treatment of Overuse Patellofemoral Pain. Prospective randomized controlled clinical trial in a military setting. Clin Orthop 293:208-210

Geißlinger G, Brune K (1994) Medikamentöse Therapie der Arthrose mit nichtsteroidalen Antiphlogistika. Praktische Orthopädie, Band 25:55-60

Grace KJ (1999) Reduction in Pain during Functional Activities following the Application of a Patellar Realignment Brace. Begleitschrift zu: On-Track-Knieorthesen-System

Grelsamer R (1999) Most/All Pain ist caused by „Malalignment". Präsentiert beim Patellofemoral Study Group Annual Meeting

Gutenbrunner C, Hildebrandt HD, Schaff P, Gehrke A (1997) Untersuchungen über Wirkung und Wirksamkeit funktioneller Kniebandagen bei Chondropathia patellae und Gonarthrosen. Orthop Praxis 1:52-58

Hawkey CJ (1999) COX-2 inhibitors. Lancet 353:307-314

Hochberg MC, Altmann RD, Brandt KD et al (1995) Guidelines for the Medical Management of Osteoarthritis. Part II, Osteoarthritis of the Knee. Arthritis Rheum 38:1541-1546

Kannus P, Natri PA, Paakkala T, Jarvinen M (1999) An outcome study of chronic patellofemoral pain syndrom. Seven-year follow-up of patients in a randomized, controlled trial. J Bone Joint Surg AM 81:355-363

Kohn D, Münch OE (1988) Der pathologische arthroskopische Befund im Patellofemoralgelenk und seine klinische Bedeutung. Orthop Praxis 24:145-147

Kowall MG, Kolk G, Nuber BW, Cassisi JE, Stern S (1996) Patellar Taping in the Treatment of Patellofemoral Pain. A Prospective Randomized Study. Am J Sports Med 24:61–66

Lussier A, Cividino AA, McFarlane CA et al (1996) Viscosupplementation with Hyalan for the Treatment of Osteoarthritis: Findings from Clinical Practice in Canada. J Rheumatol 23:1579–1585

McConnell J (1986) The Management of Chondromalacia Patellae. A Long Term Solution. Australian J Phys Ther 32:215–223

Möllmann HW, Armbruster B, Barth J et al (1990) Analyse von Form, Korngrößenverteilung und Aggregation der Kristalle in Glukocortikoid-Depotpräparaten. Akt Rheumatol 15:101–124

Münch EO (1999) Correlation of Clinical Symptoms – Examination and patellofemoral Chondromalacia. Präsentiert beim Patellofemoral Study Group Annual Meeting

Noack W, Merz E (1995) Aktueller Stand bei der Behandlung von degenerativen Gelenkerkrankungen mit sogenannten Chondroprotektiva. Praktische Orthopädie, Band 25:61–68

Schaff P, Luber M, Mößmer C, Rosemeyer B (1995) Der Effekt infrapatellarer Sehnenbandagen auf das EMG-Muster. Sportorthopädie-Sporttraumatologie 11:118–124

KAPITEL 13 Eine vergleichende Langzeitstudie zur konservativen Therapie des patellofemoralen Schmerzsyndroms

M. JÄRVINEN, P. KANNUS, A. NATRI, T. PAAKKALA

■ Einleitung

Das retropatellare Schmerzsyndrom wird charakterisiert durch retropatellare Schmerzen sowie Krepitationen bei Aktivitäten wie beispielsweise Hocken, Treppensteigen, Rennen und Springen. Pseudoblockaden der Kniescheibe, Schnappen der Kniescheibe, Kniesteife und Kniegelenkergüsse können ebenfalls auftreten. Das Schmerzsyndrom wird am häufigsten bei jungen Erwachsenen beobachtet. Eine Form der pathologischen Änderungen im Gelenkknorpel der Patella, die Chondromalazie, wird charakterisiert durch bereits makroskopisch sichtbare Knorpelerweichung, Rissbildung sowie Fragmentation. Diese können retropatellaren Schmerz und Krepitationen bei Aktivitäten hervorrufen, die das Gelenk belasten [5, 6]. Ein retropatellarer Schmerz kann jedoch ebenso wie Krepitationen bei ähnlichen Aktivitäten oder bei Kompression der Kniescheibe durch Reiben gegen die Femurkondylen ohne den Nachweis von Knorpelschäden auftreten.

Der Zusammenhang zwischen retropatellaren Schmerzen und der Chondromalazie wird kontrovers diskutiert. Einige Studien haben gezeigt, dass trotz arthroskopisch nachgewiesener Schädigung des patellaren Knorpels die Patienten symptomfrei sind [1, 4]. Einige Autoren haben keinen Zusammenhang zwischen dem Ausmaß der makroskopisch sichtbaren Knorpelschäden und dem Ausmaß der Symptome gefunden [2, 7]. Obwohl die Ätiologie und Pathogenese des patellofemoralen Schmerzsyndroms nur unvollständig verstanden werden, gibt es viele prädisponierende Faktoren, z. B. ein akutes Trauma, Überbeanspruchung, Immobilisation, Übergewicht, genetische Prädisposition, Malalignment der Quadrizepsmuskulatur, angeborene Anormalitäten der Kniescheibe und wiederholte intraartikuläre Injektionen von Kortikosteroiden [1, 5, 6]. Es kann passieren, dass das retropatellare Schmerzsyndrom einen chronischen Charakter annimmt und die Schmerzen den Patienten zwingen, die normalen Aktivitäten einzuschränken. Einige Autoren machen das retropatellare Schmerzsyndrom für die Entstehung einer patellofemoralen Arthrose verantwortlich [3, 4, 12].

Das Ziel der vorliegenden Studie war, die Überprüfung der Langzeitergebnisse von Patienten, die konservativ behandelt worden sind.

Wir untersuchten die 7-Jahres-Ergebnisse im Rahmen einer randomisierten Doppelblindstudie, in welcher die Kurzzeiteffekte (6monatig) einer spezifischen medikamentösen Therapie (Gykosaminoglykanpolysulfat), mit einem Plazebo und mit alleinigem Quadrizepsmuskeltraining verglichen wurden.

Material und Methoden

Kriterien für die Aufnahme in die Studie, die auf vorausgegangene Studien bezüglich des retropatellaren Schmerzsyndromes basierte waren:
- Ein Patientenalter zwischen 15 und 50 Jahren mit geschlossenen Epiphysenfugen
- Keine weiteren Erkrankungen oder Einnahme von Medikamenten
- Eine typische Anamnese und Symptome eines retropatellaren Schmerzsyndroms in einem Knie (von mindestens 2 Monaten Dauer) bei Aktivitäten wie Springen, Rennen, Hocken, Treppensteigen; retropatellares Krepitieren beim Hocken, retropatellarer Schmerz bei langanhaltender Flexion mit Rückgang der Schmerzen bei Extension
- Typische Zeichen eines patellofemoralen Schmerzsyndroms in einem Knie (retropatellarer Schmerz und Krepitation bei patellarer Kompression, Reiben oder Apprehension-Test oder retropatellarer Schmerz im Zusammenhang mit einbeiniger Kniebeuge)
- Kein Hinweis auf andere Abnormalitäten des Kniegelenks
- Keine Hinweise einer Arthrose, Osteochondrosis dissecans, freier Gelenkkörper oder anderer Abnormalitäten, die auf Röntgenbildern in 2 Ebenen unter Belastung, einer Frik-Aufnahme oder einer Patellatangentialaufnahme sichtbar waren.

53 Patienten (25 Männer und 28 Frauen) mit charakteristischen unilateralen patellofemoralen Schmerzen nahmen an der Studie teil. Das mittlere Alter betrug 27±9 Jahre. Die durchschnittliche Dauer der Symptome vor der Studie betrug 16±19 Monate. Das rechte Knie war bei 31 Patienten, das li. Knie bei 22 Patienten betroffen. Nach klinischen und radiologischen Untersuchungen und Messung der max. Kraft des M. quadriceps wurden die Patienten randomisiert und in eine der 3 Behandlungsgruppen eingeteilt. Die Patienten der Gruppe A wurden 6 Wochen lang konservativ behandelt mit einer Reduktion sämtlicher schmerzprovozierender Aktivitäten, täglicher intensiver isometrischer Übungen für den M. quadriceps und Einnahme von nichtsteroidalen Antirheumatika (NSAR). Die Patienten der Gruppe B erhielten die gleiche konservative Therapie und 5 intraartikuläre Injektionen (1 pro Woche) eines Plazebopräparates, das aus 1 ml einer 0,9%igen NaCl-Lösung, kombiniert mit 1 ml einer Lidocain-Lösung bestand. Die Patienten der Gruppe C wurden behandelt wie jene Patienten

der Gruppe B mit Ausnahme, dass an Stelle der physiologischen Kochsalzlösung 1 ml einer Glykosaminoglykanpolysulfatlösung (50 mg pro ml) benutzt wurde. Unter Annahme einer 5%-Wahrscheinlichkeit eines Typ I-Fehlers (p=0,05) und einer Potenz von 80% (Typ II-Fehler, p=0,20), war eine Gruppengröße von 48 Patienten (16 Patienten pro Gruppe) notwendig, um eine 90%ige Erfolgsrate in der Gruppe zu erkennen, die Glykosaminoglykanpolysulfat erhielt, wenn eine 50%ige Erfolgsrate in den Kontrollgruppen vorhergesagt wurde.

Jeder Patient wurde von einem der 2 Autoren (P.K. und A.N.) untersucht. Die Untersuchungen erfolgten entsprechend des Studienregimes nach 6 Monaten und nach 7 Jahren. Die mittlere Nachbeobachtungszeit betrug 6,6±1,3 Jahre, gerechnet vom Beginn der Behandlung und 7,9±1,9 Jahre vom Einsetzen der Symptomatik.

■ **Evaluation der subjektiven Parameter.** Schmerzen während der Aktivitäten wurden mit der klassischen 100-mm-visuellen Analogskala (VAS) bestimmt. 0 Punkte zeigten Schmerzfreiheit an, 100 Punkte intensiven Schmerz [1]. Im Rahmen der 6-Monats-Kontrolle und der 7-Jahres-Kontrolle wurde zusätzlich eine 5-Punkte-Skala benutzt, um einen umfassenden subjektiven Befund zu erheben. Hier zeigte ein Punkt ein vollständig asymptomatisches Knie an, 5 Punkte ein Knie, dass ausgeprägtere Symptome hatte als vor Beginn der Behandlung.

■ **Evaluation der Funktion.** Die funktionelle Evaluation des Kniegelenks wurde mit Hilfe der standardisierten Scores von Lysholm und Gillquist und von Tegner et al. [9, 13] erhoben.

Die isometrische Kraft der Quadrizepsmuskulatur wurde in 60°-Flexionsstellung des Kniegelenks gemessen. Diese Untersuchung wurde mit Hilfe eines standardisierten isometrischen Dynamometers (Digitest, Muurame, Finnland) zu Beginn der Studie, nach 6 Monaten sowie nach 7 Jahren durchgeführt.

Darüber hinaus wurden 3 zusätzliche funktionelle Untersuchungen durchgeführt [6]. Für 2 dieser Untersuchungen diente eine 4-Punkte-Skala für die Fähigkeit auf dem erkrankten Bein zu hüpfen bzw. im Entengang zu gehen. Ein Punkt zeigte an, dass diese Aktivität ohne jegliche Schwierigkeit oder Schmerzen durchgeführt werden konnte, 4 Punkte, dass die Bewegungen wegen intensiver Schmerzen unmöglich waren. Im 3. Test mussten 25 Kniebeugen durchgeführt werden. 1 Punkt zeigte an, dass der Patient diesen Test nicht ohne Schmerzen durchführen konnte, 2 Punkte, dass der Patient lediglich 5 Beugen schaffte, 3 Punkte 6–10 Beugen und 7 Punkte zeigten an, dass der Patient mehr als 25 Kniebeugen ohne Schmerzen ausüben konnte.

- **Klinische Untersuchung.** Zu den vorbestimmten Untersuchungszeitpunkten wurden die Patienten nachuntersucht und 3 patellofemorale Parameter erhoben. Diese schlossen zum einen Schmerzen im Rahmen des Kniescheibenkompressionstestes, Schmerzen beim Apprehension-Test und Krepitationen beim Kompressionstest ein [3, 4].

- **Magnetresonanztomografie und Nativröntgen.** Bei keinem der Patienten waren Magnetresonanztomografiebilder zu Beginn der Studie angefertigt worden. Bei der 7-Jahres-Kontrolle wurde das Ergebnis mit Hilfe der Magnetresonanztomografie und Nativröntgenaufnahmen der betroffenen und kontralateralen Kniegelenke erhoben. Besonderes Augenmerk wurde auf das patellofemorale Gelenk und hier insbesondere auf frühe wie auch fortgeschrittene Zeichen einer Arthrose gelegt [5, 10, 11]. Diese Untersuchungen erfolgten durch einen der Autoren (T.P.) sowie einen Radiologen ohne Kenntnis der Vorgeschichte. Die MRT-Untersuchung wurde mit einer 0,5-Tesla superconducting magnetic-resonance-imaging unit (Gyroscan T5; Philips Medical Systems, Best, Niederlande) durchgeführt.

Alle MRT's sind in Extensionsstellung des Kniegelenkes angefertigt worden. Es wurde besonders darauf geachtet, dass das retropatellare Gelenk gut zur Darstellung kam. Die Parameter, Dicke, Signalintensität des patellaren Knorpels sowie die Oberflächenbeschaffenheit sind dokumentiert worden [10]. Jeder Befund des MRT's des erkrankten Kniegelenks wurde mit den Bildern des kontralateralen Kniegelenks verglichen. War der Befund auf der betroffenen Seite schlechter, ist die Differenz dokumentiert und als Abnormalität, verbunden mit einem retropatellaren Schmerzsyndrom dokumentiert worden. Darüber hinaus wurden Standard-Nativröntgenaufnahmen in antero-posteriorer sowie seitlicher Strahlenrichtung unter Belastung angefertigt, sowie Aufnahmen nach Frik und Tangentialaufnahmen der Patella mit einer Kniegelenkbeugung von 30°.

- **Ergebnisse**

- **Evaluation der subjektiven Ergebnisse.** Der Schmerz-Score, wie er von den Patienten auf der 100-mm-visuellen-Analogskala angegeben wurde, verbesserte sich signifikant zwischen der Eingangs- und der 7-Jahres-Untersuchung ($p = 0{,}001$). Die am stärksten auffallende Veränderung der Symptomatik fand im Rahmen der 6-Monats-Nachuntersuchung verglichen mit dem Ausgangsbefund statt. Die geringfügige zusätzliche Verbesserung, die wir zwischen der 6-Monats- und der 7-Jahres-Untersuchung verzeichneten, war nicht signifikant. 30 (67%) der 45 Patienten berichteten, dass der Gesamtzustand des Kniegelenkes nach 6 Monaten exzellent war, verglichen mit 36 Patienten (80%) nach 7 Jahren ($p = 0{,}18$).

11 (24%) der 45 Patienten bemerkten Symptome im Bereich des vormals asymptomatischen, kontralateralen Kniegelenks im Untersuchungsintervall. Dies untermauert die Vorstellung, dass einige Patienten Symptome des retropatellaren Schmerzsyndromes in beiden Kniegelenken haben können.

■ **Evaluation der Funktion.** Die Lysholm und Tegner-Scores stiegen im Laufe der Zeit an, ebenso die Werte für die Muskelkraft. Die Besserung jeder dieser Parameter war hochsignifikant (Grundlinien verglichen mit 7-Jahres-Werten, p=0,001 für die Lysholm- u. Gillquist-Scores und p=0,001 für die Muskelkraft). Mit den zur Verfügung stehenden Zahlen war keine signifikante Änderung zwischen der 6-Monats- und 7-Jahres-Nachuntersuchung nachzuweisen.

Alle 45 Patienten wiesen Symptome bei jedem Kniefunktionstest bei der Erstuntersuchung auf (Tabelle 1). Die meisten Patienten waren nach 6 Monaten asymptomatisch. Wir konnten keine signifikante Änderung der Ergebnisse zwischen 6 Monaten und 7 Jahren nachweisen (Tabelle 1). Es kann also festgehalten werden, dass die guten funktionellen Resultate, die nach 6 Monaten konstatiert worden sind, über die gesamte Zeit gehalten werden konnten. Bei den meisten Patienten schritt die Krankheit nicht zu einer chronischen Beeinträchtigung voran.

Tabelle 1. Ergebnisse der funktionellen Tests des Kniegelenks[a]

Test	Grundlinie	Nach 6 Monaten	Nach 7 Jahren	p-Wert für die Differenz zw. 6 Mon. und 7 Jahren[b]
Springen mit betroffenem Bein	0	35 (78%)	34 (76%)	1,000
Entengang	0	39 (87%)	36 (80%)	0,380
25 Kniebeugen	0	32 (71%)	32 (71%)	1,000

[a] n=45
[b] Angelehnt an den McNemar-Test

Tabelle 2. Ergebnisse der Untersuchung des Patellakompressions- und Apprehension-Test sowie der Krepitationen beim Kompressionstest [a]

Test	Grundlinie	Nach 6 Monaten	Nach 7 Jahren	p-Wert für die Differenz zw. 6 Mon. und 7 Jahren [b]
Keine Symptome beim Patellakompressionstest	0	45 (93%)	30 (67%)	0,002
Apprehension-Test	0	40 (89%)	31 (69%)	0,023
Keine Krepitation beim patellaren Kompressionstest	0	19 (42%)	9 (20%)	0,021
Restitutio ad integrum nach Definition des Untersuchers	0	34 (76%)	30 (67%)	0,420

[a] n = 45
[b] McNemar-Test

■ **Klinische Evaluation:** Zum Zeitpunkt der ersten Untersuchung hatten alle 45 Patienten Symptome beim Patellakompressions- und Apprehension-Test, wie auch Krepitationen beim Kompressionstest (Tabelle 2). Nach 6 Monaten nahm die Zahl der Patienten, die keine Symptome oder Krepitationen bei diesen Test zeigten, deutlich zu. Allerdings nahm die Zahl der Patienten ohne Symptome bei patellarer Kompression oder beim patellaren Apprehension-Test bis zur 7-Jahres-Kontrolle wieder ab, u. z. von 42 (93%) und 40 (89%) auf 30 (67%) und 31 (69%). Diese Änderungen waren signifikant (p = 0,02 und p = 0,023). Obwohl nur 19 Patienten (42%) nach 6 Monaten keine Krepitationen beim Patellakompressionstest zeigten, nahm die Zahl im Laufe der Zeit weiter ab: Auf 9 Patienten (20%) nach 7 Jahren (p = 0,021). Die klinische Untersuchung zeigte den gleichen Trend. Hier hatten 34 Patienten (76%) einen kompletten Rückgang der Symptomatik nach 6 Monaten, verglichen mit 30 (67%) nach 7 Jahren. Hingegen sind die Änderungen bei der Anzahl der untersuchten Patienten nicht signifikant (p = 0,420) (Tabelle 2).

Die Ergebnisse der klinischen Untersuchung waren nicht so gut wie diejenigen der subjektiven und funktionellen Erhebungen. Sie wurden mit der Zeit schlechter. Hingegen wiesen 2/3 der Patienten eine Restitutio ad integrum nach 7 Jahren auf, wie die Beurteilung durch den Untersucher ergab.

■ **Befunde des MRT und der Nativröntgenaufnahmen:** Keiner der Patienten hatte ein MRT zum Zeitpunkt des Studienbeginnes. Nach 7 Jahren waren bei 37 Patienten MRT's sowie Röntgenbilder verfügbar. Diese Bilder zeigten in 24 Fällen (65%) keinerlei Pathologien; geringe Abnormalitäten wie beispielsweise eine geringe Abnahme der Dicke des retropatellaren Knorpels, eine leichte Zunahme der Signalintensität des retropatellaren Knorpels oder eine geringe Rauheit der Patellaoberfläche bei 4 Patienten (11%); mäßige Pathologien ließen sich bei 7 Patienten (19%) erkennen. Deutliche Veränderungen (Retropatellararthrose) fand man bei 2 Patienten (5%). Die Röntgenaufnahmen der Kniescheibe ergaben keine Veränderungen bei 30 Patienten (81%); geringe Veränderungen wie beispielsweise kleine osteophytäre Anbauten, geringe subchondrale Sklerosierungen oder geringe Verjüngungen des retropatellaren Gelenkspaltes ließen sich bei 6 Patienten (16%) beschreiben. Wesentliche Veränderungen (retropatellare Arthrose) waren nur bei einem Patienten (3%) nachweisbar.

Dies führt zu dem Schluss, dass das retropatellare Schmerzsyndrom bei den meisten Patienten nicht zu einer retropatellaren Arthrose im 7-Jahres-Intervall führen muss.

■ Diskussion

Die vorliegende prospektive 7-Jahres-Nachuntersuchung der Patienten, die chronische retropatellare Schmerzsyndrome hatten, zeigte gute subjektive und funktionelle Resultate, die bereits nach 6 Monaten konstatiert werden konnten und sich auf einem konstant guten Niveau hielten (Tabelle 1). Darüber hinaus führte dieses Erkrankungsbild bei den meisten Patienten nicht zu einer retropatellaren Arthrose oder einer Osteopenie, wie man dies mit einer Magnetresonanztomografie oder Röntgenaufnahmen nachweisen kann. Hingegen waren die Ergebnisse der klinischen Untersuchung nach 7 Jahren nicht so gut wie diejenigen der subjektiven und funktionellen Ergebnisse. Nach 7 Jahren waren signifikant weniger Patienten symptomärmer bei patellarer Kompression und dem Apprehension-Test bzw. hatten keine patellaren Krepitationen im Vergleich zu denjenigen, die nach 6 Monaten nachuntersucht worden sind. Trotzdem wiesen 2/3 aller Patienten eine Resitutio ad integrum nach 7 Jahren auf, was durch den untersuchenden Arzt beurteilt wurde (Tabelle 2). Daraus schließen wir, dass die Langzeitprognose der Patienten, die konservativ behandelt werden gut erscheint. Bei den meisten Patienten führt das retropatellare Schmerzsyndrom nicht zu einem chronischen Leiden oder radiologischen Veränderungen. Unseres Wissens ist dieses die erste prospektive Langzeitstudie, in welcher Patienten mit einem retropatellaren Schmerzsyndrom nicht nur mit subjektiven, funktionellen und klinischen Parametern nachuntersucht wurden, sondern auch mit bildgebenden Methoden. Einschränkend muss gesagt werden, dass unsere Studie einige Limitationen aufweist. Die Dauer der Nachuntersuchungszeit von 7 Jahren vom Beginn der Behandlung (8

Jahre nach Eintreten der Symptome) ist nicht geeignet, definitive Schlüsse zu ziehen. Trotz der guten subjektiven und funktionellen Ergebnisse hatten noch 36 (80%) der 45 Patienten charakteristische retropatellare Krepitationen beim Patellakompressionstest. Die Bedeutung dieses Befundes ist hingegen unbekannt. Nur eine Nachuntersuchungszeit von 10–20 Jahren wird ein klareres Bild des natürlichen Verlaufes dieser Erkrankung zeichnen.

Es gibt keine einheitliche Lehrmeinung, wie man einen Patienten mit einem patellofemoralen Schmerzsyndrom behandeln soll. Ein systematisches Training des M. quadriceps ist bereits von vielen Autoren empfohlen worden [1–4, 7, 11, 12].

Zusammenfassend lässt diese prospektive Studie erkennen, dass nach 7 Jahren Patienten, die konservativ bezüglich des retropatellaren Schmerzsyndroms behandelt wurden, ein gutes Ergebnis aufweisen, wie die subjektiven, funktionellen und klinischen Untersuchungen sowie die bildgebenden Verfahren zeigten. Nahezu 2/3 der Patienten wiesen eine Restitutio ad integrum nach 7 Jahren auf. Lediglich wenige Patienten litten unter einer Beschwerdepersistenz oder einer retropatellare Arthrose. Um den natürlichen Verlauf des patellofemoralen Schmerzsyndroms zu verfolgen, sind längere Nachbeobachtungszeiten erforderlich.

Literatur

1. DeHaven KE, Dolan WA, Mayer PJ (1979) Chondromalacia patellae in athletes. Clinical presentation and conservative management. Am J Sports Med 7:5–11
2. Dugdale TW, Barnett PR (1986) Historical backround: patellofemoral pain in young people. Orthop Clin North America 17:211–219
3. Editorial (1981) Chondromalacia patellae. British Med J 282:1014
4. Editorial (1985) Chondromalacia patellae. Lancet 1:558–559
5. Fulkerson JP, Shea KP (1990) Current concepts review. Disorders of patellofemoral alignment. J Bone Joint Surg 72-A:1424–1429
6. Kannus P, Natri A, Niittymäki S, Järvinen M (1992) Effect of intraarticular glycosaminoglycan polysulfate treatment of patellofemoral pain syndrome. A prospective, randomized double-blind trial comparing glycosaminoglycan polysulfate with placebo and quadriceps muscle exercises. Arthrit Rheumat 35:1053–1061
6a. Kannus P, Natri A, Paakkala T, Jarvinen M (1999) An outcome study of chronic patellofemoral pain syndrome. Seven-year follow-up of patients in a randomized, controlled trial. J Bone Joint Surg 81-A:355–363
7. Karlsson J, Thomeé R, Swärd L (1996) Eleven year follow-up of patello femoral pain syndrome. Clin J Sports Med 6:22–26
8. Kujala UM, Österman K, Kvist M, Aalto T, Friberg O (1986) Factors predisposing to patellar chondropathy and patellar apicitis in athletes. Internat Orthop 10:195–200
9. Lysholm J, Gillquist J (1982) Evaluation of knee ligament surgery results with special emphasis on use of a scoring scale. Am J sports Med 10:150–154
10. McCauley TR, Kier R, Lynch KJ, Jokl P (1992) Chondromalacia patellae: diagnosis with MR imaging. AJR: Am J roentgenol 158:101–105

11. MacIntyre DL, Robertson DG (1992) Quadriceps muscle activity in women runners with and without patellofemoral pain syndrome. Arch Phys Med Rehab 73:10–14
12. Messier SP, Davis SE, Curl WW, Lowery RB, Pack RJ (1991) Etiologic factors associated with patellofemoral pain in runners. Med Sci Sports Exerc 23:1008–1015
13. Tegner Y, Lysholm J, Odensten M, Gillquist J (1988) Evaluation of cruciate ligament injuries. A review. Acta Orthop Scandinavica 59:336–341

Operative Therapie I: Realignment

KAPITEL 14 **Die Spaltung des Retinaculum patellae laterale in arthroskopischer Technik**

H.-J. Eichhorn

Indikation

Grundsätzlich gehört die laterale Retinakulumspaltung zu den eher selten durchgeführten arthroskopischen Operationen. Zu berücksichtigen ist hierbei, dass die Patella wie eine Marionette an verschiedenen „Einflussfäden" hängt und die Störung des patellofemoralen Systems oft eine multifaktorielle Ursache hat. Die Indikation wird bei uns nur gestellt, wenn die Patienten
- konservativ ausbehandelt sind,
- der Patella-Glide-Test 0 oder 1 beträgt,
- beim Tilt (Patellakippung) Minusgrade oder 0° vorliegen und der
- Q-Winkel >15° beträgt.

Speziell alle krankengymnastischen Maßnahmen wie Dehnung des Tractus iliotibialis, des M. rectus femoris und der Ischiokruralmuskulatur sowie Schulung des M. vastus medialis und Koordinationsübungen zur Synchronisation der Oberschenkelmuskulatur müssen erfolgt sein. Die laterale Retinakulumspaltung ist als Ultima ratio bei den oben angegebenen Indikationen des ventralen Knieschmerzes zu sehen.

Vor der arthroskopischen lateralen Retinakulumspaltung erfolgt die arthroskopische Behandlung von Knorpelschäden, Entfernung freier Gelenkkörper, Resektion von hypertroph narbig veränderten synovialen Falten und Resektion der peripatelleren Synovialitis.

Bereits 1982 wies Tom Rosenberg darauf hin, dass die arthroskopische laterale Retinakulumspaltung nur mit hochfrequenzchirurgischen Geräten durchgeführt werden sollte. Er legte damals auch die wissenschaftliche Basis für das limitierte laterale Release mit dem er nachweisen konnte, dass eine laterale Lösung der Patella möglich war, ohne den Vastus lateralis und den Fettkörper zu verletzen.

Bei der arthroskopischen lateralen Retinakulumspaltung ist der Vastus lateralis durchscheinend sichtbar. Das Spalten in den Vastus lateralis hinein sollte vermieden werden, da es hierbei zu schmerzhaften Muskelnarben kommt.

OP-Technik

Der Patient wird auf dem OP-Tisch gelagert, eine Blutsperrenmanschette wird angelegt, jedoch nicht aufgepumpt. Um genügend Spaltungsfläche zu erreichen, wird ein tiefes laterales Portal und ein hohes mediales Portal gelegt. Durch diese Zugänge wird zunächst die intraartikuläre Pathologie saniert. Dann wird das Arthroskop nach medial umgesteckt und der Arthroresektor in das laterale Portal eingeführt. Der Generator wird auf maximale Leistung gestellt, um eine hinreichend große Nekrosezone zu erzeugen. Der Spaltungsvorgang verläuft sehr langsam, um eine ausreichende thermische Wirkung an den Spaltungsrändern zu erzielen. Manchmal sichtbare Gefäße werden gezielt koaguliert. Zum Abschluss der Spaltung sollte der laterale Tilt (die Patellakippung) ca. 20° betragen. Es wird eine Drainage eingelegt und ein Druckverband appliziert.

Ergebnisse

Von Januar 1999 bis Oktober 1999 führten wir 48 arthroskopische Spaltungen des lateralen Retinakulums durch.

Komplikationen:
- Infektionen   0
- Thrombosen   0
- Nachblutung   2
- Punktionsbedarf 1

Ergebnisse nach sechs Monaten:
- Tilt <5 bei   45
- beschwerdefrei   19
- deutlich gebessert   20
- unverändert   5
- verschlechtert   1

Zusammenfassung

Vorteile der arthroskopischen Technik:
- Kein separater Hautschnitt,
- Mitspaltung der suprapatellaren Septumanteile möglich,
- Vermeidung einer Verletzung des M. vastus lateralis,
- Blutstillung möglich,
- Nekrosezone ca. 90 Micron am Spaltungsrand.

Seit 1983 hat sich bei uns die arthroskopische laterale Retinakulumspaltung mit der Hochfrequenzchirurgie bewährt und wir sehen auch für die Zukunft keinen Anlass, das Verfahren zu verlassen. Eine Indikation zum offenen Release besteht bei uns nur, wenn durch massive Osteophyten des lateralen Patellarandes die Mitresektion dieser Osteophyten notwendig wird.

KAPITEL 15 Die Spaltung des Retinaculum patellae laterale in offener Technik

D. KOHN

Die Spaltung des Retinaculum patellae laterale wird meist kurz als „Retinakulumspaltung" oder auch im deutschen Sprachraum als „Lateral Release" bezeichnet. Der Eingriff umfasst eine Durchtrennung sämtlicher Schichten des Retinaculum patellae laterale 1 bis 2 cm lateral des Kniescheibenrandes unter Mitdurchtrennung seiner Verstärkungszüge, des distalen patellotibialen Bandes und des proximalen epikondylopatellaren Bandes [6]. Das Verfahren kann in unterschiedlichen Techniken erfolgen:
- Es kann über einen Hautschnitt, dessen Länge der Inzision im Retinaculum entspricht, durchgeführt werden [23],
- es kann über einen nur 3 cm langen Hautschnitt in halbgedeckter Weise erfolgen [6, 12],
- es kann mit einer per Stichinzision eingeführten Schere verdeckt durchgeführt werden, oder
- die Spaltung kann vom Gelenkinneren her unter arthroskopischer Sicht erfolgen.

Indikationen zur Retinakulumspaltung

Die isolierte laterale Retinakulumspaltung dient zur Behandlung des vorderen Knieschmerzes bei lateral verkippter, lateralisierter Kniescheibe [20]. Für dieses Einsatzgebiet werden von manchen Operateuren die arthroskopischen oder subkutanen Techniken bevorzugt und auf eine Hautinzision verzichtet.

Die laterale Retinakulumspaltung wird mit zahlreichen anderen Eingriffen am Streckapparat kombiniert und erfolgt dann meist in offener Technik. So ist die Retinakulumspaltung Teil der operativen Behandlung einer angeborenen Kniescheibenluxation [8]. Zusammen mit der Versetzung des M. vastus medialis oder der Goldthwait Operation wird sie bei Kindern zur Behandlung der rezidivierenden Kniescheibenluxation oder Subluxation eingesetzt [21]. Zum Realignment des Streckapparates bei lateraler Patellasubluxation oder Luxation wird die Retinakulumspaltung mit der Insalloperation kombiniert [22, 24]. Bei gleicher Indikation werden mediale Raffung und laterale Retinakulumspaltung auch rein arthroskopisch durchgeführt [10, 19]. Schließlich wird die Retinakulumspaltung bei zusätzlicher beginnender patellofemoraler Arthrose mit der Anteromedialisierung der Tuberositas tibiae kombiniert [1].

Präoperative Diagnostik

Bei der klinischen Untersuchung gilt der Mobilität der Kniescheibe beim passiven Kniescheibenkipptest und beim Kniescheibenverschiebetest im Rahmen einer vollständigen Kniegelenkuntersuchung das größte Interesse. Die Tangentialaufnahme am 45° gebeugten Knie ist unverzichtbar [14]. Eine Knieinstabilität, insbesondere eine hintere Knieinstabilität als Ursache der retropatellaren Beschwerden, sollte ausgeschlossen werden. Die klinisch und röntgenologisch nach lateral verkippte Kniescheibe führt bei entsprechenden Beschwerden zur Indikationsstellung für eine isolierte Retinakulumspaltung.

Technik (Abb. 1)

Zeitgleich mit der Retinakulumspaltung kann eine Arthroskopie von Vorteil sein. Arthroskopisch werden zusätzliche Kniebinnenläsionen gefunden und behandelt. Insbesondere kann der Zustand des hyalinen Knorpels im gesamten Gelenk beurteilt werden. Ein Debridement chondromalazischer Bezirke mit grobschligem Knorpelzerfall wird unter arthroskopischer Sicht durchgeführt. Die Plica mediopatellaris oder Plica suprapatellaris lassen sich arthroskopisch besser diagnostizieren und behandeln als am geöffneten Knie. Mit dem von superolateral eingeführten Arthroskop wird die präoperative Diagnose einer Verkippung der Kniescheibe nach lateral mit fehlendem Gelenkkontakt der medialen patellofemoralen Gelenkhälfte auch bei höheren Beugegraden verifiziert. Falls die Membrana synovialis bei der Retinakulumspaltung unversehrt blieb, kann mit dem Arthroskop eine abschließende Erfolgskontrolle des Eingriffs erfolgen. Das von superolateral betrachtete patellofemorale Gelenkspiel sollte dann wieder den üblichen Kriterien, also Eintauchen der Kniescheibe in die Gleitrinne bei 20° Beugung und guter medialer und lateraler patellofemoraler Gelenkkontakt ab ca. 30° Beugung genügen [16].

Nach Beendigung des arthroskopischen Operationsteiles erfolgt am hängenden Kniegelenk im Oberschenkelbeinhalter jedoch ohne Blutsperre eine 3 cm lange Hautinzision, etwa 2 cm lateral des superolateralen Kniescheibenpols. Das Fettgewebe wird mit der Präparierschere von der Faszie abgeschoben. Mit selbstspreizenden Haken wird der Ansatzbereich des Musculus vastus lateralis an der Kniescheibe übersichtlich dargestellt. Die Inzision folgt dem Hinterrand der Sehne des Musculus vastus lateralis. Von einer Durchtrennung dieser Sehne wird heute abgeraten. Dagegen ist die Desinsertion des Musculus vastus lateralis obliquus [9] von der Sehne des Musculus vastus lateralis erforderlich. Sie wird mit dem Skalpell vorgenommen.

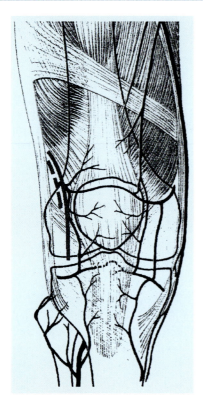

Abb. 1. Ausdehnung von Spaltung des Retinaculum (*durchgezogene Linie*) und Hautschnitt (*unterbrochene Linie*) am rechten Kniegelenk

Mit Schere und Finger wird danach das laterale Retinaculum bis zum Gelenkspalt vom darüberliegenden Subkutangewebe gelöst [12]. Die Darstellung distal zwischen Tuberculum Gerdyi und lateralem Rand des Ligamentum patellae erreicht den Gelenkspalt. Die Gelenkspalthöhe kann mit einer Kanüle markiert werden. Diese Kanüle steckt knapp proximal des Außenmeniskusvorderhorns. So wird in der Regel, wenn der Operateur proximal der Kanüle bleibt, sowohl eine Verletzung des Meniskusvorderhorns, als auch eine Durchtrennung der Arteria geniculata inferior lateralis (Abb. 2) vermieden. Bei Erstoperationen lässt sich unter vorsichtigem Präparieren mit der Schere zumeist die Retinakulumschicht von der darunterliegenden Membrana synovialis ablösen. Damit wird in Fortsetzung des proximalen Schnitts lateral des Kniescheibenoberrands begonnen. In dieser Höhe kreuzen die Vasa geniculata superiores laterales die Schnittführung. Die Gefäße verlaufen entweder zwischen Retinaculum und Synovialmembran oder innerhalb der Schicht des Retinaculum. Sie müssen unbedingt sorgfältig koaguliert werden. Danach wird die Schere mit leicht geöffneten Branchen in die Retinakulumschicht eingesetzt, sodass eine Branche subkutan und die andere zwischen Retinaculum und Membrana synovialis liegt. Die Durchtrennung erfolgt zunächst unter Sicht im Hautschnittverlauf, dann ohne

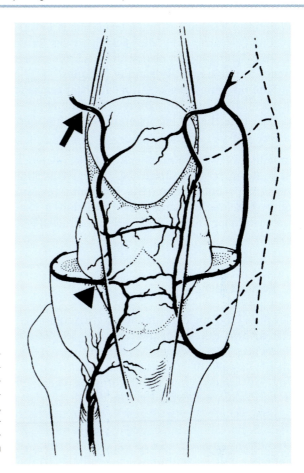

Abb. 2. Arterielle Gefäßversorgung der Knievorderseite (gezeichnet nach einem Ausgusspräparat). Arteria geniculata superior lateralis (*Pfeil*) und, selten, Arteria geniculata inferior lateralis (*Dreieck*) sind bei der Spaltung des lateralen Retinaculum gefährdet

Sicht weiter bis zur eingeschobenen Kanüle. Nach Entfernung von Kanüle und Schere erfolgt der Kipptest [13]. Die Kniescheibe sollte sich in Kniestreckung nahezu 90° aufstellen lassen, sodass ihre Hinterfläche nach lateral weist. Ist dies nicht der Fall, muss nachreseziert werden. Bei sehr rigidem Retinaculum und bei Rezidiven wird es dabei meist erforderlich, auch die Synovialmembran zu durchtrennen. Nächster Schritt ist das Einsetzen eines schmalen, langen Langenbeckhakens in die subkutane Tasche und die Kontrolle der Schnittführung im Retinaculum auf Blutungen. Freiheit von Blutungen ist absolut erforderlich. Kommt es im distalen Schnittverlauf zu einer unübersichtlichen, schwer stillbaren Blutung, ist der Hautschnitt nötigenfalls zu verlängern. Der Eingriff wird mit dem Einlegen einer Redondrainage, der Subkutannaht und einer intrakutanen Hautnaht abgeschlossen.

Wichtigste Kriterien für eine erfolgreiche Retinakulumspaltung sind:
- Eine Durchtrennung aller Schichten des Retinaculum laterale
- Eine Schonung der Sehne des Musculus vastus lateralis bei Abtrennung des Musculus vastus lateralis obliquus
- Eine bis zum Gelenkspalt nach distal reichende Spaltung
- Die sichere und vollständige Blutstillung
- Die ausreichende intraoperative Mobilität der Kniescheibe im Kipptest.

Die Nachbehandlung umfasst eine Lagerung in 70° Kniebeugung ohne Immobilisation. Das Kniegelenk darf schmerzabhängig bewegt werden. Ab dem ersten postoperativen Tag folgen Kräftigungsübungen für die Quadrizepsgruppe unter besonderer Betonung des Musculus vastus medialis obliquus. Mit Wiedererlangen der muskulären Kontrolle darf zunehmend belastet werden. Vollbelastung gelingt zumeist 2–3 Wochen nach dem Eingriff [5].

Komplikationen

Größtes Problem der lateralen Retinakulumspaltung ist ein postoperativer Hämarthros durch Nachblutung aus den Vasa geniculata laterales. So fand Schneider 1998 in einem Krankengut von 31 Patienten bei 13 einen erheblichen postoperativen Erguss. Bei 3 Patienten musste eine offene Revision zur Ausräumung des Hämarthros erfolgen. Ein arthroskopisches Release war in jedem Falle vorausgegangen [18].

Eine weitere schwerwiegende, charakteristische Komplikation ist die mediale Subluxation durch einen sogenannten „Overrelease", bei kompletter Durchtrennung auch der Sehne des Musculus vastus lateralis [11]. Auch bei Patienten mit konstitutioneller Bandlaxität birgt eine Retinakulumspaltung die Gefahr der nachfolgenden medialen Subluxation. Ungünstige Behandlungsergebnisse sind beim Vorliegen einer retropatellaren Arthrose zu erwarten [15]. In diesem Fall ist die Releaseoperation mit einer Anteromedialisierung der Tuberositas tibiae zu verbinden [1].

Wertung

Die 3 cm lange Hautinzision beeinflusst die postoperative Rehabilitation nicht. Sie erlaubt freie Sicht auf die Vasa geniculata superiores und deren sichere Koagulation. Sie erlaubt eine präzise Schnittführung an der Grenze von Musculus vastus lateralis und Musculus vastus lateralis obliquus. Nach Einsetzen eines Langenbeckhakens kann die gesamte Retinakulumspaltung eingesehen werden und damit auch Blutungen im distalen Bereich erkannt werden. Das halboffene Vorgehen erlaubt beim Primäreingriff in vielen Fällen ein Intaktlassen der Membrana synovialis. Die Laseranwendung hat klinisch keinen Vorteil gebracht [7, 17]. Auch die Verwendung von Hochfrequenzinstrumenten vermeidet nicht die Problematik der Nachblutung, wenn keine gezielte Blutstillung der größeren Gefäße erfolgt. Die beschriebene, halboffene Technik in Kombination mit der vorangegangenen Arthroskopie ist damit anderen Verfahren zur isolierten Spaltung des lateralen Retinaculum überlegen.

Literatur

1. Bellemanns J, Cauwenberghs F, Witvrouw E, Brys P, Victor J (1997) Anteromedial tibial tubercle transfer in patients with chronic anterior knee pain and a subluxation-type patellar malalignment. Am J Sports Med 25:375–381
2. Busch M, DeHaven K (1989) Pitfalls of Lateral Retinacular Release. Clin Sports Med 8:279–290
3. Dandy DJ, Desai SS (1994) The results of arthroscopic lateral release of the extensor mechanism for recurrent dislocation of the patella after 8 years. Arthroscopy 10:540–545
4. Desio SM, Burks RT, Bachus KN (1998) Soft tissue restraints to lateral patellar translation in the human knee. Am J Sports Med 26:59–65
5. Ford DH, Post WR (1997) Open or arthroscopic lateral release. Indications, techniques, and rehabilitation. Clin Sports Med 16:29–49
6. Fulkerson JP, Hungerford DS (1990) Diorders of the patellofemoral joint. Williams & Wilkins, Baltimore
7. Glossop ND, Jackson RW, Koort HJ, Reed SC, Randle JA (1995) The excimer laser in orthopaedics. Clin Orthop 310:72–81
8. Gordeon JE, Schoenecker PL (1999) Surgical treatment of congenital dislocation of the patella. J Pediatr Orthop 19:260–264
9. Halisey M, Doherty N, Bennet W, Fulkerson J (1987) Anatomy of the junction of the vastus lateralis tendon and the patella. J Bone Joint Surg 69A:545
10. Henry JE, Pflum FA (1995) Arthroscopic proximal patella realignment and stabilization. Arthroscopy 11:424–425
11. Hughston J, Deese M (1988) Medial Subluxation of the Patella as a Complication of Lateral Retinarcular Release. Am J Sports Med 16:383–388
12. Kohn D (1991) Arthroskopie des Kniegelenks. Urban & Schwarzenberg, München
13. Kolowich P, Paulos L, Rosenberg T, Farnsworth S (1990) Lateral release of the patella: indications and contraindications. Am J Sports Med 18:361
14. Merchant AC, Mercer RL, Jacobsen RJ, Cool CR (1974) Roentgenographic analysis of patello-femoral congruence. J Bone Joint Surg 56A:1391–1396
15. Ogilvie-Harris D, Jackson R (1984) The Arthroskopic Treatment of Chondromalacia Patellae J Bone Joint Surg 66A:660–665
16. Pidoriano AJ, Fulkerson JP (1997) Arthroscopy of the patellofemoral joint. Clin Sports Med 16:17–28
17. Pluhar GE, Thabit G, Klohnen A, Vanderby R, Markel M (1998) In vitro effects of holmium. YAG laser on caprine stifle retinacular restraints. Clin Orthop 356:239–247
18. Schneider T, Fink B, Abel R, Jerosch J, Schultiz KP (1998) Hemarthrosis as a major complication after arthroscopic subcutaneous lateral retinacular release: a prospective study. Am J Knee Surg 11:95–100
19. Schneider T, Fink B, Strauss J.M, Ruther W, Schultiz KP (1996) Critical assessment of indications for arthroscopic lateral release and medial tightening of the knee joint. Z Orthop 134:238–245

20. Shea K, Fulkerson JP (1992) Preoperative computed tomography scanning and arthroscopy in predicting outcome after lateral retinacular release. Arthroscopy 8:327–334
21. Vahasarja V, Kinnunen P, Lanning P, Serlo W (1995) Operative realignment of patellar malalignment in children (see comments). J Pediatr Orthop 15:281–285
22. Vahasarja V, Kinnunen P, Serlo W (1998) Lateral release and proximal realignment for patellofemoral malalignment. A prospective study of 40 knees in 36 adolescents followed for 1–8 years. Acta Orthop Scand 69:159–162
23. Viernstein K, Weigert M (1968) Chondromalacia patellae beim Leistungssportler. Z Orthop 104:422–435
24. Zeichen J, Lobenhoffer P, Bosch U, Friedemann K, Tscherne H (1998) Interim results of surgical therapy of patellar dislocation by Insall proximal reconstruction. Unfallchirurg 101:446–453

KAPITEL 16 Proximales Realignment bei patellofemoralen Erkrankungen: Indikationen, Einschränkungen und Ergebnisse

W. R. POST

Bevor ein operatives Verfahren zur Korrektur der Patellaführung angewandt wird, muss ein Abweichen der Führung der Patella von der Norm definiert werden. Für die vorliegende Präsentation wird dies als eine messbare Abnormalität des Streckapparates, die mit Symptomen verbunden ist, beschrieben. Häufige Fehlstellungen beinhalten eine vermehrte laterale Kippung der Kniescheibe (Tilt) und eine übermäßige laterale Positionierung der Patella (Subluxation). Kippung und Subluxation können unabhängig von einander auftreten [34]. Es erscheint wichtig, hier anzumerken, dass die Bildgebung einer pathologischen Patellaposition alleine niemals eine Indikation für einen operativen Eingriff darstellt. Operative Verfahren zur proximalen Zügelung der Kniescheibe (proximales Realignment) beeinhalten das laterale Release, alleine oder in Kombination mit einer medialen Raffung. Distale Verfahren beeinhalten den medialen Transfer des Ansatzes der Kniescheibensehne, bei Erwachsenen normalerweise durch die mediale Transposition der Tuberositas tibiae. Dieses Kapitel wird eine Diskussion der Indikationen und verschiedenen Techniken für das proximale Realignment beinhalten. Insbesondere werden Patienten mit Schmerzen von solchen mit rezidivierenden Episoden nach einer Patellainstabilität getrennt betrachtet. Zuerst muss festgestellt werden, ob es einen tatsächlichen Hinweis dafür gibt, dass die Instabilität oder der Schmerz sekundär zur fehlerhaften Zügelung der Patella auftreten.

■ Patellofemoraler Schmerz und „Malalignment"

Es gibt wenig Hinweise dafür, dass eine unzureichende Führung der Patella die Ursache für vordere Knieschmerzen ist. In der Literatur konnte einerseits ein direkter Zusammenhang zwischen Q-Winkel oder anderen Untersuchungsparametern und patellofemoralen Schmerzen nachgewiesen werden [11, 40]. Einfache radiologische Messungen der lateralen Translation der Patella (Kongruenzwinkel) und der lateralen Kippung haben andererseits keine Unterschiede zwischen Patienten mit patellofemoralen Problemen und einer Kontrollgruppe gezeigt [2, 21, 22, 39]. Eine leichte Lateralisation der Tuberositas tibiae wurde in 2 Studien nachgewiesen. In einer Studie durch einfache radiologische Techniken, in der anderen durch die

Anwendung der Computertomografie [26, 27]. Die computertomografische Visualisierung der lateralen Kippung der Patella zu Beginn der Kniegelenksflexion wurde in 2 Studien bei Patienten mit vorderen Knieschmerzen im Vergleich zu einer Kontrollgruppe als deutlich pathologisch beschrieben [30, 34]. In einer dieser Studien konnte eine laterale Translation der Patella im CT nachgewiesen werden [34]. Es gibt nur wenig Hinweise dafür, dass der vordere Knieschmerz tatsächlich auf einer falschen Führung der Patella beruht. Um die Hypothese zu bestätigen, dass ein solcher Zusammenhang besteht, wurden verschiedene Tierexperimente durchgeführt, die zu einer Überlastung durch Malalignment führten [25, 32]. Die operative Korrektur des Alignments hat empirisch zu einem gewissen Erfolg geführt. Leider sind iatrogene Probleme eines gut gemeinten operativen Eingriffs sehr häufig und führen zu extremen Problemen für den Patienten. Nur wenn eine umfassende Anamnese und klinische Untersuchung zum klinischen Verdacht eines Malalignments führt und die konservative Behandlung nicht zu einer Besserung der Beschwerden des Patienten führt, sollte ein operativer Eingriff zur Zügelung der Patella in Betracht gezogen werden. Es ist dann ebenfalls erforderlich, dass der Operateur radiologisch eine Abnormalität der Führung der Patella nachweist, bevor eine Korrektur dieser Führung in Betracht gezogen wird. Der Operateur muss diese Entscheidungen sehr sorgfältig abwägen.

Neben dem „Malalignment" können viele verschiedene Ursachen zum vorderen Knieschmerz führen. Eine Theorie beschreibt den Verlust der „Gewebehomöostase" durch Überlastung oder Verletzungen, die zu hypermetabolischen Veränderungen im Knochen oder in den Weichteilen führen. Diese hypermetabolischen Veränderungen sollen wiederum zu Schmerzen durch intraossäre Veränderungen (z. B. Entstehung von Überdruck) oder Mikroverletzungen der Weichteile führen, die letztendlich in tendinitischen, synovialitischen oder neuromatösen Veränderungen der Retinakula münden [8, 10]. In einer Situation eingeschränkter Kraft und Beweglichkeit der Extremität wird die Lastabsorption ebenfalls reduziert sein und eine vermehrte Last über die Patella weiter gegeben, die dort zu einer metabolischen Überlastung führt. Solch eine knöcherne Überlastung kann durch die Technetium-Szintigrafie sichtbar gemacht werden [9]. Eine gute, wenn auch nicht perfekte Korrelation zwischen dieser Nachweismethode und den Symptomen einer Patientenpopulation mit vorderem Knieschmerz ließ sich nachweisen. Obwohl die umfangreiche Anamnese und physikalische Untersuchung des Patienten die Eckpunkte einer effektiven Therapie darstellen, können diese nicht im Detail in diesem Kapitel abgehandelt werden. Es wird deshalb auf einen kürzlich erschienenen Artikel zu diesem Thema verwiesen [29]. Ein konservatives Behandlungsprogramm, dass die Vermeidung von schmerzauslösenden Aktivitäten berücksichtigt, wird fast immer zu einer Besserung der Beschwerden führen.

Für eine erfolgreiche Rehabilitation ist besonders das Erreichen einer symmetrischen Flexibilität des Quadrizeps in Bauchlage wie auch die Korrektur von Kraft- und/oder Bewegungseinschränkungen der gesamten unteren Extremitäten von Bedeutung. Übungen in der geschlossenen Kette werden am besten toleriert. Beim Fortschreiten des Übungsprogramms sollte die Verbesserung der exzentrischen Kontrolle besonders bei Patienten mit einer Tendinitis berücksichtigt werden. Die Beübung der Hüfte ist erforderlich, da Flexionskontrakturen und eine Schwäche der Adduktoren häufig übersehen werden. Die Anwendung von Eis, antiphlogistischen Medikamenten, Tapes und Orthesen ist hilfreich, um die Schmerzen zu verringern und eine zunehmende Aktivität zu ermöglichen. Die Ergebnisse der konservativen Behandlung des patellofemoralen Schmerzes haben sich auch als langfristig erfolgreich erwiesen [17]. Lediglich wenn solch eine Behandlung erfolglos war und der Patient vollständig über die zu erwartenden Resultate einer operativen Korrektur der Patellazügelung informiert wurde, sollte der Eingriff durchgeführt werden.

Patellofemorale Instabilität

Mit dem Begriff der Patellainstabilität wird in diesem Zusammenhang eine dokumentierte Patellaluxation oder eine klassische Schilderung von wiederkehrenden lateralen Subluxationen der Patella mit spontaner Reposition verstanden. Diese Art der Instabilität muss sorgfältig von derjenigen unterschieden werden, die durch das häufige „Weggehen" des Knies in Flexion als Folge einer schmerzvermittelten Quadrizepsreflex-Inhibition auftritt. Patienten mit einer Instabilität können über chronische vordere Knieschmerzen klagen. Zeitweise bestehen jedoch einfache rezidivierende Luxationen der Patella, die sich mit Perioden von „normaler Funktion" abwechseln. Patienten mit einer Instabilität der Kniescheibe wurden gehäuft mit einer pathologisch lateralen Kippung der Patella, einer Patella alta, einer Lateralisation der Tuberositas tibiae und einem vermehrten Trochleawinkel gesehen [6, 19, 21, 22, 39]. Erneut sei jedoch auf die Einschränkung dieser Daten hingewiesen. Dies bedeutet lediglich, dass ein gehäuftes Auftreten dieser Befunde bei Patienten vorliegt, die unter einer Patellainstabilität leiden. Es lässt sich daraus nicht ersehen, ob eine Korrektur einer dieser oder einer Kombination dieser Variablen notwendig und sinnvoll ist. Obwohl durch die Befunde ein kausaler Zusammenhang impliziert wird, sollte man zurückhaltend sein, allein aus der einen oder anderen anatomischen Messung eine Indikation zur operativen „Korrektur der Abnormalität" abzuleiten. Z. B. wissen wir nicht, ob eine pathologisch flache Trochlea tatsächlich operiert werden sollte, um Symptome bessern. Nur Langzeitstudien mit einer kompletten Dokumentation der präoperativen anatomischen Verhältnisse werden die Frage nach der geeigneten Technik und dem geeigneten Zeitpunkt zur Anwendung dieser Technik beantworten können. Generalisierte Hyperlaxität prädisponiert ebenfalls zur Patellaluxation und muss bei der Anwendung von patellaführenden Operationen separat betrachtet werden [31, 38].

Die akute Patellaluxation geht mit einer hohen Inzidenz von Verletzungen der medialen parapatellaren Weichteilstrukturen einher. Basierend auf den vorhandenen operativen und kernspintomografischen Daten sind Risse im Bereich der medialen Weichteilstrukturen häufig an mehreren Lokalisationen zu finden und beeinhalten meist eine Verletzung des medialen patellofemoralen Ligaments als Hauptfaktor [37]. Osteochondrale Verletzungen gehen ebenfalls häufig mit einer Patellainstabilität einher. Knöcherne Kontusionen (sogenannte „bone bruises") lagen in 28–41% der MRT-Studien vor, während Verletzungen der Trochlea mit einer Inzidenz von 31–100% sogar noch häufiger auftreten [18, 20, 33, 41]. Obwohl dies bisher noch nicht nachgewiesen wurde, könnten permanente Folgen durch die osteochondralen Verletzungen hervorgerufen werden. Solche Verletzungen könnten die Hauptkomponente einer zukünftigen Funktionsbehinderung und Degeneration des Gelenkes sein. Es erscheint sinnvoll Operationen zu vermeiden, welche potenziell die Last über dem verletzten Knochen und Knorpel erhöhen.

Laterales Release

Die besten Ergebnisse der lateralen Retinakulaeinkerbung wurden bei Patienten erreicht, die über Schmerzen klagen, jedoch keine wirkliche Patellainstabilität aufweisen. Verschiedene Kurzzeitstudien wiesen in bis zu 80% zufriedenstellende Ergebnisse nach lateralem Release bei patellofemoralen Beschwerden nach. Leider wird in diesen Studien oft nicht zwischen der spezifischen Diagnose von Schmerzen gegenüber einer Instabilität unterschieden, die präoperative Patellazügelung oder patellofemorale Knorpelschäden wurden nicht dokumentiert. In Studien, die die Instabilität separat betrachten, fällt eine deutliche Verschlechterung der Ergebnisse im Verlauf der Zeit auf [3–5, 19, 24]. Es ist deshalb schwierig, das laterale Release für die Behandlung der Patienten mit einer Instabilität zu empfehlen, solange keine besondere Untergruppe dieser Patienten erkannt wurde, bei denen das laterale Release zu einem dauerhaft guten Ergebnis führt. Shea und Fulkerson veröffentlichten exzellente Ergebnisse bei Patienten mit Schmerzen, die im CT eine laterale Patellakippung unter $8°$ und nur eine milde Chondromalazia (Outerbridge Grad I/II) aufwiesen [36]. Mit zunehmender Schädigung des Gelenkknorpels fiel der Prozentsatz der Patienten, die gute und exzellente Resultate erlangten, unter 22%. Mit der Ausschöpfung der konservativen Behandlung und ausreichender Geduld auf Seiten des Therapeuten und des Patienten sollte das laterale Release selten zur Behandlung des vorderen Knieschmerzes notwendig sein.

Die Vermeidung von Komplikationen beginnt damit, die Operation so selten wie möglich durchzuführen und die konservative Behandlung des vorderen Knieschmerzes zu bevorzugen. Hypermobile Patienten sollten vermieden werden, da es wenig Sinn macht, etwas zu lösen (befreien), was vorher nicht eingeschränkt (eng) war, selbst wenn die Balance im Vordergrund steht [14]. Desio et al. wiesen nach, dass durch ein laterales Release 10% der Kraft aufgehoben wird, die einer Lateralisation der Patella entgegenwirkt [7]. Patienten mit einem großen Q-Winkel unterliegen deshalb der Gefahr, dass durch eine laterales Release die Komponente geschwächt wird, die einer lateralen Translation der Patella durch das laterale Retinakulum entgegenwirkt. In diesem Fall kann sich ein vermehrter Q-Winkel durch die Entfernung der lateralen und posterioren Zügelung der Patella durch das laterale Release erst pathologisch auswirken. Solche Patienten könnten durchaus diejenigen sein, die die Versager des lateralen Releases darstellen, obwohl es z.Z. noch keine festen Daten für diese Hypothese gibt.

Eine Lösung der M. vastus lateralis-Sehne von der supero-lateralen Begrenzung der Patella scheint mit einer iatrogenen medialen Patellainstabilität vergesellschaftet zu sein und sollte vermieden werden [15, 16, 28]. Obwohl es bisher nicht nachgewiesen wurde, führt eine Durchtrennung des M. vastus lateralis zusätzlich zu postoperativer Schwäche und wird kaum zu einer Korrektur einer pathologischen Patellakippung führen.

Es besteht weiterhin eine Kontroverse über das Ausmaß des normalen Release, welches sicherlich mit dem biomechanischen Effekt der Operationsmethode korreliert [23]. Ein Release, das nicht über die Position des typischen antero-lateralen Arthroskopieportales nach distal reicht, führt nicht zu einer Durchtrennung des Retinaculum patellae longitudinale (patello-tibial Ligament) und ist mit einem traditionellen Release nicht direkt vergleichbar. Über das Ausmaß des lateralen Release gibt es unterschiedliche Meinungen. Einige Autoren favorisieren die Technik der Verlängerung des lateralen Retinaculum und erhalten die Integrität der Synovialis während des lateralen Release. Diese Technik hat sich weder als besser, noch als schlechter als die konventionelle laterale Releasetechnik erwiesen. Komplikationen können durch die zu ausgedehnte Ausführung eines Release (besonders wenn der M. vastus lateralis geschädigt wird) auftreten oder sich beim inkompletten Release durch persistierende Schmerzen bemerkbar machen. Nach den Erfahrungen des Autors führt ein laterales Release, das proximal den M. vastus lateralis intakt lässt, und distal bis zum patellotibialen Band reicht zu konstant guten Ergebnissen.

Laterales Release und mediale Raffung

Betrachtet man die Literatur, so erscheint die Patientenpopulation, die diese Operation erhält, von derjenigen, die ein laterales Release erhält, nicht unterscheidbar zu sein. Die Ergebnisse sind ebenfalls ähnlich. Scuderi et al. erreichten bei 81% gute und exzellente Resultate nach einer proximalen Zügelung der Patella bei Patienten mit Schmerzen wie auch bei Patienten mit Instabilität [35]. Interessanterweise hatten bei ihren Patienten diejenigen mit Schmerzen in über 56% einen Q-Winkel <15° und lediglich in 38% einen abnormalen Kongruenzwinkel. Die Kippung der Patella wurde nicht gemessen.

Patienten ohne ein dokumentiertes Malalignment sind theoretisch nicht die besten, um sie in eine solche Studie einzuschließen und führen sicherlich zu einiger Verwirrung bei der Auswertung solcher Studien.

Fithian et al. konnten zeigen, dass Patienten mit einer rezidivierenden Patellaluxation Seitendifferenzen in Bezug auf die Patellamobilität im Vergleich zu Kontrollen aufwiesen [12]. Für Patienten mit einer Instabilität, die eine Verletzung des medialen patellofemoralen Ligaments mit verbleibender Laxität erlitten, erscheint die Wiederherstellung der medialen passiven Zügelung sinnvoll. Bei einer pathologischen lateralen Kippung der Patella erscheint ein laterales Release ebenfalls folgerichtig. Das Vorgehen ist besonders reizvoll, da es die patho-anatomischen Folgen der Verletzung mit einbezieht. Sollten jedoch osteochondrale Verletzungen vorliegen, die Knorpelläsionen Grad III/IV nach Outerbridge mit einbeziehen, ist ein distales Vorgehen mit Anteromedialisierung der Tuberositas tibiae vorzuziehen. Dadurch werden die Läsionen der Patella entlastet, die sich bei solchen Patienten üblicherweise im distalen Bereich der Patella befinden [13].

Studien über das laterale Release mit medialer Raffung konnten bisher keine besseren Ergebnisse im Vergleich zum distalen Realignment nachweisen. Lediglich in einer dem Autor bekannten Untersuchung werden beide Verfahren direkt verglichen. Aglietti et al. verglichen das laterale Release, das laterale Release mit medialer Raffung und das distale Realignment allein oder in Kombination mit proximalen Verfahren [1]. In ihrer Studie werden retrospektiv die Techniken verglichen, die die Operateure im Verlauf der Zeit bei den unterschiedlichen Patienten bevorzugten. Das offensichtliche Ergebnis dieser Studie war, dass das laterale Release in 40% der Fälle ein Rezidiv über einen Zeitraum von 8 Jahren nicht verhindern konnte. Die anderen Operationsmethoden hatten Rezidiv-Quoten zwischen 0–7%, die sich nicht signifikant unterschieden. Berücksichtigt man, dass sich die klinischen Resultate nicht unterscheiden (vorausgesetzt, die relativ kleine Anzahl von Patienten hat verhindert, dass die weniger offensichtlichen Unterschiede ans Licht kommen), lohnt es sich, die Daten des postoperativen Alignments nochmals näher zu betrachten. Der Kongruenzwinkel wurde durch das laterale Release mit medialer Raffung gut korrigiert, blieb jedoch in 25% der Fälle des distalen Realignments pathologisch. Demgegenüber wurde die Lateralisation der Tuberositas tibiae durch das distale Realignment korrigiert, blieb jedoch in 36% der Patienten abnormal, die ein proximales Verfahren erhielten. Da sich die klinischen Resultate nicht unterschieden, müssen wir uns fragen, ob wir wirklich genau wissen, was wir in welchem Ausmaß korrigieren sollen.

Die relativen Vorteile des lateralen Release mit der medialen Raffung zur Behandlung der Patellainstabilität beeinhalten eine geringere Morbidität als das distale Verfahren in der direkten postoperativen Phase. Ein proximales Realignment vermeidet ebenfalls Schmerzen beim Knien, das nach einer Transposition der Tuberositas tibiae sehr häufig ist. Bei den Patienten, deren Arbeit oder Religion ein häufiges Knien erfordert, ist ein proximales Verfahren zu bevorzugen. Theoretisch sollte der ideale Patient für ein proximales Verfahren keine prädisponierenden Faktoren für ein knöchernes Alignment haben und eine posttraumatische mediale Laxität ohne größere patellofemorale Knorpelläsion haben. Was eine ausgedehnte Läsion der Patella oder der Trochlea bezüglich ihrer Lokalisation und dem Ausmaß ausmacht, ist vor dem Hintergrund der verfügbaren Daten unklar. Unter Berücksichtigung der vorliegenden Tatsachen macht es Sinn, davon auszugehen, dass eine mediale Raffung die Belastung einer geschädigten Gelenkfläche wahrscheinlich erhöht und das es möglicherweise besser ist, sie durch ein distales Verfahren unter leichter Anteriorisierung der Tuberositas zu vermeiden.

Wann eine mediale Raffung mit einem distalen Verfahren kombiniert werden soll, ist ein weiterer unklarer Punkt. Die meisten Autoren kommen zum Schluss, das eine intraoperative Betrachtung der Patellaführung notwendig ist und eine mediale Raffung erfolgen sollte, wenn ein laterales Release und ein distales Realignment lediglich eine inkomplette (subjektive) Korrektur der Führung erbracht haben.

Zusammenfassung

Wir brauchen mehr und bessere Studien, die operative Alternativen vergleichen. Wir sollten darauf bestehen, prä- und postoperative Daten über die Patellaführung und das Alignment zu vergleichen, so dass wir den Effekt einer operativen Maßnahme tatsächlich ermessen können. Momentan hat der Mangel an Daten eine Menge an Expertenmeinungen und klinischem Empirismus hervorgebracht. Obwohl die Schlussfolgerung reizvoll erscheint, ein „korrektes Verfahren" zur operativen Behandlung wäre die Messung und Korrektur von jedem verdächtigen ätiologischen Faktor (Patella alta, Tuberositasposition, mediale Ligamentlaxität, Abnormalität der Trochlea), ist diese Hypothese nicht bewiesen. Sicherlich lassen sich in der Literatur gute und exzellente Ergebnisse bei vielen (nicht allen) Patienten nachweisen, die eine weniger umfassende Korrektur erhalten haben (z.B. gute Resultate bei vielen Patienten nach proximalem oder distalem Realignment). Nur sorgfältige und exakte klinische Forschung sowie deren Verständnis in Bezug auf die biomechanische Anatomie und die biomechanische Rolle der peripatellaren Weichteile wird in der Zukunft zu wirklichen Fortschritten führen.

Während wir auf einen solchen Fortschritt warten, macht es sich bezahlt, unsere Einschränkung zu erkennen. Potenzielle Probleme wie das iatrogene Malalignment und mehr Chirurgie als notwendig durchzuführen, sind tägliche Gefahren in der klinischen Praxis. Basierend auf den klinischen Daten die wir haben, muss man sich ins Gedächtnis rufen, dass kein bildgebendes Verfahren alleine die Indikation für eine achsenkorrigierende Chirurgie sein darf. Die Anamnese, die klinische Untersuchung und die bildgebenden Verfahren zusammen müssen ein schlüssiges Gesamtbild ergeben, das den operativen Eingriff rechtfertigt.

Literatur

1. Aglietti P, Buzzi R et al (1994) Surgical treatment of recurrent dislocation of the patella. Clin Orthop 308:8–17
2. Aglietti P, Insall JN et al (1983) Patellar pain and incongruence. I: Measurements of incongruence. Clin Orthop 176:217–224
3. Betz RR, d. Magill JT et al (1987) The percutaneous lateral retinacular release. Am J Sports Med 15:477–482
4. Christensen F, Soballe K et al (1988) Treatment of chondromalacia patellae by lateral retinacular release of the patella. Clin Orthop 234:145–147
5. Dandy DJ, Desai SS (1994) The results of arthroscopic lateral release of the extensor mechanism for recurrent dislocation of the patella after 8 years. Arthroscopy 10:540–545
6. Dejour H, Walch G et al (1994) Factors of patellar instability: an anatomic radiographic study. Knee Surg Sports Traumatol Arthrosc 2:19–26
7. Desio SM, Burks RT et al (1998) Soft tissue restraints to lateral patellar translation in the human knee. Am J Sports Med 26:59–65
8. Dye SF (1996) The knee as a biologic transmission with an envelope of function: a theory. Clin Orthop 325:10–18
9. Dye SF, Boll DA (1986) Radionuclide imaging of the patellofemoral joint in young adults with anterior knee pain. Orthop Clin North Am 17:249–262
10. Dye SF, Vaupel GL et al (1998) Conscious neurosensory mapping of the internal structures of the human knee without intraarticular anesthesia. Am J Sports Med 26:773–777
11. Fairbank JC, Pynsent PB et al (1984) Mechanical factors in the incidence of knee pain in adolescents and young adults. J Bone Joint Surg (Br) 66:685–693
12. Fithian DC, Mishra DK et al (1995) Instrumented measurement of patellar mobility. Am J Sports Med 23:607–615
13. Fulkerson JP, Becker GJ et al (1990) Anteromedial tibial tubercle transfer without bone graft. Am J Sports Med 18:490–496
14. Gecha SR, Torg JS (1990) Clinical prognosticators for the efficacy of retinacular release surgery to treat patellofemoral pain. Clin Orthop 253:203–208
15. Hughston JC, Deese M (1988) Medial subluxation of the patella as a complication of lateral retinacular release. Am J Sports Med 16:383–388
16. Hughston JC, Flandry F et al (1996) Surgical correction of medial subluxation of the patella. Am J Sports Med 24:486–491
17. Kannus P, Natri A et al (1999) An outcome study of chronic patellofemoral pain syndrome. Seven-year follow-up of patients in a randomized, controlled trial. J Bone Joint Surg Am 81:355–363
18. Kirsch MD, Fitzgerald SW et al (1993) Transient lateral patellar dislocation: diagnosis with MR imaging. AJR Am J Roentgenol 161:109–113
19. Kujala UM, Osterman K et al (1989) Patellofemoral relationships in recurrent patellar dislocation. J Bone Joint Surg (Br) 71:788–792
20. Lance E, Deutsch AL et al (1993) Prior lateral patellar dislocation: MR imaging findings. Radiology 189:905–907
21. Laurin CA, Dussault R et al (1979) The tangential x-ray investigation of the patellofemoral joint: x-ray technique, diagnostic criteria and their interpretation. Clin Orthop 144:16–26
22. Laurin CA, Levesque HP et al (1978) The abnormal lateral patellofemoral angle: a diagnostic roentgenographic sign of recurrent patellar subluxation. J Bone Joint Surg (Am) 60:55–60

23. Marumoto JM, Jordan C et al (1995) A biomechanical comparison of lateral retinacular releases. Am J Sports Med 23:151–155
24. Metcalf RW (1982) An arthroscopic method for lateral release of subluxating or dislocating patella. Clin Orthop 167:9–18
25. Moller BN, Moller-Larsen F et al (1989) Chondromalacia induced by patellar subluxation in the rabbit. Acta Orthop Scand 60:188–191
26. Muneta T, Yamamoto H et al (1994) Computerized tomographic analysis of tibial tubercle position in the painful female patellofemoral joint. Am J Sports Med 22:67–71
27. Nagamine R, Miura H et al (1997) Malposition of the tibial tubercle during flexion in knees with patellofemoral arthritis. Skeletal Radiol 26:597–601
28. Nonweiler DE, DeLee JC (1994) The diagnosis and treatment of medial subluxation of the patella after lateral retinacular release. Am J Sports Med 22:680–686
29. Post WR (1997). History and Physical Examination of Patients with Patellofemoral Disorders. In: Fulkerson JP. Disorders of the Patellofemoral Joint. Williams and Wilkins, Baltimore
30. Reikeras O, Hoiseth A (1990) Patellofemoral relationships in normal subjects determined by computed tomography. Skeletal Radiol 19:591–592
31. Runow A (1983) The dislocating patella. Etiology and prognosis in relation to generalized joint laxity and anatomy of the patellar articulation. Acta Orthop Scand Suppl 201:1–53
32. Ryu J, Saito S et al (1997) Changes in articular cartilage in experimentally induced patellar subluxation. Ann Rheum Dis 56:677–681
33. Sallay PI, Poggi J et al (1996) Acute dislocation of the patella. A correlative pathoanatomic study. Am J Sports Med 24:52–60
34. Schutzer SF, Ramsby GR et al (1986) Computed tomographic classification of patellofemoral pain patients. Orthop Clin North Am 17:235–248
35. Scuderi GR (1992) Surgical treatment for patellar instability. Orthop Clin North Am 23:619–630
36. Shea KP, Fulkerson JP (1992) Preoperative computed tomography scanning and arthroscopy in predicting outcome after lateral retinacular release. Arthroscopy 8:327–334
37. Spritzer CE, Courneya DL et al (1997) Medial retinacular complex injury in acute patellar dislocation: MR findings and surgical implications. AJR Am J Roentgenol 168:117–122
38. Stanitski CL (1995) Articular hypermobility and chondral injury in patients with acute patellar dislocation. Am J Sports Med 23:146–150
39. Teitge RA, Faerber WW et al (1996) Stress radiographs of the patellofemoral joint. J Bone Joint Surg Am 78:193–203
40. Thomee R, Renstrom P et al (1995) Patellofemoral pain syndrome in young women. I. A clinical analysis of alignment, pain parameters, common symptoms and functional activity level. Scand J Med Sci Sports 5:237–244
41. Virolainen H, Visuri T et al (1993) Acute dislocation of the patella: MR findings. Radiology 189:243–246

Kapitel 17 Anteromediale Versetzung der Tuberositas tibiae

J. P. Fulkerson

Die anteromediale Versetzung der Tuberositas tibiae ist eine geeignete Methode die Ventralisierung des Patellarsehnenansatz mit einer Medialisierung derselben zu kombinieren. Die primäre knöcherne Einheilung erlaubt hierbei eine frühfunktionelle Rehabilitation bei deutlich verbesserten patellofemoralen Gleiteigenschaften. Zudem ist für die Tuberositasventralisierung bei dieser Methode keine Knochentransplantation erforderlich. Neben der bereits genannten Verbesserung der patellofemoralen Gleiteigenschaften im Sinne einer Rezentrierung kann durch die Operation eine Verminderung des Anpressdrucks im Gleitlager erreicht werden.

Es wurden viele operative Verfahren beschrieben, um bei rezidivierender Patellaluxation ein „Realignment" im Sinne einer Rezentrierung der Patella im patellofemoralen Gleitlager zu erreichen. Bei der medialen Tuberositasversetzung in Kombination mit einer lateralen Retinakulumeinkerbung im Sinne der Operationstechnik nach Hauser wird der Patellarsehnenansatz im Seitansicht nach dorsal verschoben. Die im Kindesalter hauptsächlich verwendeten Weichteiloperationen zur Rezentrierung der Patella umgehen zwar die biomechanisch ungünstigere Dorsalverschiebung des Tuberositasansatzes, können jedoch trotzdem zu einer ungewünschten Verstärkung des medialen Anpressdrucks im patellofemoralen Gleitlager führen. Hier seien die Operationstechniken nach Roux-Goldthwait [1] und die modifizierte Technik nach Elmslie-Trillat [2, 17] beispielhaft angeführt. Zur Therapie der retropatellaren Schmerzen bei Retropatellararthrose wurde von Maquet [13, 14] eine Versetzung der Tuberositas tibiae nach ventral beschrieben.

Schmerzen im patellofemoralen Gleitlager treten häufig zusammen mit einer Dezentrierung der Patella [7] im Sinne einer Seitverkippung („Tilt") oder Subluxation mit oder ohne anamnestischer Patellaluxation auf. Nach unserer Klassifizierung [5] (s. auch Kapitel 29) ist die laterale Retinakulumeinkerbung allein, nach Versagen der konservativen Therapiemaßnahmen, eine sinnvolle Therapie für Patienten mit einer Patellakippung ohne Lateralisation (Grad III) bei erhöhter lateraler Retinakulumsspannung [3, 6]. Bei Patellasubluxation mit (Grad II) oder ohne Patellakippung (Grad I) sind bei jungen Patienten proximale Weichteileingriffe bzw. in milden Fällen die laterale Retinakulumeinkerbung allein die empfohlenen Therapiemaßnahmen [8]. Bei ausgeprägten degenerativen Veränderungen im patellofemoralen Gleitlager empfehlen wir eine dagegen, eine reine Ventralisierung der Tuberositas tibiae zur patellofemoralen Druckentlastung durchzuführen.

Die beschriebene Technik zur Versetzung der Tuberositas tibiae nach anteromedial bei degenerativen retropatellaren Veränderungen im Zusammenhang mit einer Dezentrierung der Patella im Gleitlager ist eine Modifikation der Techniken nach Elmslie, Trillat und Maquet. Durch diese Technik lässt sich eine Ventralisierung der Tuberositas tibiae um bis zu 15 mm ohne Knocheninterposition erreichen.

Patientenauswahl

Die konservative Behandlung der Patienten mit patellofemoralen Schmerzen wird durch Auftrainieren der Quadrizepsmuskulatur [10], Gabe von nichtsteroidalen Antiphlogistika, Orthesenbehandlung, Tapeanlage sowie physikalischen Therapiemaßnahmen für mindestens 4–6 Monate durchgeführt. Hierbei sollte eine ggf. vorhandene Verkürzung der Quadrizepsmuskulatur in Bauchlage untersucht und durch Aufdehnen derselben behandelt werden. Bei persistierender patellofemoraler Beschwerdesymptomatik nach Absetzen der konservativen Behandlung wird bei Vorliegen einer klinischen, computertomografischen [8] oder radiologischen [12, 15] Dezentrierung der Patella im Gleitlager mit degenerativen retropatellaren Veränderungen einer Anteromedialisierung des Streckapparates durch eine Tuberositasversetzung durchgeführt. Dies ist insbesondere bei Retropatellararthrose [16] Grad III oder IV nach Outerbridge am distalen Patellapol und/oder an der lateralen Patellefacette sinnvoll. Eine ausreichende Motivation und Zuverlässigkeit des Patienten sowie ein Verständnis für die klinische Problematik sowie für pozentielle Risiken und Vorteile der Operationstechnik ist hierbei unbedingte Voraussetzung für den Operationserfolg.

Operationstechnik

Nach Anlegen einer Blutsperre wird arthroskopisch über ein anterolaterales peripatellares Portal sowie einen proximalen superomedialen Zugang das retropatellare Gleitlager inspiziert und die Indikation zur Tuberositas tibiae-Versetzung überprüft. Bei Patellakippung ohne Lateralisation („tilt") und retropatellarer Chondromalazie wird lediglich an der lateralen Patellafacette eine laterale Retinakulumeinkerbung allein [8] durchgeführt. Bei Indikation zur anteromedialen Versetzung der Tuberositas tibiae (s.o.) wird ein 10–12 cm langer, anterolateraler Hautschnitt peripatellar bis distal der Tuberositas tibiae durchgeführt und der Streckapparat dargestellt. Nach Präparation der Patellarsehne wird das laterale Retinakulum durch ein laterales Release eingekerbt. Hierbei ist darauf zu achten, dass neben einer ausreichenden Präparation des Subkutangewebes alle Komponenten des lateralen Retinakulum [5] bis zum M. vastus lateralis obliquus [9] zu durchtrennen sind. Nach infrapatellarer Adhäsiolyse wird die Patellarückfläche inspiziert und ggf. debridiert. Die Patellarsehne wird mit einer Kelly-Klemme zurückgehalten und das tibiale Periost medial der Tuberositas tibiae sowie lateral entlang des Muskelansatz des vorderen Kompartments longitudinal inzidiert. Die Insertion des M. tibialis anterior dient als Leitstruktur, wobei insgesamt 10–12 cm des lateralen Tibiakopf dargestellt werden sollten. Nach vorsichtigem Ablösen des Periost wird ein Tracker (DePuy Ortho Tech, 1-800-227-1554)-Zielbohrgerät verwendet, um 2 lange Bohrer in einem spitzen Winkel zur Sagittalebene unmittelbar von der medialen Begrenzung der Tuberositas tibiae in Zielrichtung posterolateral einzubringen. Die proximale Bohrung sollte hierbei die laterale Tibiakortikalis möglichst nahe an der posterioren Begrenzung durchbrechen.

Durch Veränderung der Bohrrichtung kann der gewünschte Grad an Ventralisierung und Medialisierung der Tuberositas tibiae eingestellt werden. Durch die Ausrichtung der Bohrer im Zielbohrgerät wird die Tiefe des Sägeschnittes angepasst. Eine Verletzung der posterioren neurovaskulären Strukturen (A. tibialis anterior und N. peroneus) sollte bei den Bohrungen unbedingt vermieden werden. Bei korrektem Einsatz des Tracker-Zielbohrgerätes werden diese Strukturen zuverlässig geschützt.

Mit einer oszillierenden Säge wird nun vorsichtig an der Verbindungslinie der eingebrachten Bohrer osteotomiert, wobei zusätzlich eine quere Osteotomie vom proximal eingebrachten Bohrer zu einem Punkt proximal des Ansatzes der Patellarsehne durchgeführt wird. Mit zusätzlich einzubringenden Fixierungsstiften kann der Sägeblock des Trackersystemes auch ohne die primär eingebrachten Bohrer gehalten werden. Hierdurch können Fehlschnitte in die Tibiametaphyse vermieden werden. Die Sägeschnitte müssen in der vorgegebenen, definierten Ebene durchgeführt werden, wobei jeder Sägeschnitt sorgsam vollzogen werden sollte. Die Osteotomie endet 5–8 cm distal der Tuberositas tibiae. Durch die Länge des Knochenblockes wird ein hinreichender knöcherner Oberflächenkontakt an der Osteotomie gewährleistet sowie ein Abkippen des Fragmentes nach medial vermieden. Um das Fragment nicht zu zerbrechen sollte es besonders im distalen Anteil vorsichtig mobilisiert und anteromedial verschoben werden (Abb. 1).

Durch Segmentresektion im distalen Anteil des Knochenblocks kann zudem, insbesondere bei Patella alta oder Auslockerung der Patellarsehne, eine Distalisierung des Fragmentes durchgeführt werden. Wenn die gewünschte Position des Fragmentes erreicht ist, wird es mit einer Kortikaliszugschraube unter leichter Kompression fixiert. Eine zweite Kortikalisschraube gibt der Osteosynthese zusätzliche Stabilität. Insgesamt ist eine Ventralisierung der Tuberositas tibiae um 12–15 mm wünschenswert. Bei Patienten mit persistierender intraoperativer Subluxation der Patella wird zusätzlich eine Ansatzversetzung des M. vastus medialis durchgeführt. Die meisten Patienten kommen jedoch ohne diese aus.

Nach Eröffnen der Blutsperre wird eine ausgiebige Blutstillung mit nachfolgendem, schichtweisen Wundverschluss durchgeführt. Der Hautver-

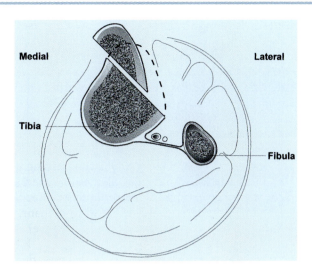

Abb. 1. Anteromediale Versetzung der Tuberositas tibiae

schluss war bei keinem der 153 mit dieser Operationstechnik behandelten Patienten ein Problem. Nach Anlegen eines sterilen Wundverbandes wird das Knie immobilisiert. Obwohl das Risiko von Nachblutungen durch die Kompression des Knochens als gering einzustufen ist, ist die Verwendung einer Redondrainage und eines Cryocuff (Aircast) Systems sinnvoll. Bislang war in keinem Fall eine Kompartmentspaltung notwendig. Nach Entfernung der Redondrainage nach 24 Stunden konnten wir einen Großteil der Patienten unter Teilbelastung an Unterarmgehstützen mit immobilisierten Knie entlassen. Eine tägliche aktive Beugung bis 90° aus der Immobilisation heraus wird empfohlen. Die Ruhigstellung in der Orthese wird für 4 Wochen postoperativ belassen, wobei die Unterarmgehstützen sowie Teilbelastung für 6–8 Wochen postoperativ empfohlen werden. Durch die primäre Knochenheilung der Osteotomie unter Kompression ist für die meisten Patienten eine schnelle Ausheilung und frühe Rehabilitation möglich.

Zusammenfassung

Patellofemorale Schmerzen können bei jungen Patienten in den meisten Fällen durch eine konservative Behandlung ausreichend therapiert werden. Bei zusätzlicher patellarer Instabilitätssymptomatik empfehlen die Autoren eine Tru-Pull-Patellaschlinge (DePuy Ortho-Tech). Bei persistierender Schmerzsymptomatik am lateralen Retinakulum und Patellakippung [3, 5] ist ein laterales Release meist ausreichend, wobei der Operationserfolg bei patellofemoralen Schmerzen assoziiert mit lateralen und/oder distalen degenerativen retropatellaren Veränderungen deutlich gemindert ist. Diese Patienten sollten aus unserer Sicht mit einer reinen Ventralisierung der Patella behandelt werden. Hierbei wird nach der anteromedialen Verschiebung der Tuberositas ti-

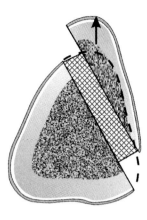

Abb. 2. Anteromediale Versetzung der Tuberositas tibiae mit Interposition eines lokalen Knochenspanes zur reinen Ventralisierung der Tuberositas mit minimalem Bedarf an zu interponierendem Knochen

biae nach der oben beschriebener Technik ein lokal entnommenes Knocheninterponat aus der Tibiametaphyse verwendet, um die Osteotomie in anterolateraler Richtung zurückzuversetzen (Abb. 2).

Das beschriebene Operationsverfahren ist bei sorgsamer Indikationsstellung geeignet, die Beschwerdesymptomatik der Patienten deutlich zu verbessern. Durch Anteromedialisierung der Tuberositas tibiae werden sowohl der Andruck im patellofemoralen Gleitlager vermindert als auch die mechanischen Gleiteigenschaften durch eine Rezentrierung der Patella verbessert [11]. Eine hinreichende Kompression der Osteotomie wird durch die plane subkortikale Oberfläche gewährleistet. Durch die mögliche Veränderung der Ausrichtung der Osteotomie kann der Grad der Ventralisierung sowie der Grad der Medialisierung der Tuberositas tibiae variiert werden. Dies stellt insbesondere einen Vorteil unserer Operationstechnik gegenüber den anderen Operationstechniken dar, weil das notwendige Ausmaß der durchzuführenden Ventralisierung und Medialisierung der Tuberositas tibiae bei den zu operierenden Patienten individuell sehr verschieden ist. Eine Knochenspaninterposition ist nur dann erforderlich, wenn eine Ventralisierung der Tuberositas tibiae nicht mit einer Medialisierung einhergehen soll. Für den Operateur ist die beschriebene Operationstechnik eine anspruchsvolle Operation bei der gute Ergebnisse nur durch sorgsame Beachtung der beschriebenen Operationsschritte erreicht werden können.

Die beschriebene Operationstechnik ist zur effektiven Therapie von persistierenden patellofemoralen Schmerzen assoziiert mit einer lateralen Dezentrierung der Patella im patellofemoralen Gleitlager und degenerativen retropatellaren Veränderungen geeignet. Die Technik gewährleistet die Rezentrierung der Patella zusammen mit einer Verminderung des patellofemoralen Anpressdrucks in einer Operation, wobei eine Ventralisierung des Patellarsehnenansatzes bis zu 15 mm ohne zusätzliche Knocheninterposition möglich ist.

Literatur

1. Chrisman OD, Snook GA, Wilson TC (1979) A long-term prospective study of the Hauser and Roux-Goldthwait procedures for recurrent patellar dislocation. Clin Orthop 144:27
2. Cox JS (1976) An evaluation of the Elmslie-Trillat procedure for management of the patellar dislocations and subluxations. Am J Sports Med 4:72
3. Fulkerson JP (1982) An evaluation of the Elnislie-Trillat procedure for management of the patellar dislocations and subluxations. Am J Sports Med 10:147
4. Fulkerson JP (1990) Anteromedial tibial tubercle transfer without bonegraft. Am J Sports Med 18:490–497
5. Fulkerson JP, Shea K (1990) Current Concepts: Disorders of patellar alignment. J Bone Joint Surg 72A:1424–1429
6. Fulkerson JP, Tennant R, Jaivin JS, Grunnet M (1985) Histologic evidence of retinacular nerve injury associated with patellofemornl malalignment. Clin Orthop 187:196
7. Fulkerson JP Schutzer SF (1986) After failure of conservative treatment for painful patellofemoral malalignment: lateral release or realignment? Orthop Clin N Am 17:283
8. Fulkerson JP, Schutzer SF, Ramsby GR, Bernstein RA (1987) Computerized tomography of the patellofemoral joint before and afterlateral release or realignment. Arthroscopy 3:19
9. Hallisey M, Doherty N, Bennett W, Fulkerson JP (1987) Anatomy of the junction of the vastus lateralis tendon and the patella. J Bone Joint Surg 69A:545
10. Hungerford DS, Barry M (1979) Biomechanics of the patellofemoral joint. Clin Orthop 144:9
11. Kaufer H (1979) Patellar biomechanics. Clin Orthop 144:51
12. Laurin CA, Dussault R, Levesque HP The tangential X-ray investigation of the patellofemoral joint. Clin Orhtop 144:16
13. Maquet PGJ (1976) Advancement of the tibial tuberosity. Clin Orthop115:225
14. Maquet PGJ (1976) Biomechanics of the knee. Springer, Berlin
15. Merchant AC, Mercer RL, Jacobsen RH, Cool CR (1974) Roentgenographic analysis of patellofemoral congruence. J Bone Joint Surg 56A:1391
16. Outerbridge RE (1961) The etiology of chondromalacia patellae. J Bone Joint Surg 43B:752
17. Post W, Fulkerson JP (1992) Distal realignment of the patellofemoral joint. Orth Clin N Am 23

KAPITEL 18

Die Trochleaplastik bei Trochleadysplasie zur Therapie der rezidivierenden Patellaluxation

H. BEREITER

Bei der rezidivierenden Patellaluxation können verschiedene Ursachen vorliegen.

Einerseits können Alignment-Probleme, begründet in einer Dysbalance der Muskulatur oder ungünstige Lage der Tuberositas tibiae bestehen. Andererseits ist die Lage der Kniescheibe, z.B. bei der Patella alta als wichtiger Faktor anzusehen. Eher sekundär spielen abnorme Rotationskomponenten oder Fehlstellungen im Ober- und Unterschenkel eine Rolle [6, 8, 11, 14, 19, 22, 24, 30].

Eine der wichtigsten patho-morphologischen Ursachen als stark prädisponierender Faktor scheint aber die Dysplasie der Trochlea des Femurs zu sein. Die Dysplasie der Trochlea beinhaltet eine vollständige Abflachung oder gar Konvexität des femoralen Gleitlagers, welches normalerweise als patellaführende Furche vorliegt [4, 5, 7, 8, 10].

Sind bei der erstmaligen Patellaluxation keine prädisponierenden destabilisierenden Faktoren ersichtlich, ist anamnestisch in der Regel ein hoch energetisches Trauma eruierbar, sodass von einer echten traumatischen Luxation gesprochen werden kann, welche in der Regel mit einer direkten äußeren Gewalteinwirkung einhergeht.

Liegt in der Anamnese aber eine subjektive Kniegelenksinstabilität vor, welche der Patient auch als instabiles Knie bezeichnet und kommt es durch ein unerhebliches inadäquates Trauma, meistens rotierender oder varisierender Art zu einer Patellaluxation, müssen die prädisponierenden destabilisierenden Faktoren gesucht werden. In dieser Situation kommt der Trochleadysplasie eine entscheidende Bedeutung zu. Sie ist auf dem streng seitlichen Röntgenbild klar definierbar und kann in 3 Typen klassifiziert werden. Neben der fehlenden femoralen Furche, kommt der Überhöhung der Trochlea eine wichtige Bedeutung zu, weil dadurch der destabilisierende Faktor erhöht wird [3, 7, 8, 16, 31].

Liegt eine Trochleadysplasie vor, gleitet die Patella auf einer ebenen oder konvexen Fläche. Durch die Überhöhung kommt es zusätzlich zu einem „Schanzeneffekt", da keine geführte „Auffahrrampe" besteht. Die Kniescheibe wird also im Übergang von der Extension zur Flexion ossär nicht in einer Furche geführt. Bei nicht optimaler Weichteilführung kommt es zur Instabilität auf Grund der fehlenden ossären Führung.

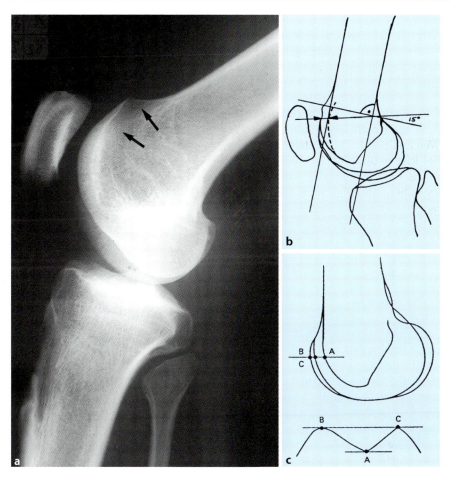

Abb. 1. a Trochleadysplasie auf dem seitlichen Röntgenbild. Man beachte die proximale Kreuzung der Konturen des lateralen und medialen Femurkondylus mit dem Trochleaboden (ventro-kraniale Fortsetzung der Blumensaat-Linie). Damit besteht eine vollständig aufgehobene Gleitlagertiefe der Trochlea. Zudem liegt eine Überhöhung von beinahe einem Zentimeter ossär vor. **b** Schema der Definition der Dysplasie: Die Linie parallel zur Vorder- und Hinterkante des Femur mit der Referenzlinie 15° geneigt zur rechtwinkligen der Hinterkante lassen einerseits die Tiefe und auch die Überhöhung der Trochlea quantifizieren. **c** Die fehlende Trochleatiefe lässt sich an der Kreuzung zwischen medialer und lateraler Kondylenkontur sowie der ventro-kranialen Fortsetzung der Blumensaat-Linie ebenfalls klar definieren. Man beachte, dass im Normalzustand die Linie der Trochleatiefe mit der vorderen Front des Femur zusammen fällt

Die Dysplasieform sowie die Überhöhung der Trochlea und eine Patella alta kann wie oben erwähnt auf einem streng seitlichen Röntgenbild gut erkannt und definiert werden. Die Dysplasie der Trochlea lässt sich auf diesen Röntgenaufnahmen proximal in einer Tiefenabnahme der femoralen Furche erkennen. Dies ist radiologisch am Verlauf der ventro-kranialen Fortsetzung der Blumensaat-Linie und an der medialen und lateralen Kondylenkontur ersichtlich, welche sich abnorm kreuzen (Abb. 1 und Kapitel 5).

Die axialen Aufnahmen der Patella sind diesbezüglich von untergeordneter Bedeutung, haben aber für die Beurteilung ihrer Lage zur Trochlea eine höhere Aussagekraft [3, 8, 15, 25].

Die chirurgische Behandlung einer rezidivierenden Patellaluxation sollte logischerweise in der Korrektur der anatomischen Abnormitäten liegen.

Je nach patho-morphologischer Vorgabe kommt also eine Korrektur des Weichteilzügels, bei Patella alta eine Distalisierung der Kniescheibe oder bei klar definierter Trochleadysplasie eine Rekonstruktion der Trochlea femoris (Trochleaplastik) zum Tragen. Deshalb sind je nach patho-morphologischer Situation auch Kombinationen von Korrekturen auf verschiedenen prädisponierenden Ebenen möglich. Aus diesem Grunde ist eine sorgfältige präoperative Analyse der Ursachen durchzuführen, um das chirurgische Vorgehen optimieren zu können. Definitive Entscheidungen können jedoch oft erst schrittweise intraoperativ gefällt werden.

Patientengut

Seit 1990 haben wir insgesamt 54 Kniegelenke bei 47 Patienten operiert. Bei allen Patienten lag eine Trochleadysplasie Grad I–III mit rezidivierender Patellaluxation vor. 21 Knie waren schon ein- oder mehrmals voroperiert. Bei den 47 Patienten handelt es sich um 15 Männer und 32 Frauen. Das Durchschnittsalter bei der Operation betrug 20 Jahre (15 bis 32 Jahre). Bei 8 Patienten konnte eine arthroskopische Nachkontrolle und bei 3 Patienten eine histologische Untersuchung durchgeführt werden.

Die Gruppe der Nachkontrollierten umfasst 45 Kniegelenke bei 38 Patienten mit einer minimalen Nachuntersuchungszeit von 1 Jahr und maximalen 9 Jahren. Klinisch und konventionell radiologisch konnten sämtliche Patienten nachkontrolliert werden. Bei 10 Patienten wurden 1 Jahr nach der Operation CT-Untersuchungen und bei 13 Patienten mindestens 3 Jahre nach der Operation MRT-Untersuchungen durchgeführt.

Subjektiv klagten alle Patienten über eine erhebliche Instabilität in den betroffenen Kniegelenken. Alle beschrieben ein Unsicherheitsgefühl mit entsprechender Einschränkung der Belastung. Bei der überwiegenden Zahl der Patienten lag ein retropatellares Schmerzsyndrom vor. Alle wiesen ein stark positives Apprehension-Zeichen der betroffenen Kniescheibe auf. Ein präoperatives Scoring bezüglich der Aktivität konnte nicht durchgeführt werden, da alle über eine deutlich verminderte oder keine sportliche Aktivität berichteten. Konventionell radiologisch wiesen alle Kniegelenke eine Trochleadysplasie Grad I bis III mit einer Überhöhung von mindestens 3 mm auf.

Operationstechnik

Das Kniegelenk wird über eine parapatellare laterale Inzision eröffnet. Die Patella wird mit Hohmann-Haken nach medial gekippt, sodass die Trochlea in ihrem Gesamtausmaß medial und lateral dargestellt werden kann. Damit ist die Kniescheibe in ihrer Knorpelqualität einerseits und die abgeflachte sowie überhöhte oder gar konvexe Trochleaform des Femurs andererseits klar zu definieren.

- Der seitliche Knorpel-/Synovialübergang wird scharf mit dem Messer durchtrennt und mit dem Raspatorium gelöst. Die laterale Femurkondylenwange wird vollständig subperiostal dargestellt, da an dieser Stelle später die Fixationsfäden geknüpft werden (Abb. 2).
- Mit einem scharfen, vorzugsweise gebogenen Meißel wird darauf die gesamte dysplastische Trochlea lateral und medial mit einer Knochendicke von etwa 3–5 mm ossär abgelöst. Die Abmeisselung erfolgt soweit nach distal, bis wieder makroskopisch eine beginnende Furchenbildung festzustellen ist. Diese liegt in der Regel etwa 1/2 bis 1 cm oberhalb der Fos-

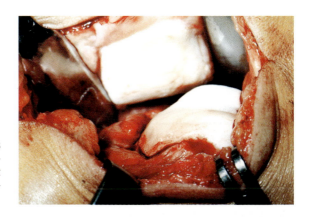

Abb. 2. Intraoperativer Situs rechtes Kniegelenk. Die Überhöhung und fehlende Trochlea ist gut erkennbar. Inzision der Synovialis an der Knorpelgrenze

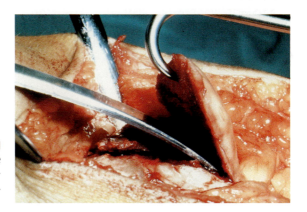

Abb 3. Von proximal nach distal medial und lateral abgemeißelte dysplastische Trochlea, distal gestielt (Osteokartilaginärer Flake). Rechtes Kniegelenk

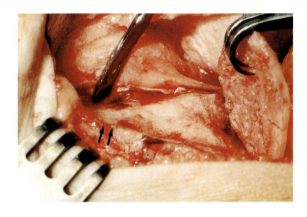

Abb. 4. Mit dem hochtourigen Fräser neugebildete ossäre Furche femoral, proximal in die ventrale Front des Femur auslaufend. Rechtes Kniegelenk

sa interkondylaris. Die anatomische Krümmung der Kondylen ist dabei zu respektieren. Somit wird ein distal gestielter osteochondraler Flake aus der dysplastischen Trochlea gemeißelt (Abb. 3).

- Mit dem Meißel und einem hochtourigen Fräser erfolgt nun die Bildung der neuen ossären Furchentiefe femoral. Die dabei gewonnene Spongiosa wird aufbewahrt. Es ist entscheidend, dass die neugebildete Furchentiefe proximal in die kortikale Front des Femurs ausläuft. Damit wird die Überhöhung eliminiert. Dabei wird die normale Anatomie angestrebt, bei der die proximale ossäre Furchentiefe in Flucht zur vorderen Femurkante liegt (Abb. 4).
- Nun wird der subchondrale Knochen an dem ausgemeißelten Knorpel-Knochenflake mit dem hochtourigen Fräser ausgedünnt. Für diesen Operationsschritt hat sich die Kugelfräse sehr bewährt. Dabei ist darauf zu achten, dass noch genügend Knochen am Knorpel haftet. Es empfiehlt sich, die Ausdünnung zur Hauptsache im Zentrum der zu bildenden Furchenmitte vorzunehmen. Die Ausdünnung des ossären Anteils wird soweit durchgeführt, bis sich der gesamte abgemeißelte osteokartilaginäre Knorpel-Knochenflake in die vorher neugebildete ossäre femorale Furche hineinpressen lässt, d.h. genügend elastisch deformierbar wird. Das Hineinpressen erfolgt in der Regel mit einem stumpfen abgerundeten Stößel unter Zuhilfenahme leichter Hammerschläge (Abb. 5).
- Um den ossär ausgedünnten Knorpel-Knochenflake nun in der neugebildeten Furche zu halten, erfolgt die Fixation mit zwei transossären U-förmigen Durchzugsfäden. Die U-förmigen Durchzugsfäden gehen über ein 3,2 mm Bohrkanal von der lateralen Femurkondyle in die Mitte der neugebildeten ossären Furche, fassen über entsprechende Bohrlöcher auf einer Länge von etwa 1,5 cm den Knorpelflake um dann über einen zweiten Bohrkanal wieder an der lateralen Femurkondylenwange auszutreten. Die Durchzugsfäden bestehen aus 3 mm Vicrylbändern. Dadurch ist die Auflagefläche auf dem Knorpel vergrößert und die Fixation verbessert. Die Bohrlöcher für den Durchzug über den lateralen Fem-

Die Trochleaplastik bei Trochleadysplasie zur Therapie der rezidivierenden Patellaluxation ■ 167

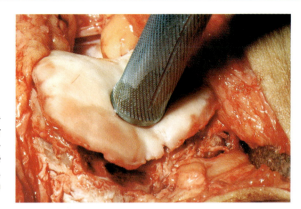

Abb. 5. Einpressen des osteokartilaginären Flake nach ossärer Ausdünnung mit dem hochtourigen Kugelfräser. Man beachte die nötige Elastizität des Flakes. Ansicht linkes Kniegelenk von oben

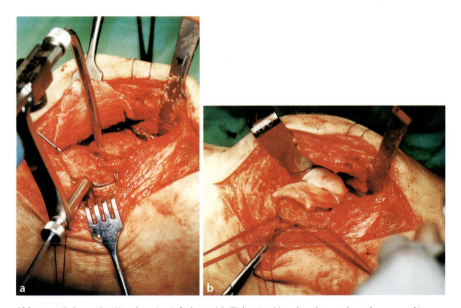

Abb. 6. a Bohren der Kanäle mit einfachem AO Zielgerät. Man beachte zudem den ausgedünnten distal gestielten osteokartilaginären Flake der ausgemeißelten Trochlea. Linkes Knie. **b** Symmetrisches Anspannen der 3 mm Vicrylbänder mit Fixation des elastischen osteokartilaginären Flake in der neugebildeten ossären femoralen Furche. Linkes Knie

urkondylus werden mit einem einfachen Zielgerät in die Mitte der Furche platziert. Es genügen zwei Vicrylbänder, um den elastischen Flake in die ossäre Furche hineinzuziehen. Beim Anziehen über die laterale Femurkondylenwange muss darauf geachtet werden, dass die Fäden nicht durch den Knorpel-Knochenflake durchbrechen. Dies wird durch ein kontinuierliches gleichmäßiges Anspannen und gleichzeitiges Hineinpressen des Flakes mit einem stumpfen Stößel bewerkstelligt, wobei *kei-*

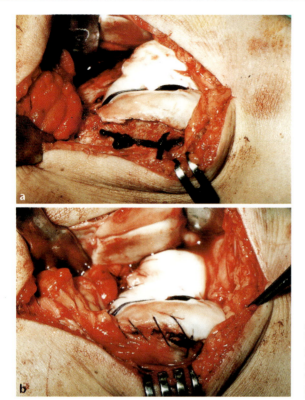

Abb. 7. a Definitive Fixation der Vicrylbänder an der lateralen Kondylenwange. **b** Naht der Synovialis an die neu gebildete Trochlea. Postoperativer Situs linkes Knie

ne Sägebewegungen an den Vicryl-Bändern durchgeführt werden dürfen, um ein Durchschneiden zu vermeiden (Abb. 6 a, b).

- Nach vollständigem Einpressen des osteokartilaginären Flakes in die neue ossäre Furche und Knüpfen der Vicrylbänder, ist in der Regel eine deutliche Verbreiterung der lateralen neugebildeten Trochleafläche zu beobachten. Sofern nötig, können nun mit der gewonnenen Spongiosa ossäre kleine Lücken gefüllt und auch der laterale Übergang zusätzlich abgestützt und gegebenenfalls mit Fibrinkleber armiert werden.

Die Primär abgelöste Synovia wird nun mit einer fortlaufenden 2/0 Vicryl-Naht an den Knorpelrand refixiert (Abb. 7 a, b).

Es erfolgt nun eine Kontrolle des Weichteilalignments. Oft muss medial eine Kapselraffung oder Rekonstruktion des Ligamentum patello-femorale mediale im Sinne einer Verringerung der medialen Luxationstasche durchgeführt werden. Ebenfalls werden die lateralen Retinacula-Anteile anatomisch verschlossen. Durch die mediale und laterale Weichteilstabilisierung kann ein Optimum der Weichteilführung der Kniescheibe in der neugebildeten Furche erreicht werden. Bei entsprechenden pathomorphologischen Vorgaben ist dann zu prüfen, ob noch eine Medialisierung der Tuberositas oder eine Distalisierung der Patella notwendig ist.

Postoperative Nachbehandlung

Das operierte Kniegelenk wird in 20° Flexion auf einer CPM-Schiene gelagert. In 20° Flexion liegt die Patella in der neugebildeten Furche und übt einen zusätzlichen Druck aus, sodass dadurch eine Kompression und Stabilisierung des osteokartilaginären Flakes durch die Patella entsteht.

Sofort nach der Operation wird ein Bewegungsumfang auf der CPM-Schiene von Extension-Flexion 0–20–90° erlaubt. Der Patient wird unter Vollbelastung in einem abnehmbaren Brace, welches ebenfalls in 20° Flexion fixiert ist, mobilisiert. Aus dem Brace wird unter physiotherapeutischer Führung die Quadrizepsmuskulatur auftrainiert und eine Beweglichkeit von Extension-Flexion zwischen 0–20–90 Grad erlaubt. Die Entlassung mit dem abnehmbaren Brace unter Vollbelastung erfolgt durchschnittlich 5–6 Tage nach der Operation.

6 Wochen nach der Operation wird das Brace vollständig weggelassen, die Vollbelastung erlaubt und der volle Bewegungsumfang trainiert. 3 Monate nach Operation ist in der Regel der Muskelaufbau wieder normal und es kann auf volle, uneingeschränkte Aktivität übergegangen werden.

Ergebnisse

Bei allen operierten Kniegelenken kam es zu keiner weiteren Luxation der Kniescheibe. Subjektiv fühlen sich sämtliche Patienten stabiler und sicherer im operierten Kniegelenk. In über 2/3 der Fälle verminderte sich auch das retropatellare Schmerzsyndrom. Aufgrund der erhöhten Sicherheit im Kniegelenk und der Abnahme der retropatellaren Schmerzen hat sich die Aktivität und die Belastbarkeit in den operierten Kniegelenken erhöht.

Klinisch ist die bessere Patellaführung deutlich zu palpieren. Es kann dabei ein geführtes Patellagleiten festgestellt werden. Ebenfalls ist bei allen Patienten der präoperativ bestehende positive Apprehension-Test der Kniescheibe negativ geworden (Tabelle 1).

Tabelle 1. Kniegelenke (n = 45)

	Präoperativ	Postoperativ
Rezidivierende Patellaluxation	45	0
Subjektive Instabilität	45	0
Retropatelläre Schmerzen	45	9
Einschränkung in alltäglicher und sportlicher Aktivität	45	9
Steigerung der sportlichen Aktivität		36
Verminderung der retropatellären Schmerzen		36
Steigerung der retropatellären Schmerzen		5
Identische retropatelläre Schmerzen		4
Aprehension der Patella	45	0

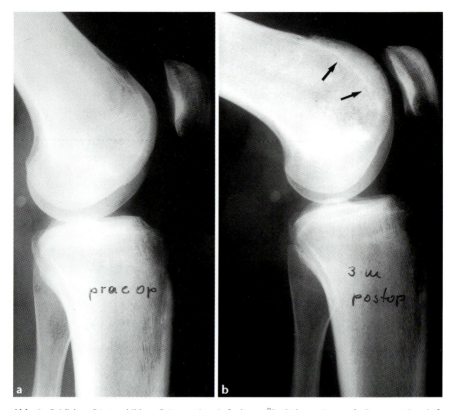

Abb. 8. Seitliches Röntgenbild. **a** Präoperative Aufnahme. Überhöhung 3 mm. **b** Postoperative Aufnahme nach 3 Monaten. Man beachte den neuen Verlauf der Trochleatiefe in der Fortsetzung der Blumensaatlinie ventrokranial

■ **Konventionelle Röntgenuntersuchung:** Sämtliche Kniegelenke zeigen konventionell-radiologisch eine vollständige ossäre Normalisierung der Trochlea mit nicht mehr feststellbarem „crossing sign". Radiologisch konnte festgestellt werden, dass das ossäre Remodelling etwa 1 Jahr nach der Operation abgeschlossen ist (Abb. 8).

■ **CT-Untersuchung:** Sämtliche 10 durchgeführten CT-Kontrollen zeigten ein vollständiges ossäres Einheilen des abgelösten osteokartilaginären Flakes in der neugebildeten femoralen Furche mit verbesserter ossärer Patellazentrierung (Abb. 9).

■ **MRT-Untersuchung:** Bei 13 Patienten konnte 3 Jahre nach der Operation eine MRT-Untersuchung durchgeführt werden. Die Beurteilung ergab keine osteochondralen Nekrosen. In allen Fällen war eine normale knöcherne Heilung zu beobachten. Ebenfalls zeigte der Knorpel in der neugebildeten Trochlea keine relevanten kartilaginären Veränderungen. Knorpeluneben-

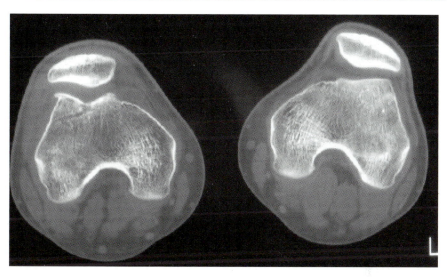

Abb. 9. CT-Untersuchung 6 Monate postoperativ. Links operiert, rechts nicht operiert. Vollständige Einheilung der neugebildeten Furche. Laterale Verbreiterung der Trochlea. Gute Zentrierung der Kniescheibe in dieser Position im Verhältnis zur Trochlea

heiten waren zu beobachten, welche teilweise als Remodelling des Knorpels interpretiert wurden. Artefakte waren in den Bohrkanälen der Durchzugsfäden durch den Bohrvorgang zu beobachten (Abb. 10).

■ **Arthroskopie:** Bei 8 Patienten wurde eine arthroskopische Kontrolluntersuchung vorgenommen. Dabei konnte über einen lateralen superioren Arthroskopiezugang eine praktisch normale Patellaführung in der neugebildeten femoralen Furche beobachtet werden. In zwei Fällen wurden eine Knorpelerweichung und narbige Veränderungen mit Unebenheiten am Knorpel festgestellt. Die über den Knorpel geknüpften oder geschlungenen resorbierbaren Vicryl-Bänder waren arthroskopisch nicht mehr sichtbar, aber teilweise noch an Knorpelverfärbungen festzustellen (Abb. 11a und b).

■ **Histologie:** Bei 3 Patienten wurde anlässlich der arthroskopischen Nachkontrolle auch eine histologische Knorpel-Knochenbiopsie durchgeführt. Der subchondrale Knorpel-Knochenbereich wies dabei keine pathologischen Veränderungen bei normaler Knochen-Knorpelübergangszone auf. Der Knochen mit dem Knorpel war gemäß der Histologie normal eingeheilt. Oberflächlich konnte aber ein pannusähnliches Gewebe mit vaskulärer Aktivität festgestellt werden.

■ **Komplikationen:** Infekte und Wundheilungsstörungen waren in keinem der operierten Fälle zu verzeichnen. 2-mal war ein Hämatom und 3-mal eine Algodystrophie entstanden, was die postoperative Rehabilitation verlängerte und in einem Fall zu einer Patella baja führte.

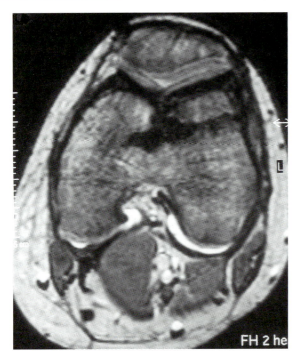

Abb. 10. MRT-Bild 3 Jahre postoperativ. Vollständige Einheilung des osteokartilaginären Flakes. Keine relevanten Knorpelschäden, keine Zeichen für subchondrale Nekrosen. Artefakte in den Bohrkanälen

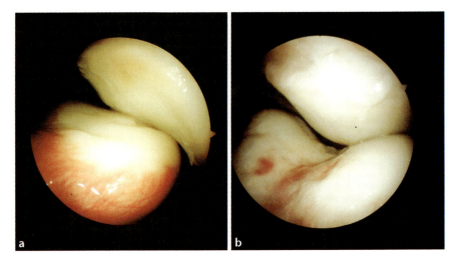

Abb. 11. Arthroskopischer Situs. Suprapatellarer lateraler Zugang. **a** Präoperative Arthroskopie: Deutliche Lateralisation der Kniescheibe mit Knorpelschaden an der lateralen abgeflachten Femurkondyle. **b** Postoperative Arthroskopie: Die Patella verläuft nun zentral in der neugebildeten Trochleafurche

Diskussion

Bei der rezidivierenden Patellaluxation werden verschiedene Prädispositionen diskutiert. Unseres Erachtens kommt der femoralen Trochleadysplasie dabei eine wichtige Bedeutung zu. Liegt eine femorale Trochleadysplasie mit vollständiger Abflachung oder Überhöhung vor, fehlt der Patella das notwendige femorale Gleitlager und prädisponiert erheblich zu einer Patellaluxation. Als Ursachenbehandlung bei diesen Vorgaben ist demzufolge die Verbesserung des patellofemoralen Gleitlagers die logische chirurgische Konsequenz [4, 5, 7, 23].

Sind bei der erstmaligen Patellaluxation keine prädisponierenden Faktoren ersichtlich und liegt ein Unfallmechanismus mit hochenergetischem Trauma vor, muss von einer rein traumatischen Luxation gesprochen werden. Dabei sind häufig abgerissene Flakes einerseits an der Kniescheibe und anderseits am lateralen Femurkondylus zu beobachten, da die Kniescheibe beim Luxationsvorgang bei fehlender oder geringer Trochleadysplasie einen höheren Widerstand zu überwinden hat. Die chirurgische Therapie in einer solchen Situation liegt in der Rekonstruktion der beschädigten medialen Strukturen wie dem medialen Retinaculum oder Ligamentum patello-femorale mediale [20, 22, 24, 26, 27].

Patellastabilisierende Operationen an den Weichteilen allein oder mit Tuberositastransfer zur Verbesserung des Alignments weisen eine postoperative Luxationsrate bis zu 20% auf [1, 9, 12, 13, 21, 27, 28]. Aus diesem Grunde sind die prädisponierenden anatomischen Faktoren zu klären. Die ossäre Situation kann sehr einfach auf dem streng seitlichen Röntgenbild definiert und klassifiziert werden. Die CT-Untersuchung erbringt bezüglich der Dysplasie vor allem Auskunft über die ossären Verhältnisse und kann zur Definition der Rotationsverhältnisse sowie der Lage der Tuberositas im Verhältnis zur Trochlea verwendet werden [3, 6, 15, 31].

Die MRT-Untersuchung ergibt zusätzlich gute Auskunft über die kartilaginären anatomischen Verhältnisse. Die kartilaginären Strukturen sind in ihrer Form und Dicke sehr variabel [29]. Die seitlichen Röntgenbilder zeigen nur die ossären Strukturen. Wird nun aber die äußerst variable Knorpeldicke in diesem Gelenkabschnitt in die Überlegungen miteinbezogen, scheint es naheliegend, dass die realen Dysplasieverhältnisse in der Regel wesentlich ausgeprägter sind als nur auf dem seitlichen Röntgenbild durch die ossären Landmarken vorgegeben. Insbesondere die mögliche Konvexität und auch Überhöhung werden durch die Knorpeldicke noch verstärkt. Aus diesem Grunde können bei Dysplasieformen vom Grad I und II die MRT-Untersuchungen eine zusätzliche Information darstellen.

Funktionelle axiale Stressaufnahmen der Kniescheibe zeigen hauptsächlich die dynamischen stabilisierenden Elemente der seitlichen Patellaführung [9, 11, 13, 25, 28]. Nach einer rezidivierenden Luxation der Patella ist aber immer mit einer Insuffizienz der seitlichen ligamentären dynamischen Führungselemente zu rechnen, da durch den Luxationsvorgang die medialen ligamentären Führungselemente geschädigt und überdehnt werden.

Bei normalen Trochleaverhältnissen und vorliegender muskulärer Dysbalance kann eine Therapie auf Ebene der Weichteile zum Erfolg führen [1, 9, 12, 20, 22, 24, 32]. Liegt aber eine Trochleadysplasie vor, führen ligamentäre Maßnahmen alleine nicht zum Ziel. Bei vorliegender Trochleadysplasie und rezidivierender Patellaluxation ist demzufolge die ligamentäre Insuffizienz als Folge der rezidivierenden Luxation zu werten und nicht als deren Ursache.

Mit der Anhebung der lateralen Trochleafacette nach Albee [2] haben wir keine guten Erfahrungen gemacht. Die Anhebung der lateralen Trochleafacette alleine löst das Problem der Überhöhung nicht. Durch die Anhebung der lateralen Trochleafacette wird zudem der laterale Patellafacettendruck erhöht, was zu einer Verschlimmerung des retropatellaren Schmerzsyndroms führen kann, wie wir es vor Einführung der Trochleaplastik beobachten konnten.

Die chirurgische Neubildung der fehlenden Trochleafurche weit nach proximal gibt der Patella eine wesentlich bessere und kontinuierliche Gleitbahn schon zu Beginn der Flexion. Die von Masse und Dejour [7, 17, 23] vorgeschlagenen Techniken sowie unsere oben dargestellte Methode kommen dieser Forderung entgegen. Die Technik nach Masse, welche auf einer Impaktion des Knorpels ohne Fixation nach subchondralem Unterminieren beruht, erscheint für das zu erwartende Resultat eher ungenau. Die Trochleaplastik nach Dejour kommt den anatomischen Anforderungen wesentlich näher. Bei der Technik nach Dejour wird der Knochen subchondral entfernt, über eine Längsspaltung in der Mitte der neuzubildenden Furche nach medial eingekippt und mit Schrauben fixiert. Dafür ist ein spezielles Gerät notwendig und die Präparation bogenförmig nach distal im subchondralen Knochen bleibt problematisch [23].

Bei jeder Trochleaplastik bleibt aber die grundsätzliche Frage offen, wie sich die Vitalitätsverhältnisse des Knorpels nach der Operation verhalten. Die Integrität der Knorpel-Knochengrenze wird analog einer intraartikulären Fraktur verletzt. Zudem ist die Kongruenz postoperativ zwischen neugebildeter Furche und Patella nicht in jedem Falle optimal. Dadurch ist bei den Langzeitresultaten die Frage nach vermehrten patellofemoralen Arthrosen noch offen. Bei rezidivierenden Patellaluxationen oder Patellainstabilitäten entsteht mit überwiegender Wahrscheinlichkeit ein Knorpelschaden und letztendlich ebenfalls eine patellofemorale Arthrose [18, 19].

Die Resultate mit der von uns vorgestellten Technik sind jedoch sehr ermutigend. Der subjektive und objektive Gewinn ist dergestalt, dass diese aufwendige und auch bezüglich der noch offenen Fragen diskutable Operation bei entsprechenden Vorgaben als indiziert und vertretbar erscheint.

Für uns war es sehr auffällig, dass mehrere Patienten die Operation auch auf der Gegenseite wünschten, welche ebenfalls eine Trochleadysplasie aufwies, aber noch nicht zu einer Patellaluxation geführt hat. Offensichtlich erzeugt eine dysplastische Trochlea ein erhebliches Unsicherheits- und Instabilitätsgefühl. Durch die Trochleaplastik ist es insbesondere zu einer verbesserten subjektiven Stabilität im Kniegelenk gekommen.

In der vorgestellten chirurgischen Technik wird die Fixation mit einem resorbierbarem Vicrylband durchgeführt. Ergussbildung über 3 Monate wurde dabei nicht beobachtet. Die histologischen Untersuchungen ergaben jedoch pannusähnliche Vernarbungen in der neugebildeten Trochlea. Eine Verbesserung der Fixierung für die neugebildete Trochlea bleibt daher zu diskutieren.

Aufgrund der guten klinischen und radiologischen Resultate scheint uns die Trochleaplastik nunmehr auch dann indiziert, wenn nach einer Erstluxation die Trochleadysplasie als Hauptursache der Patellaluxation erkannt worden ist. Dies liegt in der Regel bei der Dysplasie Grad II und III vor, insbesondere wenn auch die Überhöhung klar definierbar ist. Deshalb sehen wir die Trochleaplastik nicht als letztmögliche operative Variante, sondern als primäre Methode zur Ursachenbehebung bei der Patellaluxation durch eine Wiederherstellung der normalen Anatomie.

Eine Kontraindikation besteht für diesen Eingriff bei Patienten mit offener Epiphysenfuge. Bei schon fortgeschrittenen arthrotischen Veränderungen der Femurkondylen kommt die beschriebene Methode an ihre Grenze. Die Femurkondylen sind dabei durch die Sklerosierung nicht mehr plastisch deformierbar. Dies kann sich schon beim Ausmeißeln und besonders beim Eindrücken in die neugebildete Furche zeigen. Durch die subchondrale Sklerosierung ist die plastische Deformierbarkeit stark vermindert und es kann zu Frakturen des osteokartilaginären Flake kommen, die dann eine zusätzliche Fixation benötigen. Deshalb ist die vorgestellte Technik bei deutlichen arthrotischen Zeichen der dysplastischen Trochlea als grenzwertig anzusehen. In der Kontrollgruppe zeigten auch die Patienten mit erheblichen femoralen arthrotischen Zeichen ein bleibendes retropatellares Schmerzsyndrom, was bei Knorpelschäden an der Patella alleine nicht der Fall war.

Die hier vorgestellten Fälle sind eine negative Selektion von Patienten mit schweren Dysplasien der Trochlea. Insbesondere die teilweise mehrfach voroperierten Fälle haben uns veranlasst, die Idee einer anatomischen Rekonstruktion der Trochlea gemäß Dejour technisch nachzuvollziehen.

Es ist aber nötig, zukünftig die Indikationsbreite noch besser zu definieren und insbesondere gegen weniger invasive Methoden exakt abzugrenzen. Zudem erscheint es notwendig, die Interpretationen von CT oder MRT mit der Einteilung nach Dejour in Übereinstimmung zu bringen, um zusätzlich ungünstige Trochleaformen besser beurteilen zu können.

Aus diesem Grunde sind entsprechende Vergleichsstudien sowohl auf diagnostischer als auch therapeutischer Ebene notwendig.

Literatur

1. Aglietti P, Buzzi R, De Biase P, Giron F (1994) Surgical Treatment of Recurrent Dislocation of the Patella. Clinical Orthop 307:8–17
2. Albee FH (1915) The bone graft wegde in the treatment of habitual dislocation of the patella. Medical Rec 88:257
3. Beaconsfield T, Hons BSC, Pintore E, Maffulli N, Petri G, Petri J (1994) Radiological Measurements in Patellofemoral Disorders. Clinical Orthop 308:18–28
4. Bereiter H, Gautier E (1994) Die Trochleaplastik als chirurgische Therapie der rezidivierenden Patellaluxation bei Trochleadysplasie des Femurs. Arthroskpie 7:281–286
5. Brisard P (1950) Tactique opératoire dans le traitement des luxations congénitales et récidivantes de la rotule. Acta Orthop Belg 16:452
6. Dejour H, Goutallier D, Furioli J (1980) X-Critiques des gestes thérapeutiques et indications. Rev de Chirurgie Orthop 66:238
7. Dejour H, Walch G, Neyret Ph, Adeleine P (1990) La dysplasie de la trochlée fémoral. Rev Chirurgie Orthop 76:45–54
8. Dejour H, Walch G, Nove-Josserand L, Guier Ch (1994) Factors of patellar instability: an anatomic radiographic study. Knee Surg Sports Traumatol Arthroscopy 2:19–26
9. Fulkerson JP, Schutzer SF, Rambsby GR, Bernstein RA (1987) Computerized tomography of the patellofemoral Joint before and after lateral release or realignement. The J of Arthroscopic and Related Surgery 3:19
10. Galland O, Walch G, Dejour H, Carret JP (1990) An anatomical and radiological study of the femoropatellar articulation. Surg Radiol Anat 12:119
11. Gaudernak T (1992) Die instabile Kniescheibe. Wilhelm Maudrich, Wien
12. Harilainen A, Sandelin J (1993) Prospective long-term results of operative treatment in primary dislocation of the patella. Knee Surg Sports Traumatol Arthroscopy 1:100–103
13. Koskinen SK, Hurme M, Kujala UM (1991) Restoration of patellofemoral congruity by combined lateral release and tibial tuberosity transposition as assessed by MRI analysis. Int Orthopaedics 15:363
14. Lalain JJ, Lerat JL, Moyen B, Michel CR, Kohler R (1987) Les luxations congénitales de rotule. Apport du scanner – Indications chirurgicales. Rev Chir Orthop Suppl II 73:152
15. Laurin CA, Dussault D, Levesque HP (1979) The tangential X-ray investigation of the patellofemoral joint: X-ray technique, diagnostic criteria and their interpretation. Clin Orthop 144:16
16. Maldague B, Malghem J (1985) Apport du clicheé de profil du genou dans le dépistage des instabilités rotuliennes. Rev Chir Orthop Suppl II 71:5
17. Masse Y (1978) La Trochléaplastie. Restauration de la gouttière trochléenne dans le subluxations et luxations de la rotule. Rev Chir Orthop 64:3
18. Mäenpää H, Lehto MUK (1997) Patellofemoral Oteoarthritis After Patellar Dislocation. Clin Orthop 339:156–162
19. Mäenpää H, Lehto MUK (1997) Patellar dislocation the long-term results of non-operative management in 100 patients. Am J Sports Med 25:2
20. Muneta T, Sekiya I, Tsuchiya M, Shinomiya K (1999) A technique for reconstruction of the medial patellofemoral ligament. Clin Orthop 359:151–155
21. Nikku R, Nietosvaara Y, Kallio E, Aalto K, Michelsson JE (1997) Operative versus closed treatment of primary dislocation of the patella. Acta Orthop Scand 68:419–423

22. Nomura E (1999) Classification of lesions of the medial patello-femoral ligament in patellar dislocation. Int Orthop 23:260-263
23. Reynaud P (1994) La Trochleaplastie-Creusement dans le Traitement de l'instabilité rotulienne a propos de 33 cas. These, Présenté à l'Université Claude Bernard, Lyon
24. Rillmann P, Dutly A, Kieser C, Berbig R (1998) Modified Elmslie-Trillat procedure for instability of the patella. Knee Surg Sports Traumatol Arthroscopy 6:31-35
25. Sasaki T, Yagi T (1986) Subluxation of the patella. Investigation by computerized tomography. Int Orthop 10:115
26. Schäfer N, Lehmann M, Müller W (1993) Laterale Erstluxation der Patella. Arthroskopie Band 6, Heft 6:256-259
27. Schneider T, Schmidt R, Fink B, Granrath M, Rüther W, Schulitz KP (1997) Rezidivierende Patellaluxation. Arthroskopie 20:104-109
28. Shelbourne KD, Porter DA, Rozzi W (1994) Use of a modified Elmslie-Trillat procedure to improve abnormal patellar congruence angle. Am J Sports Med 22:318-323
29. Stäubli HU, Dürrenmatt U, Porcellini B, Rauschnig W (1999) Anatomy and surface geometry of the patellofemoral joint in the axial plane. JBJS 81-B:452-458
30. Strobl W, Grill F (1998) Die Patellaluxation. Orthopäde 27:197-205
31. Walch G, Dejour H (1989) La Radiologie dans la Pathologie Femoro-patellaire Acta Orthop Belg 55:371
32. Werner S (1993) Patello-femoral pain syndrome – an experimental clinical investigation. Thesis Kongl. Carolinska Medico Chirurgiska Institutet, Stockholm

KAPITEL 19 Die aufklappende Patellakeilosteotomie – 20 Jahres-Resultate

E. MORSCHER

Am gleichmäßigsten ist die Belastung in einem Gelenk verteilt, wenn dieses kongruent ist. Das Patellofemoralgelenk ist *nicht* kongruent im eigentlichen Sinn, da die Kontaktfläche zwischen den beiden Gelenkoberflächen jeweils in Abhängigkeit von der Flexion unterschiedlich groß und deren Größe zudem noch von der Quadrizepssehnenkraft, d.h. dem Auflagedruck abhängig ist [13]. An der Patella wandert die Kontaktfläche mit zunehmender Beugung von distal nach proximal und an den Femurkondylen von proximal nach distal, wobei ihre Größe mit zunehmender Flexion zunimmt. Form und Größe der Kontaktflächen zwischen medialer und lateraler Patellafacette sind unterschiedlich. Unter physiologischen Verhältnissen ist die Druckverteilung aber über den ganzen Gelenkabschnitt derart verteilt, dass sie einerseits einer weitgehend gleichmäßigen Durchwalkung und damit hinreichenden Ernährung des Knorpels genügt, anderseits die Belastungstoleranz nicht überschritten wird. Trotzdem können an keinem anderen Gelenk des menschlichen Körpers bereits relativ geringe Abweichungen der Druckverteilung so rasch zu Knorpelschädigungen führen, wie dies an der Patella der Fall ist. Gründe hiefür sind einmal die extrem hohen Drucke, die im Patellofemoralgelenk wirksam sind. Zweitens ist der Patellaknorpel der bei weitem dickste Knorpel nicht nur beim Menschen sondern auch beim Tier. Es ist bemerkenswert, dass der Patellaknorpel auch bei sehr großen Säugetieren kaum dicker ist als beim Menschen. Dies ist ein Zeichen dafür, dass der Ernährung des hyalinen Gelenkknorpels durch Diffusion mit dessen Dicke Grenzen gesetzt sind.

Die Pathogenese des vorderen Knieschmerzes (anterior knee pain) ist sicher nicht in allen Teilen geklärt, und manche Theorien machen noch einen recht spekulativen Eindruck. Zweifellos sind in vielen Fällen, vor allem bei jungen Patienten, die Beschwerden funktioneller Natur, z.B. infolge einer muskulären Dysbalance, und weit weniger durch eine strukturelle Deformität hervorgerufen. In ihrer pathogenen Bedeutung wurde die Chondromalacia patellae aber zweifellos überschätzt. Inwieweit diese Vorstufe einer Osteoarthrose sein kann, ist ebenfalls noch unklar. Interessant aber ist immerhin die Tatsache, dass bei der Chondromalazie wie bei Arthrosen der gelenknahe intraossäre Druck erhöht ist [1–4, 14, 22, 24]. Erhöhter Druck sowie allgemein Druckschwankungen im Medullarraum jeden Knochens sind aber stark schmerzhaft, wie das Beispiel der Sternalpunktion zeigt. Druckentlastung bei diesen Affektionen durch Forage oder Osteotomie beseitigt die Schmerzen abrupt. Eine Knorpelerweichung ist in den meisten Fällen jedoch symptomlos und führt auch nicht zur Knorpeldegeneration. Das Knorpelgewebe selbst ist nicht innerviert und deshalb indolent. Besonders schwere Chondromalazien finden wir aber vor allem in den der Belastung nicht ausgesetzten Gelenkpartien.

Durch eine Dysbalance verursachte, primär funktionelle Pathologien [6] lassen sich nach Ausschöpfen der konservativen Therapiemöglichkeiten durch muskulo-ligamentäre, operative Eingriffe korrigieren. Ossäre Inkongruenzen, die durch strukturelle Deformitäten der Gelenkflächen von Femur und/oder Patella zustande kommen, sind wesentlich seltener und nur operativ zu beseitigen.

Analog der Hüftdysplasie, bei der wir uns die Entstehung der Arthrose nach Pauwels vor allem durch Überlastung des Knorpels im gewichttragenden Anteil erklären, gibt es auch eine Patelladysplasie, bei welcher die gesamte Lastübertragung über die laterale Facette bzw. den lateralen Femurkondylus erfolgt und die mediale Patellafacette mit dem medialen Femurkondylus – außer bei extremer Flexion – keinen Kontakt hat. Man bezeichnet diese Patellaform als „Jägerhutform". Die Einteilung der Patellaformen nach Wiberg [25] aufgrund des axialen Röntgenbildes sagt jedoch wenig über die effektive Kongruenz oder Inkongruenz der gelenkbildenden Knorpeloberflächen aus, da das Nativröntgenbild die unregelmäßigen Knorpeldicken nicht wiedergibt [23]. Die effektiven Kongruenzverhältnisse des Patellofemoralgelenks, in Abhängigkeit vom Flexionswinkel im Kniegelenk, konnten früher auch nur mit einem Arthrogramm bestimmt werden. In neuerer Zeit wurde das Arthrogramm durch das MRT verdrängt [23]. Immerhin kann die Kongruenz, wie sie das Nativbild wiedergibt, kaum besser sondern höchstens schlechter als in Wirklichkeit sein.

Nicht nur der fehlende Kontakt der medialen Patella-Knorpelfläche zur medialen Kondylenfläche, sondern auch die Tatsache, dass die Synovialschicht der medialen Gelenkkapsel dem Knorpel der steil gestellten medialen Gelenkfacette direkt anliegt, dürfte für die bei diesen Patellaformen regelmäßig zu findenden Knorpelerweichungen an der medialen Patellafacette schuld sein (Abb. 1).

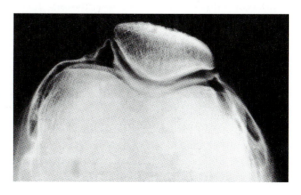

Abb. 1. Arthrogramm des Patellofemoralgelenks: Die mediale Facette der Patella kommt mit dem medialen Femurkondylus nicht in Kontakt. Es besteht ein Zustand der „Hypopression". Dem Gelenkknorpel der medialen Facette liegt die Synovialis an

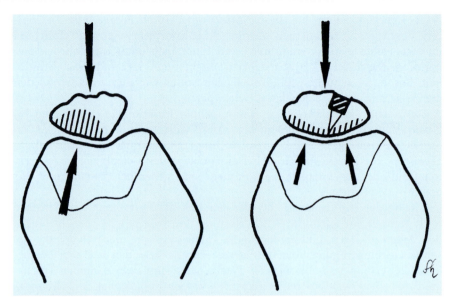

Abb. 2. Durch die sagittale Patellakeilosteotomie wird die auf den lateralen Abschnitt des Patellofemoralgelenkes konzentrierte Belastung gleichmäßiger verteilt

Biomechanischer Wirkungsmechanismus der Patellakeilosteotomie

Ziel der sagittalen, aufklappenden Patellakeilosteotomie ist es, bei fehlendem Kontakt der medialen Patellaknorpeloberfläche zur medialen Kondylenoberfläche durch Vergrößerung des Patellawinkels einen solchen herzustellen, bzw. diesen zu verbessern [16–18]. Damit soll die Gesamt-Knorpelfläche vergrößert und eine gleichmäßigere Belastung im Patellofemoralgelenk erreicht werden. Somit wird die biomechanisch relevante Knorpelflächenbelastung (N/cm^2) verbessert, d.h. der Druck im Gelenk gleichmäßiger über eine größere Fläche verteilt und damit verkleinert (Abb. 2). Bei einem primär kleinen Patellawinkel wird die überlastete laterale Patellagelenkfläche entlastet, während die mediale Fläche stärker in die Belastung mit einbezogen und damit auch wieder besser ernährt wird. Bei zu kleinem Winkel zwischen der medialen und lateralen Knorpeloberfläche der Patella ergibt sich bei einer kontrollierten Aufklappung eine deutliche Vergrößerung der medialen Auflagefläche *ohne* Veränderung der lateralen Auflagenfläche. Diese Belastungs- bzw. Kontaktflächenveränderungen am Patellaknorpel konnten von Henche [13], Hehne [9–11] sowie Lippert und Paar [15] aufgezeigt werden (Abb. 3).

Schmerzen in einem arthrotischen Gelenk entstehen vor allem durch eine Begleitsynovialitis, so auch die Druckdolenz über der medialen Patellafacette, ferner durch Überdruck im venösen System des spongiösen Knochens [s. oben]. Mit einer Osteotomie im gelenknahen Bereich kommt es

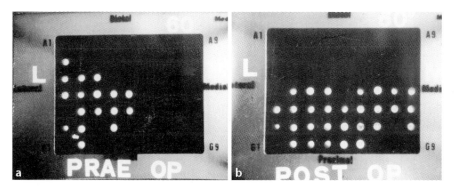

Abb. 3. Resultat der Kontakt-Druckmessung im Patellofemoralgelenk mittels Luftkissen-Druckmessplatte nach Henche et al. [13]. Messung in 60 Grad Knieflexion. **a** Präoperativ ist bei einer Patella-Dysplasie die Druckbelastung ganz auf das laterale Kompartiment beschränkt; **b** nach der Operation gleichmäßige Verteilung der Belastung auf beide Kompartimente

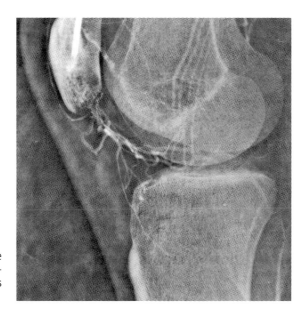

Abb. 4. Intraossäre Venografie der Patella. Der venöse Hauptabfluss erfolgt durch Gefäße des Hoffaschen Fettkörpers

zu einem Absinken des intraossären Drucks. Dies erklärt auch die unmittelbar schmerzlindernde Wirkung einer Osteotomie. Venografische Untersuchungen an unserer Klinik [14] haben ergeben, dass das Hauptabflussgebiet der Patella über Venen im Hoffa-Fettkörper verläuft (Abb. 4). Deshalb steigt der Druck in der Patella mit zunehmender Knieflexion als Folge der Kompression der Venen im Hoffa-Fettkörper an (Abb. 5).

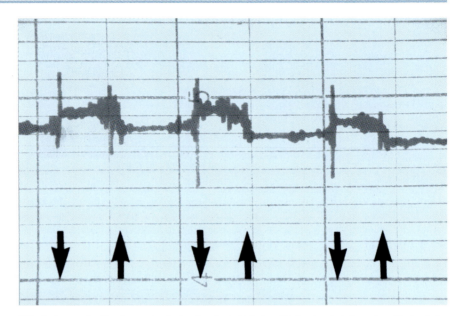

Abb. 5. Intraossäre Druckmessung in der Patella: bei Flexion (↓) Anstieg, bei Extension (↑) des Kniegelenks Abfall des intraossären Patelladrucks

Andere Formen der Patellaosteotomie

„Coronary osteotomy" nach Deliss: Mit einer Osteotomie in der Frontalebene, wie sie Deliss 1977 beschrieben hat [4], wird die Beziehung der Gelenkflächen von Patella und Femurkondylen zueinander nicht verändert. Der Effekt dieser Art Osteotomie besteht einerseits in der intraossären Druckentlastung, andererseits kann mit einer Lateralverschiebung der beiden Patellafragmente gegeneinander ein „Realignment" hergestellt werden. Bei 15 Patienten erzielten Nerubay & Katnelson, bei einer durchschnittlichen Nachkontrollzeit von 3 Jahren, in 14 Fällen ein durchweg günstiges („favorable") Resultat [19].

Patellakeil(Schließungs-) Osteotomie: Griss hat 1980 die Verkleinerung des Patellawinkels bei „einseitiger, exzentrischer Chondromalazie" oder Arthrose mit Entnahme eines Knochenkeils vorgeschlagen [8].

Indikation der aufklappenden Patellakeilosteotomie

Aufgrund des biomechanischen Konzepts der (aufklappenden) Patellakeilosteotomie ist die Indikation zu dieser Operation in den Fällen gegeben, in denen wegen einer Patelladysplasie die mediale Patellagleitfläche der Belastung entzogen ist. Die wesentlich häufigere laterale Überlastung mit Subluxationstendenz der Patella (Malalignment) ist deshalb *keine* Indikation zu einer Osteotomie.

Die im Vergleich zu anderen Eingriffen relativ kleine Zahl durchgeführter Patellakeilosteotomien beim patellofemoralen Schmerzsyndrom – im Besonderen solchen mit Medialisierung der Tuberositas tibiae – in den Jahren 1976 bis 1980 unmittelbar nach Einführung der Patellakeilosteotomie zeigt, wie streng wir selbst die Indikation zu diesem Eingriff gestellt haben:

Transpositionen der Tuberositas tibiae
- nach Elmslie, Roux, Goldthwait   193
- „Lateral release"   81
- Patellakeilosteotomie   19
- Summe der „Patellaeingriffe"   293

Hinzu kommt, dass selbst bei den 19 Fällen von Patellakeilosteotomien die Indikation nur in 14 Fällen klar gegeben war, was auch auf die Seltenheit echter Patelladysplasien schließen lässt. In allen Fällen konnte der Wiberg-Winkel jedoch auf postoperativ 120–140 Grad angehoben werden (Abb. 6 und 7).

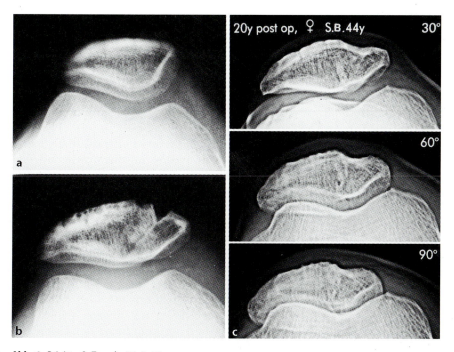

Abb. 6. Brigitte S.-T., geb. 16. 8. 56
a „Anterior Knee Pain Syndrome" (Chondromalazie), Hypopression der medialen Patellafacette bei mäßiger Patelladysplasie; **b** Zustand nach sagittaler Patella-Keilosteotomie im Alter von 23 Jahren; **c** Zustand 20 Jahre post op., Patellofemoralgelenk axial in 30, 60 und 90 Grad Flexion. Keine Arthrosezeichen, gleichmäßiger Gelenkspalt bei lateraler „Elongation" der Patella. Ausgezeichnetes klinisches Resultat

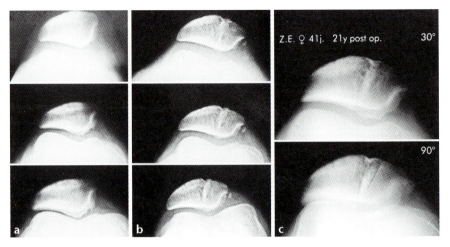

Abb. 7. Esther Z.-J., Patellofemoralgelenk axial in 30, 60 und 90 Grad Flexion.
a präoperativ; **b** postoperativ; **c** Zustand 21 Jahre post op. im Alter von 41 Jahren. Patella in 30 und 90 Grad Flexion. Ausgezeichnetes klinisches Resultat

Beurteilt haben wir damals die Kongruenz des Patellofemoralgelenks anhand axialer Aufnahmen der Patella in 30, 60 und 90 Grad Flexion des Kniegelenks.

Operationstechnik

Durch einen parapatellaren, längsverlaufenden Hautschnitt wurde die Patellavorderfläche dargestellt und das Gelenk medial in einem Abstand von 5–10 mm von der Patellakante eröffnet. Nach Beurteilung des retropatellaren Knorpelschadens wurde die Kongruenz der medialen Gelenkflächen von Patella und Femur überprüft, um das Ausmaß der Korrektur abschätzen zu können.

Die Osteotomie wurde mit der oszillierenden Säge in sagittaler Richtung am Übergang des medialen zu den beiden lateralen Dritteln der Patellaoberfläche begonnen und vorsichtig schrittweise bis zur retropatellaren Knorpelschicht geführt. Die Knorpelschicht muss unter allen Umständen geschont werden. Das Aufklappen der Osteotomie erfolgte dann mit einem Spreizer, wobei noch sperrende Knochenbrücken mit feinem Meißel vorsichtig durchtrennt wurden, bis die gewünschte Kongruenz der Gelenkflächen erreicht war. Der erhaltene Patellaknorpel dient als Scharnier. Die erreichte Aufklappung der Osteotomie wurde durch Einführen eines kortikospongiösen Knochenkeils aus der Knochenbank aufrecht erhalten. Nach Überprüfung der Kongruenz über den Bewegungsumfang zwischen 30 und 90 Grad können durch Vergrößerung oder Verkleinerung des Knochenkeils Korrekturen durchgeführt werden. Eine innere Fixation der Osteotomie ist nicht nur nicht notwendig, sondern könnte sogar die definitive „Anpassung" der beiden Gelenkflächen durch die wenige Tage nach der Operation beginnende (unbelastete) Mobilisation des Gelenks stören. Anschließend erfolgte die sorgfältige Rekonstruktion des medialen Kapsel/Bandapparats, um eine sekundäre Lateralisation mit Entwicklung eines lateralen Hyperpressionssyndroms zu verhindern.

Die Mobilisation des Gelenks beginnt am 2./3. postoperativen Tag. Zunehmende Belastung des Gelenks ist nach Ablauf von 6 Wochen erlaubt.

Resultate

Früh- und mittelfristige Resultate: Die ersten zwischen 1976 und 1980 bei 14 Patienten durchgeführten 19 Patellakeilosteotomien ergaben bei einer zwischen 24 und 80 Monaten (Durchschnitt 4 Jahre) durchgeführten Nachkontrolle in 11 Fällen völlige Schmerzfreiheit, in 7 Fällen eine deutliche Besserung. In einem Fall stellte sich später wieder eine Verstärkung der Schmerzen ein. Bei dieser Patientin war eine Überkorrektur vorgenommen worden, weshalb eine Reoperation durchgeführt werden musste. Subjektiv war das Resultat 8-mal als ausgezeichnet, 9-mal als gut beurteilt worden.

Hejgard und Arnoldi stellten bei ihren 40 Patienten ein „hochsignifikantes" Nachlassen der Schmerzen in 37 Fällen fest, nur bei 3 Patienten konnte keine Verbesserung notiert werden [12].

1984 berichtete Pecina beim SICOT-Kongress in London über 23 Patienten: in 77% (16 Patienten) sehr gutes, in 20% (6 Patienten) gutes und nur in 3% (1 Patient) mäßiges Resultat [20]. Der gleiche Autor hat 1998 die Ergebnisse von insgesamt 120 Patellakeilosteotomien zusammengestellt. Seine Resultate [21] ergaben in 30 Fällen, bei denen die sagittale Patellaosteotomie isoliert (allerdings davon in 22 Fällen mit einem „lateral release" kombiniert) durchgeführt worden war, 24-mal (80%) ein ausgezeichnetes und 6-mal (20%) ein gutes Resultat. Wesentlich schlechter waren die Resultate in den 40 Fällen, in denen die Patellaosteotomie mit Medialisierung und/oder Ventralisierung der Tuberositas tibiae vorgenommen wurde: 16 (40%) wiesen ein ausgezeichnetes, 14 (35%) ein gutes, 8 (20%) ein mäßiges und 2 (5%) ein schlechtes Resultat auf. Besonders bemerkenswert ist, dass 15 Patienten Hochleistungssportler waren, die mit Ausnahme eines einzigen (Karate) ihren Hochleistungssport wieder aufnehmen konnten.

Langzeitresultate: Eine Operation, die kausal auf das arthrotische Geschehen einwirken soll und der deshalb auch ein prophylaktischer Wert zugesprochen werden darf, lässt sich nur in der Langzeit-Beobachtung definitiv beurteilen. Aus diesem Grund haben wir die vor 20 bis 23 Jahren operierten Patienten klinisch und radiologisch nachkontrolliert.

Von den insgesamt zwischen 1976 und 1980 operierten 14 Patienten, von denen 5 beidseitig operiert wurden, verunfallte ein Patient im Alter von 21 Jahren tödlich. Die restlichen 13 Patienten mit insgesamt 18 Patellakeilosteotomien konnten zwischen 17,5 und 23 Jahre postoperativ (im Durchschnitt nach 20,2 Jahren) nachuntersucht werden. Kein Patient musste in der Zwischenzeit reoperiert werden und keiner stand zum Zeitpunkt der Befragung bzw. Nachkontrolle wegen des operierten Kniegelenks in ärztlicher Behandlung. Erstaunlich ist, dass mit Ausnahme einer einzigen Patientin alle den Zustand ihres bzw. ihrer operierten Kniegelenke als „sehr gut" bezeichneten. Eine Patientin mit beidseitiger Patellakeilosteotomie bezeichnete ihre Kniegelenke als „gut". Ein zeitweise auftretendes aber nicht schmerzhaftes Krepitieren wurde in 14 Fällen angegeben, 4-mal bestanden völlig unauffällige Verhältnisse. Völlig schmerzfrei waren 9 Patienten, 9 gaben nur intermittierend leichte Beschwerden an. Kein einziges Operationsresultat wurde als nur mäßig oder gar schlecht bezeichnet.

■ **Radiologische Resultate:** Diese entsprechen nicht in allen Fällen den guten oder überwiegend sehr guten klinischen Ergebnissen. Bei einem beidseitig operierten Patienten bestand an beiden Kniegelenken bei offensichtlich massivem lateralem Hyperpressionssyndrom eine entsprechend fortgeschrittene Patellofemoralarthrose. Möglicherweise hat bereits vor dem Eingriff eine laterale Hyperpression d.h. ein „Malalignment" bestanden. Die präoperativen axialen Röntgenaufnahmen ergaben allerdings keinen diesbezüglichen Hinweis. Wahrscheinlicher hat eine Relaxation des medialen Kapselapparats wegen ungenügend straffem Verschluss der Gelenkkapsel die Lateralisation der Patella und damit die Arthrose verursacht.

■ Schlussfolgerungen

Die erfreulichen Früh- und Spätergebnisse der Patellakeilosteotomie sind einmal auf den eindrücklichen regelmäßig zu beobachtenden antalgischen Effekt der Dekompression der Patella durch die Osteotomie zurückzuführen. Das bei der Mehrzahl der Kniegelenke anlässlich der Nachkontrolle nachweisbare Krepitieren oder Knacken lässt darauf schließen, dass ein zum Zeitpunkt der Operation bestehender Knorpelschaden durch diese nicht beseitigt wird. Dies ist aufgrund unserer Kenntnisse der Knorpelphysiologie auch nicht zu erwarten. Die Knorpelerweichung hat sich aber auch nicht weiter in Richtung Arthrose verschlimmert. Es stellt sich hier allerdings die Frage nach dem natürlichen Verlauf der Chondromalazie!

Die beiden Kniegelenke bei dem Patienten mit einer Patellofemoralarthrose zeigen, dass ein gleichzeitiges Bestehen eines „Malalignments" jedenfalls eine Kontraindikation zur sagittalen aufklappenden Patellakeilosteotomie darstellt und der Verschluss der medialen Gelenkkapsel sorgfältig und straff durchgeführt werden muss [7].

Wenn auch nicht in allen Fällen eine schwere Patelladysplasie zwischen medialer und lateraler Gelenkfacette bestanden hat, so darf vor allem aufgrund der biomechanischen Untersuchungen des Patellofemoralgelenks nur bei der sogenannten Jägerhutform (mit einem Facettenwinkel von etwa 90°)

eine wesentliche Verbesserung der Gelenkflächenbelastung erwartet werden. Die Indikation zur aufklappenden Patellakeilosteotomie muss deshalb streng gestellt werden. Andererseits ist jede Form der Druckentlastung, z. B. durch eine einfache, gegebenfalls koronale Osteotomie oder Forage, als wirksame Maßnahme zur Beseitigung von Schmerzen und deshalb in schmerzrefraktären Fällen isoliert oder in Kombination mit anderen Eingriffen im Zusammenhang eines vorderen Knieschmerzsyndroms als Therapiemaßnahme zu überlegen.

Literatur

1. Arnoldi CC, Lemperg RK, Linderholm H (1971) Immediate effect of osteotomy of the intramedullary pressure of the femoral head and neck in patients with degenerative osteoarthritis. Acta Orthop Scand 42:357–365
2. Arnoldi CC, Linderholm H, Mussbichler H (1972) Venous engorgement and intraosseous hypertension in osteoarthritis of the hip. J Bone Joint Surg 54B:409–421
3. Björkström S, Goldie IE, Wetterqvist H (1980) Intramedullary pressure of the patella in chondromalacia. Arch Orthop Trauma Surg 97:81–85
4. Deliss L (1967) Coronal patellar osteotomy. Preliminary report of its use in chondromalacia patellae. Proc Roy Soc Med 53:721 und 70:257–259 (1977)
5. Dick W, Henche HR, Morscher E (1980) Die Rolle der medialen Hypopression für die Chondropathie-Entstehung und Langzeitergebnisse der Roux-Operation. Orthop Praxis 16:592–595
6. Ficat P (1973) Les déséquilibres rotuliens: de l'hyperpression externe à arthrose, Masson Paris
7. Goymann V (1980) Die Biomechanik des patellofemoralen Gleitwegs. Orthop Praxis 16:451–461
8. Griss P (1980) Modifizierte Patellalängsosteotomie zur Behandlung der exzentrischen Chondromalazie und Retropatellararthrose. Z Orthop 118:822–824
9. Hehne HJ (1983) Das Patellofemoralgelenk. Enke Stuttgart
10. Hehne HJ, Schlageter MS, Hultzsch W, Rau WS (1981) Experimentelle patellofemorale Kontaktflächenmessungen. 1. Mitteilung: Neue Aspekte zur funktionellen Anatomie. Z Orthop 119:167
11. Hehne HJ, Schlageter MS, Riede UN (1981) Experimentelle patellofemorale Kontaktflächenmessungen. 2. Mitteilung: Die sagittale Patellaosteotomie nach Morscher. Z Orthop 119:405
12. Hejgaard N, Arnoldi CC (1984) Osteotomy of the patella in the patellofemoral pain syndrome. Int Orthop (SICOT) 8:189–194
13. Henche HR, Künzi HU, Morscher E (1981) The areas of contact pressure in the patellofemoral joint. Int Orthop (SICOT) 4:279–281
14. Jenny K (1980) Intraossäre Druckmessung an der Patella. Dissertation Universität, Basel
15. Lippert MJ, Paar O (1987) Patellofemorale Druck- und Kontaktflächenmessungen bei Jägerhut-Patella. Experimentelle Untersuchungen zur sagittalen Patellaosteotomie. Z Orthop 125:679–686
16. Morscher E (1978) Osteotomy of the patella in chondromalacia. Arch Orthop Trauma Surg 92:139–147
17. Morscher E (1985) Indikation und Möglichkeiten der Patellakeilosteotomie. Orthopäde 14:261–265

18. Morscher E, Dick W (1980) Die sagittale Patellaosteotomie bei Chondromalacia patellae. Orthop Praxis 16:692–695
19. Nerubay J, Katnelson A (1986) Osteotomy of the patella. Clin Orthop 207:103–107
20. Pecina M (1984) Longitudinal osteotomy of the patella and anterior displacement of the patella one stage procedure. 16th SICOT congress, London
21. Pecina M (1999) Longitudinal osteotomy of the patella after Morscher. Personal communication
22. Philips RS, Bulmer JH, Hoyle G, Davis W (1967) Venous drainage in osteoarthritis of the hip. J Bone Joint Surg 49B:301–309
23. Stäubli HU, Dürrenmatt U, Porcellini B, Rauschning W (1999) Anatomy and surface geometry of the patellofemoral joint in the axial plane. J Bone Joint Surg 81B:452–458
24. Waisbrod H, Treiman N (1980) Intraosseous venography in patellofemoral disorders. J Bone Joint Surg 62B:454–456
25. Wiberg G (1941) Roentgenographic: an anatomic study on the femoropatellar joint, with special reference to chondromalacia patellae. Acta Orthop Scand 12:319–410

Operative Therapie II: Knorpelbearbeitung und -wiederherstellung

KAPITEL 20 Chirurgische Behandlung der Chondromalazie und Chondropathie an der Patella

E. ERIKSSON

Trotz mehr als 40-jähriger Erfahrung auf dem Gebiet der Kniechirurgie war es dem Autor nicht möglich eine Korrelation zwischen Chondromalazie und Schmerzen im patellofemoralen Gleitlager zu finden.

Auf der einen Seite sind viele Kniescheiben mit schweren Knorpelschäden komplett schmerzfrei während es auf der anderen Seite viele Patienten gibt, die über ausgeprägte Schmerzen im patellofemoralen Gleitlager klagen, aber eine normale Patella haben.

Dye et al. [3] haben kürzlich über ein interessantes Experiment berichtet, in dem Scott Dye an sich selber nur unter Lokalanästhesie der Haut eine Arthroskopie des Kniegelenks durchgeführt hat. Es wurde kein Anästhetikum in die Gelenkkapsel oder in das Kniegelenk selber injiziert. Mit einem speziell angefertigten Tasthaken, mit dem der aufgebrachte Druck gemessen werden konnte, wurden die verschiedenen Anteile von Scott Dye's Kniegelenk untersucht. Dabei stellten sich der Hoffa-Fettkörper und die synovialen Kapselanteile als extrem schmerzhaft heraus. Menisken und Kreuzbänder waren etwas schmerzhaft, während sowohl die Femurkondylen als auch das Tibiaplateau nur sehr wenig schmerzempfindlich gewesen sind. Dye's Patella, die eine Chondromalazie Grad II–III mit teilweise knorpelfreien Stellen aufwies, war komplett schmerzfrei. Dye bemerkte noch nicht einmal, dass der Untersucher mit einem Tasthaken die Patella untersuchte (s. auch Kapitel 1, Abb. 16).

In der Literatur über die chirurgische Behandlung der Chondromalazie der Patella wird das Glätten der Patella sowohl mit dem Shaver als auch mit dem Laser, die Durchführung eines lateralen Releases, Pridiebohrungen, Mikrofrakturierungen, Transpositionen der Tuberositas tibiae, Osteotomien der Patella, die Transplantation von Perichondrium- mit oder ohne Chondrozyten, die Mosaik-Plastik mit autogenen Knorpel-Knochen-Zylindern oder Karbonfasern beschrieben. Von keiner dieser Techniken ist bisher eine kontrollierte oder randomisierte Studie publiziert worden, die die operativen Verfahren mit der konservativen Behandlung vergleicht. Andererseits berichten aber viele Autoren über sehr gute Ergebnisse nach konservativer physikalischer Therapie. Es ist daher irritierend, dass bisher niemand eine solche kontrollierte und randomisierte Studie durchgeführt hat. Nach Meinung des Autors ist es so, dass viele Patienten trotz der Operation und nicht dank der Operation besser werden. Der Behandlungserfolg kann durchaus auch von der physikalischen Therapie abhängen, die postoperativ durchgeführt wurde.

Die einzige Ausnahme, in der ein operatives Vorgehen absolut indiziert ist, sind lose Knorpelanteile, die von der Patella herunterhängen, sich von der Kniescheibe lösen und ins Gelenk gelangen können. Wenn diese Anteile entfernt werden, kann möglicherweise einer nachfolgenden Synovialitis vorgebeugt werden. Nach Meinung des Autors sind Knorpelveränderungen an der Patella ohne jegliches Malalignment oder Fehlstellungen keine Indikation für ein operatives Vorgehen. Diejenigen, die auf einem operativen Vorgehen bei ihren Patienten bestehen (und das sind viele tausend orthopädische Chirurgen) sollten doch zunächst dazu aufgefordert werden eine randomisierte Studie durchzuführen, um den Effekt ihrer Operationstechnik zu überprüfen. So könnte z. B. das Patella-Shaving mit der alleinigen Arthroskopie verglichen werden. Beide Gruppen sollten postoperativ die gleiche physikalische Behandlung erhalten. Das gleiche gilt für die meisten anderen operativen Techniken. Das Argument, dass die Patienten so ausgeprägte Schmerzen hatten und bereits zuvor schon sehr lange konservativ behandelt worden waren, hält selten stand. Diese Patientengruppe zeigt häufig psychische Probleme [2]. Die Überweisung in eine Schmerzklinik mit Schmerzpsychologen sollte hier die erste Maßnahme sein. Im Anschluss daran sollte dann ein modernes physikalisches Behandlungsprogramm durchgeführt werden.

Während der 40 Jahre als Kniechirurg hat der Autor sehr viele benachteiligte Menschen gesehen, die sich bis zu 12–15 unterschiedliche Operationen aufgrund ihrer patellofemoralen Schmerzen unterzogen haben. Die letzte Operation war meist die Patellektomie – jedoch ohne die betroffenen Patienten von „ihren Schmerzen" zu befreien. Ich habe alle Patienten in unsere Schmerzklinik überwiesen, deren Chef sich auch über die Behandlungsproblematik dieser Patientengruppe habilitiert hat [1]. Viele von ihnen konnten erfolgreich mit sozio-psychologischen Behandlungsformen anstelle von weiteren Operationen therapiert werden. Wir als Chirurgen sollten uns an den alten Spruch erinnern: Wenn dein einziges Werkzeug ein Hammer ist, ist es doch erstaunlich, wieviel Dinge plötzlich wie Nägel aussehen. Die Mehrheit der Patienten mit einer Chondromalazie der Patella brauchen keine operative Behandlung.

Literatur

1. Arnér S (1991) Differentiation of pain and treatment efficacy. Thesi, Karolinska Institute, Stockholm
2. Carlsson AM, Werner S, Mattlar C-E, Edman G, Pukka P, Eriksson E (1993) Personality in patients with long-term patellofemoral pain syndrome. Knee Surg Sports Traumatol Arthroscopy 1:178–183
3. Dye SF, Vaupel GL, Dye CC (1998) Conscious neuro-sensory mapping of the internal structures of the human knee without intraarticular anesthesia. Am J Sports Med 26:773–777

Kapitel 21 Möglichkeiten des Lasereinsatzes zur Behandlung des patellofemoralen Schmerzsyndroms

W. Siebert, B. Gerber

■ Einleitung

Das patellofemorale Schmerzsyndrom ist ein Komplex von Krankheitsbildern und hinter diesem Sammelnamen verbergen sich eine Vielzahl verschiedener Krankheitsursachen, die von der Knorpelschädigung (Chondromalazie) über Störungen des patellofemoralen Gleitlagers und anatomischen Normvarianten bis hin zu entzündlichen Ereignissen im Gelenk reichen. Selbst psychosomatische Faktoren spielen in einigen Fällen eine Rolle bei der Persistenz des patellofemoralen Schmerzsyndroms. Ausgehend von anatomischen Unterschieden im patellofemoralen Gleitlager unter Einbeziehung neuerer neurosensorischer Erkenntnisse und veränderter Aspekte der Pathophysiologie bieten sich verschiedene Ansatzmöglichkeiten der Behandlung einschließlich einer thermischen Schmerztherapie durch laserassistierte Techniken.

Es gilt zu differenzieren, welches Krankheitsbild vorliegt und ob dabei eine gute Chance besteht, durch laserassistierte Verfahren – im Wesentlichen also durch thermische Denervierung und Oberflächenglättung mit geringer Eindringtiefe oder durch Verbesserung des sogenannten „Alignments" – die Schmerzsituation günstig zu beeinflussen. Im Rahmen dieses Buches ist auf die vielfältigen Behandlungsmöglichkeiten der unterschiedlichen Krankheitsbilder, die sich hinter dem Komplex des anterioren Knieschmerzes verbergen, ausführlich eingegangen worden. Gerade bei den operativen Verfahren wurde auch deutlich, dass große operative korrigierende Eingriffe eine klare Indikation benötigen, da mit den großen korrigierenden Eingriffen, insbesondere mit Osteotomien an der Patella und im patellofemoralen Gleitlager bzw. auch im Bereich des Tibiakopfes nicht unwesentliche iatrogene Komplikationen entstehen können. Es seien die Reflexdystrophie (Morbus Sudeck) oder bei Überkorrektur die mediale Patelladislokation erwähnt. Sicherlich muss die fehlgeführte Patella bei möglicherweise auch noch bestehenden Achsfehlern des Beines dort zielgerichtet angegangen und korrigiert werden. Gesamthaft sind diese Methoden einer strengen Indikationsstellung zu unterziehen.

Das Primat der Therapie liegt zunächst einmal in den vielfältigen Möglichkeiten der konservativen Therapie. Neben krankengymnastischen und physikalisch-medizinischen Behandlungen spielen hier intraartikuläre

Injektionsbehandlungen und Orthesen durchaus eine nennenswerte Rolle. Wenn trotz all dieser Maßnahmen und bei Ausschluss von psychosomatisch bedingten Ursachen bei korrekter Beinachse im Vordergrund ein Schmerzsyndrom steht, kann die arthroskopische Laserbehandlung durchaus eine sehr sinnvolle und positive Ergänzung der Behandlung dieses schwierigen Krankheitsbildes sein. Für die Patienten, bei denen nur geringgradige Achsabweichungen vorliegen, der Q-Winkel unter 15° beträgt und keine wesentlichen Fehlformen der Patella bzw. des patellofemoralen Gleitlagers vorliegen, kann die Laserbehandlung auf Grund verschiedener Möglichkeiten das Schmerzsyndrom lindern oder völlig zur Abheilung bringen.

Scott Dye sprach im März 2000 bei seiner Einleitung zum Symposium „Das patellofemorale Schmerzsyndrom" von einem „schwarzen Loch" in der Orthopädie, dessen Behandlungen oft sehr unsichere Ergebnisse ergibt [4]. Vielleicht liegt dies ja auch in der Vielgestaltigkeit der sich dahinter verbergenden unterschiedlichen Krankheitsbilder, die eine klare Aufschlüsselung benötigen, um therapeutisch sinnvoll behandelt werden zu können.

Der hohe Komplexitätsgrad der Anatomie des patellofemoralen Gelenkes wurde von Stäubli aktuell sehr gut bearbeitet. Selbstverständlich müssen Abweichungen von den anatomischen Grundlagen ggf. gezielt, möglicherweise auch durch invasive operative Maßnahmen behandelt werden [19–21].

Ob Veränderungen der Durchblutung der Patella und die Wiederherstellung der Homöostase der die Patella umgebenden Gewebe und ihrer Innervation die entscheidenden Ansätze für die Behandlung des anterioren Knieschmerzes sind, ist diskutiert worden. Die Laserbehandlung kann hier verschiedentlich Einfluss nehmen, insbesondere auf die Innervationssituation in den die Patella umgebenden intraartikulären Gewebestrukturen und natürlich auch auf eine synoviale Reizung. Wenn man verstehen will, was mit einer thermischen Behandlung, wie sie mit dem Laser durchgeführt werden kann (mit sehr vorhersagbarer Eindringtiefe mit dem Holmium-Yag-Laser) bewirkt, ist aus unserer Sicht auf die Arbeiten von Biedert und Dye einzugehen [3, 5]. Wie bekannt ist, haben auch Patienten mit korrektem Verlauf des patellofemoralen Gleitlagers und ohne einen Knorpelschaden der Patella oder am Femur bisweilen ein erheblich ausgeprägtes patellofemorales Schmerzsyndrom. Die Nervenversorgung und die freien Nervenendigungen im Kniegelenk geben nicht nur über verschiedene Positionen bei der Bewegung Auskunft, sondern sind auch in der Lage, Schmerzreize zu erfassen und chemische Substanzen, wie z. B. Prostaglandine aufzunehmen und die Information weiterzugeben. Im einfachsten Fall finden wir mechanisch irritierende Chondromalazieschäden, vielleicht eine Synovitis oder messen sogar einen erhöhten Druck im Knochen. Bisweilen findet sich aber der ausgeprägte Schmerz ohne all diese morphologischen Veränderungen. Dieser Schmerz verändert die Fähigkeit des Körpers die Bewegungen im Kniegelenk balanciert auszuführen, insbesondere das komplizierte Wechselspiel zwischen Sensorik und Motorik korrekt ablaufen zu lassen. Die dann oft festzustellenden Muskeldefizite oder möglicherweise sogar „Malalignments" mögen auch Folgen dieses ausgeprägten Schmerzes sein.

Der Ansatz der Physiotherapie kann aber erst zum Tragen kommen, wenn das Kniegelenk nicht mehr durch massive Schmerzen in der Trainierbarkeit behindert wird. Erst dann kann das „Malalignment" wieder korrigiert werden. Dieser Circulus vitiosus muss also durch eine geeignete Maßnahme, z. B. durch eine Denervation thermischer Art mit dem Holmium-YAG-Laser durchbrochen werden, bevor andere Maßnahmen greifen können. Mit dem gleichzeitig möglichen lateralen Release, der Retinakulumspaltung in arthroskopischer Technik mit sehr guten Ergebnissen, kann zusätzlich eine ergänzende Maßnahme erforderlich sein [14].

In dieser Einleitung sollte also der Ansatzpunkt der laserassistierten Thermotherapie, die möglicherweise – hierüber liegen uns keine gesicherten Daten vor – auch mit anderen thermischen Verfahren erfolgreich durchgeführt werden kann, erläutert werden. Es sollte klar geworden sein, dass bei schweren anatomischen Veränderungen andere, zum teil invasivere Verfahren zum Einsatz kommen müssen, andererseits auch bei allen Krankheitsbildern, die nicht einem offenen operativen Verfahren zugeführt werden müssen, die konservativen Verfahren zunächst einmal ausgeschöpft werden sollten. Eine hohe Spontanremissionsrate liegt hier ebenfalls vor. Bei Versagen der konservativen Therapie und bei nicht gegebener Indikation für achskorrigierende oder andere größere operative Maßnahmen besteht aus unserer Sicht eine sinnvolle Indikation für die Korrektur des „Malalignments" durch eine laterale Retinakulumspaltung mit dem Laser und die gleichzeitige Denervierung und Synovektomie der intraartikulären Strukturen. Hier liegt der Indikationsbereich dieses arthroskopischen Verfahrens, das natürlich aufgrund der arthroskopischen Technik auch begleitende Schädigungen im Kniegelenk erfolgreich mitbehandeln kann (z. B. Meniskusläsionen). Inwieweit die Glättung und Bearbeitung des nicht mit Nerven versorgten Knorpelgewebes dabei ein wichtiger Faktor ist, bleibt bisher ungeklärt. Hierüber liegen zumindest bei der lasertherapeutischen Behandlung keine eindeutigen Ergebnisse vor. Die reine Bearbeitung mit Shaversystemen scheint die Schädigung ungünstig zu beeinflussen [17, 18, 22].

■ Grundlagen

Von den vielen verschiedenen möglichen Wellenlängen eines Lasers hat sich für die arthroskopische Chirurgie aus Praktikabilitätsgründen und aufgrund der Sicherheit bei der Bearbeitung von Knorpelmaterial bzw. der sicheren Steuerung der Eindringtiefe zum heutigen Zeitpunkt der Holmium-YAG-Laser als einzig klinisch eingesetzte Wellenlänge bewährt. Selbstverständlich ist die Anwendung neben den allgemeinen technischen Fertigkeiten und Kenntnissen in der arthroskopischen Chirurgie auch davon abhängig, dass neben der korrekten Wellenlänge auch die Bestrahlungszeiten

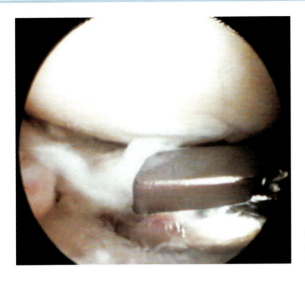

Abb. 1. Mechanisches Instrument im Kniegelenk – Behinderung der Sicht

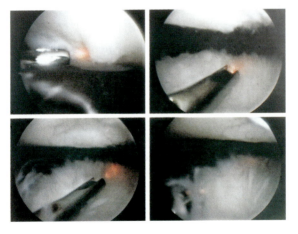

Abb. 2. Laserinstrument bei der Knorpelbearbeitung im Kniegelenk, streng tangentialer Einsatz – gute Sicht

und die eingesetzten Energien sowie die Instrumente geeignet gewählt werden. Hierzu liegen eine Vielzahl von Grundlagenarbeiten vor, die insbesondere auch aus der Arbeitsgruppe von Gerber stammen [1, 2, 10, 11]. Die hohe Sicherheit, die sich beim Einsatz des Lasers unter Beachtung dieser Erkenntnisse gewinnen lässt, macht dieses Instrument, das eine sichere Blutstillung garantiert und in normalen Spülflüssigkeiten bei der arthroskopischen Chirurgie eingesetzt werden kann, zu einem sehr sicheren Hilfsmittel bei der Bearbeitung sowohl von Knorpelschädigungen im patellofemoralen Gleitlager, als auch bei der Durchführung der lateralen Retinakulumspaltung und bei der Denervierung und Synovektomie im Gelenk. Insbesondere die iatrogenen Schäden können aufgrund der geringen Ausmaße des Instruments sehr minimal gehalten werden (Abb. 1, 2).

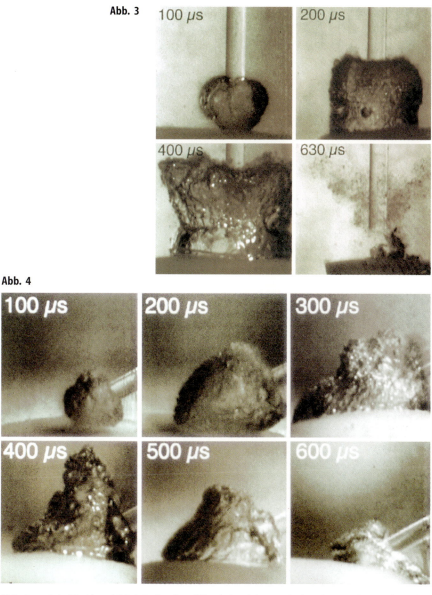

Abb. 3 und 4. (Gasblasenbilder) Stoßwelleneffekte bei 90° bzw. 30° Einwirkung auf Knorpelgewebe

Nicht nur bei der arthroskopischen laserassistierten Therapie von Kniegelenksschäden, sondern generell bei arthroskopisch-chirurgischen Eingriffen ist dabei festzustellen, dass die Patienten auch beim Vergleich der Lasertherapie zur Therapie mit anderen thermischen Geräten sehr viel weniger Schmerzmittel postoperativ verbrauchen, bzw. weniger durch postope-

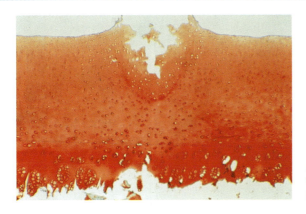

Abb. 5. Holmium:YAG-Laser, histologisches Bild bei 90° Einwirkung

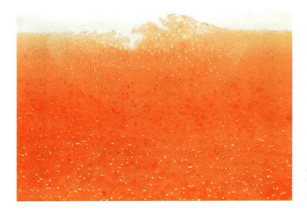

Abb. 6. Holmium:YAG-Laser, histologisches Bild bei 30° Einwirkung

rative Schmerzen beeinträchtigt werden. Um die verschiedenen Effekte des Lasereinsatzes bei der Knorpelbearbeitung richtig einschätzen zu können, sind die Ergebnisse der Grundlagenarbeiten von Gerber, Hendrich und Siebert zu berücksichtigen [9, 12, 17]. Ergebnis dieser Arbeiten ist, dass zur Bearbeitung eines osteoarthritisch veränderten Knorpels und einer Knorpeloberfläche eine möglichst tangentiale Anwendung des Laserstrahles verwendet werden muss, mit einer Energieauswahl, die zuverlässig im sogenannten nicht ablativen Bereich liegt. Dies kann mit heutigen Instrumenten und Einstellmöglichkeiten garantiert werden. Insbesondere mit Shaversystemen und motorisierten mechanischen Instrumenten kann eine zahnbürstenartige rauhe aufgerissene Oberfläche nicht vermieden werden, die das Risiko beinhaltet, dass der Schaden sogar noch vergrößert wird. Dies ist sicherlich keine sinnvolle Alternative. Inwieweit bipolare elektrische Systeme hier eine Verbesserung bringen oder gleich gute Ergebnisse erzielen können, ist noch Gegenstand weiterer Untersuchungen. Grundlegende Arbeiten wie die aus der Arbeitsgruppe von Gerber und den anderen Autoren (Abb. 3–6) liegen hier noch nicht ausreichend vor.

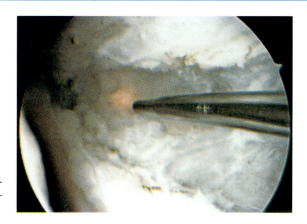

Abb. 7. Laterale Retinakulumspaltung mit dem Laser, blutfreier Schnitt

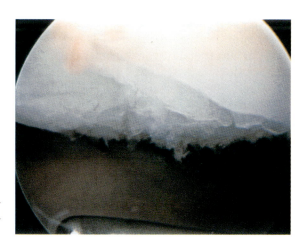

Abb. 8. Zustand nach Laserbearbeitung einer Chondromalazie III. Grades retro-patellar

In umfangreichen Grundlagenuntersuchungen und tierexperimentellen Untersuchungen konnten die korrekten Parameter erarbeitet werden, die erforderlich sind, um Knorpelsubstanz ohne Gefahr für tieferliegende Strukturen zu bearbeiten. Gleichzeitig konnte die Eindringtiefe zur Denervierung bei der Oberflächenbearbeitung der Synovia festgelegt werden (Abb. 7). Es lässt sich mit dem Holmium-YAG-Laser eine Glättung und ein Verschluss der Knorpeloberflächen ermöglichen, wobei die Eindringtiefe definiert ist und Zellen nur in der oberflächlichsten Schicht abgetötet werden müssen. Darunter kann ein lebendes vitales Gewebe sogar mit einer positiven Reaktion über den zeitlichen Verlauf mit vermehrter Knorpelneubildung festgestellt werden (Abb. 8). Die oftmals und nicht unbedingt immer von Autoren mit großen Sachkenntnissen berichteten Osteonekrosen [8] nach Laseranwendung sind damit sicher zu vermeiden, wie dies Saunier [16] in seiner Übersichtsarbeit auch aufzeigen konnte.

Klinische Studien

Aufbauend auf diesen Grundlagenarbeiten lässt sich die sichere Anwendung des Lasers, insbesondere auch für die Fragestellung des patellofemoralen Schmerzsyndroms und der Synovialitis sowie für die Durchführung der lateralen Retinakulumspaltung in die Klinik übertragen. Klinische Arbeiten, die prospektiv von unserer Arbeitsgruppe und von der Arbeitsgruppe von Eysel in Mainz durchgeführt wurden, führen zu guten und sehr guten Ergebnissen im klinischen Einsatz im Vergleich zu konventionellen Methoden, wenn die oben beschriebenen Voraussetzungen für die Indikation erfüllt sind [6, 14]. In einer umfassenderen Arbeit zur Anwendung des Holmium-YAG-Lasers in der arthroskopischen Kniechirurgie konnte bei insgesamt 778 Eingriffen prospektiv gezeigt werden, dass keine Nachteile durch die arthroskopische Laseranwendung eintreten, sich aber in bestimmten Bereichen Vorteile in der zweijährigen Nachuntersuchung feststellen lassen [14].

Ergebnis der Untersuchung von Lübbers und Siebert war, dass insbesondere für die laterale Retinakulumspaltung in laserassistierter arthroskopischer Technik keinerlei sonst durchaus bei anderen arthroskopischen Techniken zu beobachtenden postoperativen Hämatome entstanden. Es konnte nach der lateralen Retinakulumspaltung deshalb auch im weiteren Verlauf in der klinischen Erfahrung bis heute auf die Einlage einer Redondrainage verzichtet werden. Die sofortige postoperative Motorschienenbehandlung ist heute Standard, und insbesondere die ausgeprägte Schmerzreduzierung durch die meist mit angeschlossene peripatellare Denervierung im Weichteilgewebe und partielle oder vollständige laserassistierte Synovektomie führen zu beachtenswert guten Ergebnissen.

Die Nachuntersuchungen über zwei Jahre bei Patienten mit reinen chondromalazischen Schäden sind tendenziell günstiger einzuschätzen als bei Einsatz von konventionellen Verfahren. Im Bereich der lateralen Retinakulumspaltung unterscheiden sie sich vor allem dadurch, dass die direkt postoperativ auftretenden intraartikulären Blutungen beim Laser nicht festzustellen sind und der Schmerzmittelverbrauch geringer ist. Für die Synovektomie ergab sich über den zweijährigen Nachuntersuchungsverlauf beim Vergleich zwischen laserassistierter Technik und konventioneller arthroskopischer Technik sogar ein signifikant unterschiedliches Ergebnis. In dem hier verwendeten modifizierten Lysholm-Score erreichten die laserassistiert operierten Patienten signifikant bessere und höhere Werte im Verlauf als die nicht laserassistiert operierten Patienten. Auch hier ist wiederum zu erwähnen, dass postoperativ in der Gruppe der laserassistiert operierten Patienten keinerlei Nachblutungen auftraten, deutlich geringere Blutmengen in den bei der Studie noch eingesetzten Redons zu finden waren und der Schmerzmittelverbrauch geringer war. Heute ist daraus der klinisch routinemäßig eingesetzte Standard geworden, dass bei einer laserassistierten Synovektomie, in welchem Gelenk auch immer, keine intraartikuläre Redondrainage mehr eingelegt werden muss und die sofortige postoperative

Abb. 9. Zahl der Patienten und Zahl der Eingriffe der prospektiven Untersuchung zur Laseranwendung am Kniegelenk

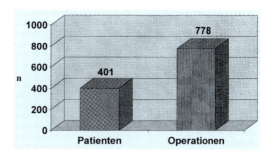

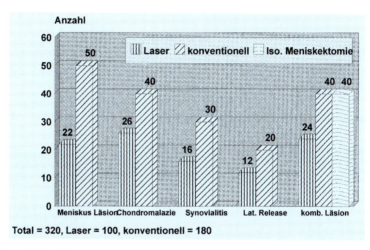

Abb. 10. Verteilung der Eingriffe

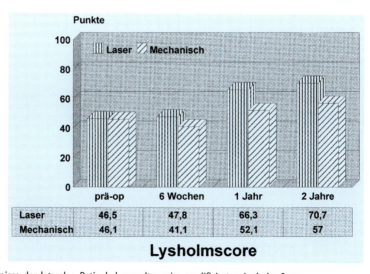

Abb. 11. Ergebnisse der lateralen Retinakulumspaltung im modifizierten Lysholm-Score

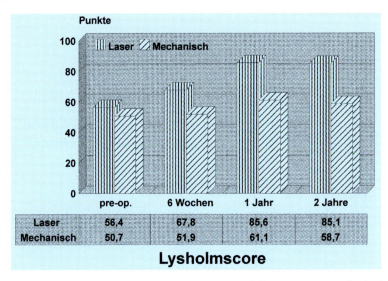

Abb. 12. Ergebnisse der Synovialitis-Behandlung mit und ohne Laser in rein arthroskopischer Technik

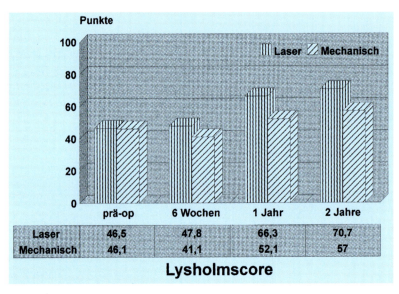

Abb. 13. Ergebnisse der Behandlung einer Chondromalazie II. bis III. Grades mit und ohne Laser, modifizierter Lysholm-Score

frühfunktionelle Behandlung mit der Motorschiene bei Vollbelastung und geringem Schmerzmittelverbrauch beginnen kann. Die mit dem Einsatz des im Bereich der Retinakulumspaltung und der Synovektomie thermisch wirkenden Lasers verbundene Denervierung und Veränderung der Propriozeption erlaubt es, die Patienten direkt postoperativ weitgehend schmerzfrei zu beüben. Ein intensives Physiotherapieprogramm kann ohne Schmerzen im patellofemoralen Gleitlager begonnen werden. Nur geringe Mengen von nichtsteroidalen Antirheumatika sind zusätzlich erforderlich. Gesamthaft lassen sich die in der Indikationsbeschreibung genannten Krankheitsbilder beim patellofemoralen Schmerzsyndrom sinnvoll behandeln. Die Kombination aus Denvervierung bei einer Lateralisation der Patella zusätzlich hinzugefügtem lateralen Release und ggf. noch Versiegelung von chondromalazischen Schäden kann sich bei der hier beschriebenen Indikationsgruppe als sehr erfolgreich zeigen [14]. Unsere Ergebnisse konnten für den Lasereinsatz am Kniegelenk auch von der Arbeitsgruppe von Eysel bestätigt werden [6] (Abb. 9-13).

Schlussfolgerung

Der Einsatz des Holmium-YAG-Lasers mit den durch Grundlagenarbeiten gesicherten, für die unterschiedlichen Indikationen festgelegten Parametern, erlaubt bei einer definierten Gruppe von Patienten mit patellofemoralem Schmerzsyndrom eine minimalinvasive Schmerztherapie, die mit mechanischen Instrumenten nicht möglich ist.

Die oft wünschenswerte krankengymnastische und physikalisch-medizinische Behandlung scheitert bei diesem Krankheitsbild nicht selten an der starken Schmerzsymptomatik, die sich während der Übungsbehandlung noch verstärkt. Durch den Einsatz der Lasersysteme kann dieser Circulus vitiosus durchbrochen werden. Eine Denvervierung der peripatellaren Gewebe nimmt die Schmerzsymptomatik, die begleitend angeschlossene partielle oder vollständige Synovektomie vermindert die intraartikuläre Reizbildung und stoppt die Ergussbildung. Wenn leichtere Formen des „Malalignments" vorliegen, lässt sich eine intraartikuläre Retinakulumspaltung mit dem Laser ebenfalls unter sehr sicheren Bedingungen durchführen, insbesondere ist die gefürchtete intraartikuläre Blutung in unseren Nachuntersuchungen bisher mit dem Laser nie aufgetreten.

Sowohl Grundlagenuntersuchungen, als auch die oben genannten prospektive klinische Studien bestätigen die Überlegenheit dieses Therapieansatzes gegenüber mechanischen Verfahren bei sehr geringer Invasivität unter Nutzung der Vorteile der Lasertechniken. Es kommen hier sowohl nonablative, also auch mit nur sehr geringer Temperaturbelastung verknüpfte Lasertechniken zur Knorpelglättung, als auch höherenergetische, dann thermisch wirkende Anteile der Lasertechnologie zur Behandlung dieses Schmerzsyndroms zum Einsatz (Synovektomie, laterale Retinakulumspaltung, Denvervierung). Die Kombination beider Verfahren ist nach heutigem Wissensstand sinnvoll, mit guten Ergebnissen verknüpft und mit geringeren Komplikationsquoten belastet, als dies bei offenen Techniken an der Patella, im patellofemoralen Gleitlager oder an Tibia und Femur in der Literatur beschrieben ist [7, 13, 15]. Die Autoren sehen bei der oben angegeben eingeschränkten Indikationsgruppe mit dem hier beschriebenen Verfahren eine gute Möglichkeit minimalinvasiv zur Behandlung des patellofemoralen Schmerzsyndroms effektiv beizutragen. Der Umgang mit Lasersystemen und der zielgerichtete Einsatz erfordert allerdings neben sehr guten orthopädischen diagnostischen Kenntnissen auch Erfahrung und Ausbildung mit arthroskopischen Lasersystemen, insbesondere dem Holmium-YAG-Laser.

Literatur

1. Asshauer T, Jansen T, Oberthür T, Delacrétaz GP (1995) Holmium laser ablation of cartilage: Effect of cavitation bubbles. In: Laser Tissue Interaction IV, Proc SPIE 2391 A:379
2. Asshauer T, Oberthür T, Jansen T, Gerber BE, Delacrétaz GP (1996) Holmium laser ablation of cartilage: Effects of delivery fiber angle of incidence. In: Laser Tissue Interaction and Tissue Optics, Proc SPIE 2624:49
3. Biedert RM, Stauffer E, Friedrich NF (1992) Occurence of free nerve endings in the soft tissue of the knee joint. A histological investigation. Am J Sports Med 20:430–433
4. Dye SC (2000) Symposium „A new perspective of patellofemoral pain": therapeutic implications of a tissue homeostasis approach. AAOS-Meeting, March 17, Orlando
5. Dye SF, Vaupel GL, Dye CC (1998) Conscious neurosensory mapping of the internal structures of the human knee without intraarticular anesthesia. Am J Sports Med 26:773–777
6. Eysel P, Thiede S, Rumler F, Zöllner J, Rompe JD (1998) Vergleich lasergestützter sowie konventionell mechanischer Abrasionsmethoden zur Behandlung der Chondropathie des Kniegelenks. Arthroskopie 11:291–296
7. Fulkerson JP, Hungerford DS (1990) Disorders of the patellofemoral joint. Williams & Williams, Baltimore
8. Garino JP, Lotke PA, Sapega AA, Esterhai J (1995) Osteonecrosis of the knee following laser-assisted arthroscopic surgery: a report of six cases. Arthroscopy 11:467–474
9. Gerber BE, Asshauer T, Delacretaz G, Jansen T, Oberthür T (1996) Biophysikalische Grundlagenuntersuchungen zur Wirkung der Holmium-Laserstrahlung am Knorpelgewebe und deren Konsequenzen für die klinische Applikationstechnik Orthopäde 25:21
10. Gerber BE, Zimmer M, Asshauer T, Preiss S, Norberg M, Delacretaz G, Pratitso H, Frenz M (2000) In vitro and experimental animal research on arthroscopic laser treatment of cartilage : setup near to clinical application conditions. In: Gerber B, Siebert W, Knight M: Lasers in Orthopedics. Springer, Heidelberg
11. Gerber BE, Guggenheim R, Mathys D, Düggelin M, Litzistorf Y, Gudat F (1991) Ultrastrukturelles Bild des Excimer-Laser-Effektes der Knorpelversiegelung – eine In vitro-Pilot-Untersuchung. In: Siebert WE, Wirth CJ: Laser in der Orthopädie. Thieme, Stuttgart
12. Hendrich C, Jakob PM, Breitling T, Schäfer A, Berden A, Haase A, Siebert WE (1996) Kernspintomographische Messung der Temperaturverteilung in Knorpelgewebe nach Lasertherapie. Orthopäde 25:17–20
13. Insall J (1982) Current concepts review: Patellar pain. JBJS 64A:147–152

14. Lübbers C, Siebert W (1997) Holmium-YAG-laser-assisted arthroscopy vs. conventional methods for treatment of the knee. Two-year results of a prospective study. Knee Surg Sports Traumatol Arthoscopy 5:168–175
15. Morscher E et al (1978) Osteotomy of the patella in chondromalacia. Arch Orthop Trauma Surg 92:139–147
16. Saunier J, Kindynis P, Juillerat E, Indermühle F (2000) MRI Modifications after Ho 2.1 laser knee arthroscopy. In: Gerber B, Siebert W, Knight M: Lasers in Orthopedics. Springer, Heidelberg
17. Siebert W, Kohn D, Klanke J, Wirth CJ, Scholz C, Müller G (1990) Rasterelektronenmikroskopische Untersuchungen zur Oberflächenbearbeitung von Knorpelschäden mit dem Neodym-YAG-Laser, dem CO_2-Laser, dem Excimer-Laser, dem Erbium-YAG-Laser, dem Holmium-YSSG-Laser und diversen motorgetriebenen Instrumenten. In: Glinz W, Kieser C, Munzinger U: Arthroskopie bei Knorpelschäden und bei Arthrose. Enke, Stuttgart
18. Siebert WE, Saunier J, Gerber B, Lübbers C (1994) Ho:YAG-Laser in der arthroskopischen Chirurgie des Kniegelenkes. Arthroskopie 7:182
19. Stäubli HU, Bollmann C, Kreutz R, Becker W, Rausching W (1999) Quantification of intact quadriceps tendon, quadriceps tendon insertion and suprapatellar fat pad: MR arthrography, anatomy and cyrosections in the sagittal plane. AJR 173:691–698
20. Stäubli HU, Dürrenmatt U, Porcellini B, Rausching W (1999) Anatomy and surface geometry of the patellofemoral joint in the axial plane. JBJS 81-B:452–458
21. Stäubli HU, Schatzmann L, Brunner P, Rincon L, Nolte LP (1999) Mechanical tensile properties of the quadriceps tendon patellar ligaments in young adults. Sport Med 27:27–34
22. Trauner KB, Nishioka NS, Floote T, Patel D (1995) Acute and chronic response of articular cartilage to Holmium-YAG laser irradiation. Clin Orthop 310:52

KAPITEL 22 Chondromalazie – Mechanische Knorpelglättung

G. GODOLIAS, E. FOLLRICHS, O. MEYER

■ Einleitung

Schmerzen im Patellofemoralgelenk gehören zu einem der häufigsten Probleme mit denen sich der Orthopäde im Praxisalltag konfrontiert sieht. Eventuell festgestellte Knorpelveränderungen sollten allerdings bei der Behandlung nicht isoliert therapiert werden. Es gilt vielmehr nach den Ursachen zu suchen und möglichst diese zu beseitigen.

Obwohl in den letzten Jahren auch nichtinvasive diagnostische Verfahren wie die Kernspintomografie eine gewisse Beurteilung der Knorpelverhältnisse erlauben, bleibt die Arthroskopie weiterhin die wichtigste Methode, durch die Art und Ausmaß des Knorpelschadens genau festgestellt werden kann.

Bei den anatomischen Verhältnissen im Patellofemoralgelenk können Knorpelveränderungen ab Grad II nach Outerbridge eine Beeinträchtigung der Funktion verursachen. Für den arthroskopisch tätigen Arzt ist nach der Feststellung dieser Schädigung ein Versuch zur Beseitigung der Unebenheiten naheliegend. Dabei werden leider nicht selten die auslösenden Ursachen vernachlässigt.

Die erste Frage, die sich stellt ist, mit welchen der uns zur Verfügung stehenden Mittel, in diesem Falle motorgetriebene Instrumente oder Laser, die Behandlung am besten durchführbar ist. Bei der Durchsicht der Literatur findet man kaum Arbeiten, die sich ausschließlich mit der Knorpelglättung isoliert am Patellofemoralgelenk beschäftigen. Im Gegensatz dazu bestehen vermehrt Erfahrungsberichte über arthroskopische Therapieergebnisse bei Gonarthrose in den zwei letzten Jahrzehnten [1, 3, 4]. Leider ist die bislang vorliegende Literatur in der Darstellung und Bewertung von Ergebnissen sehr unterschiedlich. Das ist einerseits auf die Uneinheitlichkeit der gewählten Kriterien und andererseits auf die unterschiedlichen Auswertungsformen und die daraus resultierenden Schlussfolgerungen für die Einschätzung von Ergebnissen zurückzuführen.

In einer Studie führten wir bei 560 Patienten mit einer Gonarthrose eine arthroskopisch kontrollierte Behandlung der Knorpelschäden unter Verwendung von motorgetriebenen Instrumenten durch. Die Kniegelenke dieser Patienten zeigten Knorpelveränderungen unterschiedlicher Ausdehnung und Lokalisation. 111 dieser Patienten wiesen die Hauptlokalisation der

Knorpelveränderungen im Patellofemoralgelenk auf. Es handelte sich dabei um Knorpelschädigungen entsprechend den Stadien II bis IV nach Outerbridge.

Operatives Vorgehen

Alle Operationen wurden unter stationären Bedingungen in Allgemein- oder Regionalanästhesie unter Verwendung von Purisole vorgenommen. Zusätzlich zu den von uns bei allen arthroskopischen Operationen verwen-

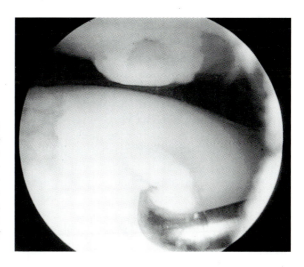

Abb. 1. III° Knorpeldefekte im Bereich der Trochlea. Die Überprüfung mit dem Tasthaken zeigt, dass auf Grund der Abhebung des Knorpels Funktionsstörungen zu erklären sind. Ähnliche Veränderungen ebenfalls mit hängendem Knorpel lagen korrespondierend im Bereich der Rückfläche der Kniescheibe vor

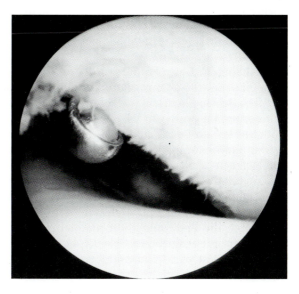

Abb. 2. Glättung des Defektes auf der Patellarückfläche mit einem gebogenen Shaverblatt, welches sich dem Krümmungsradius der Kniescheibe anpasst

deten Standardinstrumenten wurden bei der Knorpelglättung motorgetriebene Instrumente eingesetzt (Abb. 1 und 2).

Bei dem Eingriff wurden etwaige freie Gelenkkörper bzw. freiwerdende Knorpelteile entfernt und die geschädigten oberflächlichen Knorpelschichten mit den motorgetriebenen Instrumenten geglättet. Die Glättung erstreckte sich auf die geschädigten Knorpelschichten und hatte lediglich die Beseitigung von mechanischen Hindernissen als Ziel. In allen Fällen erfolgte eine ausgiebige Gelenklavage. Die postoperative Behandlung wurde nach einem standardisierten Schema durchgeführt.

■ Ergebnisse

Von diesen 111 Patienten konnten 95 in einem Zeitraum zwischen 6 und 72 Monaten nach der Operation klinisch und zum Teil röntgenologisch untersucht werden. Die durchschnittliche Nachuntersuchungzeit betrug 21 Monate postoperativ.

Die klinische Untersuchung wurde sowohl prä- als auch postoperativ nach dem gleichen Schema vorgenommen. Wir haben in Anlehnung an das Lysholm-Punkt-Schema eine auf das spezielle Krankengut abgestimmte Beurteilungsskala verwendet. Dabei wurde die Stärke der angegebenen Schmerzen als das Hauptkriterium mit maximal 30 Punkten berücksichtigt. Als weitere Parameter kamen Blockierungserscheinungen, Schwellungen, Gehstrecke, Treppensteigen, Hinken, Beweglichkeit und Instabilitätsgefühl mit je maximal 10 Punkten zur Anwendung. Bei jedem dieser Kriterien waren 5 Stufen möglich. Nach diesem Schema konnten folglich 100 Punkte erreicht werden.

Die präoperative Untersuchung ergab bei den 95 Patienten einen durchschnittlichen Wert von 64 Punkten. Die Auswertung der Befunde der Nachuntersuchung zeigte im Durchschnitt eine deutliche Besserung mit Anstieg des Mittelwertes auf 81,5 Punkte. Das entspricht einer durchschnittlichen Steigerung des Ausgangswertes um 27%.

Im Rahmen dieser Studie wurden auch 210 der 560 Patienten mit den Hauptknorpelschädigungen außerhalb des Patellofemoralgelenks nach dem gleichen Schema beurteilt. Dabei ergab sich bei dem gleichen durchschnittlichen Ausgangswert von 64 Punkten einen Anstieg des durchschnittlichen Mittelwertes auf 90,5 Punkte. Das entspricht einer durchschnittlichen Steigerung des Ausgangswertes um mehr als 41% [2]. Der Vergleich zeigt, dass bei gleichen Untersuchungskriterien und Anwendung derselben Behandlungsmethode Knorpelveränderungen im Patellofemoralgelenk eine schlechtere Prognose haben. Unsere Ergebnisse zeigen außerdem, dass durch eine Glättung von Defekten der oberfächlichen Knorpelschichten und durch die Entfernung von mobilen und ins Gelenk hängenden Knorpelanteilen mit ausgiebiger Gelenkspülung in einem hohen Prozentsatz der Fälle zumindest kurz- und mittelfristig eine Besserung der Beschwerden zu erreichen ist.

Obwohl die Ergnisse in den meisten Fällen für eine temporäre Besserung sprechen, muss zugegeben werden, dass histologische und rasterelektronenmikroskopische Bilder des Knorpels nach der Glättung mit motorgetriebenen Instrumenten ein zerfasertes Bild bieten. Dadurch stellt sich die Frage, ob eine andere Glättungsmethode, wie z. B. die Anwendung eines Lasersystemes, eindeutige Vorteile im Vergleich zu den motorgetriebenen Instrumenten erbringt. Nachgewiesene, durch Laser verursachte thermische Schädigungen, je nach System evtl. nicht genau abschätzbare Eindringtiefe, Entstehung von Nekrosen und Beeinträchtigung der Elastizität des Knorpels dürfen bei der Anwendung des Lasers nicht unberücksichtigt bleiben. Dazu kommt auch der wirtschaftliche Aspekt, weil durch den hohen Preis ein solches System nicht jedem von uns zur Verfügung stehen kann.

Schlussfolgerung

Unter Berücksichtigung unserer Ergebnisse halten wir weiterhin die Anwendung von motorgetriebenen Shaversystemen bei der Knorpelglättung am Patellofemoralgelenk für empfehlenswert. Dabei muss eine oft übertriebene Erwartungshaltung der Patienten gebremst werden, weil es sich in der Regel bei der zu erzielenden Besserung um einen temporären Effekt handelt.

Auch Lasersysteme können, wie oft erwähnt wird, schonend bei der Knorpelglättung zur Anwendung kommen. Insbesondere aufgrund eigener Erfahrungen mit dem Laser, sind unserer Meinung nach keine deutlichen Vorteile dieser Systeme im Vergleich zu den motorgetriebenen Instrumenten auszumachen.

Literatur

1. Bert JM, Maschka K (1989) The arthroscopic treatment of unicompartmental gonarthrosis: a five-year follow-up study of abrasion arthroplasty plus arthroscopic debridement alone. J Arthrosc 5:25–32
2. Godolias G, Dustmann HO (1990) Stellenwert der arthroskopischen Glättung von oberflächlichen Knorpelschichtschäden. In: Glinz W, Kieser C, Munzinger U (Hrsg) Arthroskopie bei Knorpelschäden und bei Arthrose. Fortschritte in der Arthroskopie, Bd. 6:45–48 Enke, Stuttgart
3. Klein W (1988) Die maschinelle arthroskopische Chirurgie der Gonarthrose. Arthroskopie 1:109–115
4. Rand JA (1991) Role of arthroscopy in osteoarthritis of the knee. Arthroscopy 7:358–363

KAPITEL 23 Die autologe osteochondrale Transplantation im Patellofemoralgelenk

R. JAKOB

Die Erfahrungen der autologen osteochondralen Transplantation an den femoralen Kondylen des Kniegelenks waren in der Vergangenheit ermutigend. Eine Ausdehnung der Indikation auf das Patellofemoralgelenk wurde angestrebt. Während zuerst kleinere Läsionen im Zusammenhang mit einem frischen Trauma und einer Patellaluxation als Idealindikation angesehen wurden, hat sich heute die Indikation auch in Richtung der degenerativen Läsionen, d.h. der eigentlichen Patellofemoral-Arthrose, ausgedehnt. Nach 6-jähriger Erfahrung mit der Technik sei ein Überblick über die heute gültigen Indikationen gestattet. Es stellt sich aber auch die Frage, ob die ausgedehnte osteochondrale Transplantation nicht die Alternative zu klassischen Methoden wie der Patellektomie oder der patellofemoralen oder totalen Knieendoprothese darstellt. Ziel dieses Kapitels soll es sein, unsere Ergebnisse zu beleuchten, auf Probleme und Komplikationen hin zu weisen und einige allgemeine Überlegungen zur osteochondralen Transplantation anzustellen.

■ Präoperative Bildgebung

In der präoperativen Evaluation wird neben der Magnetresonanz-Untersuchung gerne die Computer-Tomografie eingesetzt. Sie gestattet im patellofemoralen Gelenk einerseits die Dokumentation der Dynamik des Subluxationsvorgangs, andererseits sollten Aufnahmen in voller Streckung und mit 15° Beugung angefertigt werden. Dabei wird nach einem speziellen computergesteuerten Programm der größte Parameter des distalen Femur auf einen Schnitt des patellofemoralen Gelenks superponiert, wo die Kniescheibe am breitesten dargestellt ist (Hoogewood-Jakob). In den vergangenen 5 Jahren wurden ausgedehnte Erfahrungen mit dieser Technik gesammelt, die nicht mehr die Tuberositas tibiae mit einbezieht, sondern lediglich untersucht, wo die Kniescheibe sich nach lateral zu neigen und zu verschieben beginnt. Auch können Verschmälerungen und osteophytäre Reaktionen beurteilt werden. Falls die Untersuchung mit einer Kontrastmittelinjektion verbunden wird (Arthro-CT), gelingt es, die eröffneten Knorpelstellen der Trochlea und der Kniescheibe besonders schön darzustellen. Für den postoperativen Verlauf ist die Untersuchung ebenfalls sinnvoller als das

MRT, weil hier oft Details wie die unterschiedliche Tiefe der subchondralen Platte des osteochondralen Transplantats gegenüber dem umgebenden Patellaknorpel sichtbar wird.

Indikationen

Für die Behandlung des Knorpeldefekts des Patellofemoralgelenks ergeben sich 4 klare Indikationsgruppen. Dazu zählen

- Die frische Patellaluxation mit osteochondralem Fragment aus dem distalen oder medialen Bereich, unter Umständen verbunden mit einer Abscherfraktur des lateralen Kondylus.

Unter Umständen ist hier die Fixation eines größeren, im Verbund befindlichen Fragmentes mit resorbierbaren Stiften oder Schrauben möglich, evtl. können kleinere Fragmente mit Fibrinkleber refixiert werden. Falls durch die Luxation der Knorpel jedoch weitgehend zerstört ist, wird hier primär an eine osteochondrale Transplantation gedacht. Die Fixation muss gerade bei randständigen Defekten dementsprechend solide sein. Gleichzeitig wird ein eventuell vorliegender Trochleadefekt aufgefüllt.

Auf jeden Fall wird der Eingriff mit einem proximalen Weichteilalignment verbunden. Bei deutlicher Lateralisationsstellung der Tuberositas tibiae ist ein distales Alignment nötig.

- Die chronische Subluxation, welche zur partiellen oder vollständigen Knorpelläsion an umschriebener Stelle der lateralen Patellafacette und der Trochlea führen kann.

Eine größere Gruppe betrifft die Patienten mit chronischer Subluxation, häufig verbunden mit einem Patellahochstand, was wiederum zu entsprechenden Knorpelschäden führt.

Hier wird die osteochondrale Transplantation lediglich für Läsionen IV. Grades auf der Patella- und/oder Trochleafläche duchgeführt. Dem Alignment des Streckapparates wird größte Bedeutung beigemessen. Die osteochondrale Transplantation wird mit folgenden Eingriffen kombiniert:
- Laterales Release, Z-förmig im lateralen patellofemoralen Retinakulum (nach Slokow).
- Vorverlagerung des Ansatzes des M. vastus medialis auf die Vorderseite der Kniescheibe und Refixation mit nicht resorbierbaren Nähten.
- Hälftige Medialisierung, evtl. Distalisierung der Tuberositas tibiae (eine Medialisierung der ganzen Tuberositas tibiae versuchen wir auf Grund der Gefahr der Überkorrektur zu vermeiden). Dadurch wird der mediale Schenkel des Ligamentum patellae angespannt, der obere lockere Schenkel verhindert eine zu weite Medialisierung der Kniescheibe.

- Die ausgedehnte Grad IV-Läsion mit vollständigem Schwund des Knorpels über einen größeren Bezirk der Patella und/oder der Trochlea.

Ausgedehnte Knorpelschäden entsprechen einer Knorpelglatze. Dieses Bild, das meistens auf Grund 30–40 Jahre andauernder Subluxationen entstanden ist, ist häufig beidseitig vorhanden. Da im Vergleich zur betroffenen Fläche immer zu wenig Transplantate zur Verfügung stehen, können diese nicht im engen Verbund gesetzt werden, sondern geben dem patellofemoralen Gelenk lediglich mehrere intakte Knorpelnester. Die Umgebung wird durch Mikrofrakturen behandelt in der Annahme, dass das Auswachsen von Narbengewebe und Faserknorpel eine Weichteilschicht ausbildet. Osteophyten werden reserziert, unter Umständen ist die Entfernung des gesamten lateralen Patellabodens notwendig. Die Tuberositas tibiae wird gegebenenfalls als Ganzes vorgelagert und medialisiert.

- Die Osteochondrosis dissecans der Patella.

Instrumentation

Die Anforderungen an die Instrumentation sind im Patellofemoralgelenk bedeutend höher als im femorotibialen Gelenk. Einerseits, weil die Kniescheibe mobil ist und für Kraftübertragungen beim Einschlagen der osteochondralen Zylinder kein nötiges Widerlager bildet, andererseits, weil vor allem bei der Arthrose der patellare Knochen äußerst hart ist, sodass die konventionellen Instrumente versagen. Das Vorbohren der Transplantate ist eine unabdingbare Voraussetzung für eine möglichst atraumatische Implantation der Donorzylinder. Falls der mediale und laterale Rand des Trochleaknorpels intakt ist, kann er als Spendebereich benützt werden. Falls zuwenig Knorpel vorhanden ist, können Knorpel-Knochen-Zylinder um die Fossa intercondylaris herum entnommen werden. Bei einseitigem Befall muss unter Umständen auf das gesunde Knie ausgewichen werden.

Besonderes Augenmerk wird der schonenden Implantation des osteochondralen Zylinders geschenkt. Man läuft Gefahr den Knorpel zu schädigen, wenn die spezifische Technik einen großen Pressfit bei der Impaktion in das umgebende harte Bett vorsieht. Die Literatur zeigt, dass Druckspitzen von über 20 MPa die Chondrozyten irreparabel schädigen. Dies kann besonders drastisch mit der konfokalen Mikroskopie und der Darstellung der aus den geplatzten Zellen ausgeflossenen DNA dargestellt werden. Aus diesem Grund wurde das SDS (Soft Delivery System, Sulzer Orthopaedics) entwickelt. Dies ist durch eine Extraktionshülse charakterisiert, welche sich seitlich unter der Einführung des konischen Austreibers öffnet, sodass die Reibekraft bei der Exposition des Zylinders aus der Kanüle erheblich reduziert wird. Zusammen mit dem Prozess der gekühlten Vorbohrung und dem spezifischen Austreiber des SDS gelingt es, möglichst schonend vorzugehen. Die Länge der Transplantate sollte wegen der Gefahr der ungenügenden Transplantfixation nicht weniger als 12–14 mm bemessen.

Seltene Indikationen betreffen Patienten mit Patella infera, wo wir die osteochondrale Transplantation mit einer Proximalisierung der Tuberositas tibiae nach dem von uns beschriebenen Prinzip der Technik nach Ilizarov verbinden können.

Ergebnisse

Seit 1995 wurden 118 Patienten mit einer osteochondralen Transplantation operiert, 96 betrifft das Kniegelenk, davon 35 das Patellofemoralgelenk. In der Pathogenese ließen sich 8 traumatische frische Luxationen der Kniescheibe, 10 chronische Subluxationen, 15 Arthrosen und 2 Fälle mit Osteochondrosis dissecans beschreiben. Die ersten 15 Patienten sind in einer größeren Arbeit von Franz nach einer durchschnittlichen Kontrollzeit von 32 Monaten zusammengestellt worden. Das Durchschnittsalter in der Gruppe der Subluxierer war 31 Jahre, in der Gruppe mit arthrotischen Veränderungen 47 Jahre. Die betroffene, wieder aufgefüllte Fläche betrug bei der Subluxation 6,0 cm^2, bei der Arthrose 5,3 cm^2, wobei hier die Transplantate nicht eng gesetzt werden konnten. Eine Verbesserung des ICS-Scores konnte in beiden Gruppen beobachtet werden.

Insgesamt wurde eine gesteigerte Kniefunktion bei 93% der Patienten beobachtet. Der durchschnittliche Schmerz-Score betrug 2,2 (Skala 0–10). Die sportliche Aktivität erhöhte sich bei 71% der Patienten und die Bemessung des globalen Zustandes der Zufriedenheit mit dem Ergebnis ergab 85% gegenüber 45% präoperativ. 93% der Patienten würden die Operation wieder machen lassen (3 Patienten wurden beidseits operiert).

Komplikationen

3 Patienten mussten reoperiert werden.

Bei einer Patientin kam es zu einer Verknöcherung der Knorpeltransplantate 1 Jahr nach einer patellaren Mosaikplastik. 6 Monate nach erneuter osteochondraler Transplantation ist die Patientin zufrieden.

Bei einem professionellen Eishockey-Spieler mit einer Längsläsion in der Tiefe der Trochlea femoris, die mit 3 Zapfen aufgefüllt worden war, kam es zu einer Dekapitation des Knorpels, wahrscheinlich auf Grund der allzu intensiven Belastung.

Beim 3. Patienten, ebenfalls die Trochlea femoris betreffend, dehnte sich die Läsion über die transplantierte Region durch die Laminierung des umgebenden Knorpels aus. Eine weitere Transplantation wurde angeschlossen.

▪ Schlussfolgerungen

Zusammenfassend kann gesagt werden, dass die osteochondrale Transplantation praktisch nie eine isolierte Maßnahme ist, sondern immer entweder mit einem Alignment des Streckapparates im Fall einer Subluxation oder Luxation oder mit einer Vorverlagerung oder evtl. Medialisisierung der Tuberositas tibiae bei Arthrose verbunden wird. Deshalb kann die Frage gestellt werden, ob die Mosaikplastik denn überhaupt nötig ist. Wir glauben heute sagen zu können, dass sie zumindest hilfreich ist an den Stellen, wo kein Knorpel ist. Dies ist bei der Subluxation und Luxation des jüngeren und mittelalten Patienten wünschenswert, beim Arthrosepatienten kann der alloplastische Ersatz herausgeschoben werden. Die Spenderpathologie ist klinisch bis heute unbedeutend.

KAPITEL 24 **Autologe Periosttransplantation zur Behandlung von Knorpeldefekten der Patella**

H. ALFREDSON, R. LORENTZON

Zusammenfassung

Komplette Knorpeldefekte an der Patella sind problematische Verletzungen und führen häufig auf Grund der ausgeprägten Schmerzsymptomatik zu einer Einschränkung der Aktivitäten des täglichen Lebens. Eine Therapie der Wahl ist bisher nicht entwickelt worden. Es ist bekannt, dass in der Kambiumschicht des Periosts pluripotente Zellen vorliegen, die zu einer Differenzierung und Produktion von hyalinem oder hyalinähnlichem Knorpel in der Lage sind. Dies gilt im Besonderen im Gelenk und unter Einfluss von kontinuierlicher passiver Bewegung (CPM). In nur wenigen klinischen Studien sind alleinige Periosttransplantate, autologe Chondrozyten/Periosttransplantate für die Behandlung von kompletten Knorpeldefekten der Patella benutzt worden. Diese Untersuchungen erbrachten unterschiedliche Ergebnisse. Autologe Periostlappentransplantate alleine haben in Verbindung mit postoperativer kontinuierlicher passiver Bewegung (CPM) in der frühen postoperativen Phase und unter einer Entlastung für 3 Monate erfolgversprechende klinische Resultate erbracht. Die besten klinischen Ergebnisse wurde in der Behandlung von traumatischen Knorpeldefekten (Frakturen, Kontusionen und Dislokationen) erreicht. Die Behandlung von nicht traumatischen Knorpeldefekten erscheint allerdings weniger erfolgversprechend. Bei den klinischen Ergebnissen der autologen Periosttransplantationen zur Deckung von kompletten Knorpeldefekten ist die postoperative Rehabilitation von großer Bedeutung. Der Einsatz der Motorschiene (CPM) in der postoperativen Phase ergab bessere klinische Ergebnisse als eine aktive Bewegungstherapie.

Einleitung

Komplette Knorpeldefekte der Patella sind häufig eine Folge von Frakturen, Kontusionen, Patellaluxationen oder einer Chondromalazie (no known trauma). Sie sind oft vergesellschaftet mit ausgeprägtem anterioren Knieschmerz. Zerstörter Gelenkknorpel verfügt über ein nur geringes Regenerations- oder Reparationspotenzial [1]. Es sollte deshalb eine anwendbare Methode entwickelt werden, durch die Transplantation von Gewebe mit knorpelbildendem Potenzial eine Rekonstruktion einer neuen Gelenkoberfläche zu ermöglichen. Die relativ undifferenzierten mesenchymalen Zellen in der Kambiumschicht des Periosts erfüllen diese Anforderungen [2, 3]. Das Periost bildet im Rahmen von Bewegungen bei Knochenbrüchen knorpeligen Kallus. Darüber hinaus haben Periosttransplantate, wenn sie in die Umgebung eines Synovialgelenks gebracht werden, ein chondrogenetisches Potenzial [5].

Experimentelle Untersuchungen

Freie Periostlappen, die in tiefe Knorpeldefekte mit der Kambiumschicht auf den spongiösen Knochen aufgenäht wurden, führten im Kaninchenknie mit postoperativ freier Mobilität zur Differenzierung im hyalinen Knorpel oder in hyalinknorpelähnliches Gewebe, dass in der histologischen Zusammensetzung vergleichbar mit dem umgebenden Orginalknorpelgewebe ist [6, 7]. Das Knorpelgewebe war 6 Wochen nach der Implantation am stärksten ausgebildet. Nach 20 Wochen war das neu gebildete Gewebe in Stärke und Aussehen wie hyaliner Knorpel [8]. In den Fällen, in denen kein Periost in den Defekt transplantiert wurde, hat sich kein Knorpel gebildet, allerdings entstand ein Mischgewebe aus Bindegewebe und Faserknorpel im Defekt. Eine Differenzierung der osteogenetischen Zellen in der Kambiumschicht des Periosts im heranwachsenden Kaninchen wurde in 3 unterschiedlichen chondrotrophen Umgebungen untersucht (Rippenknorpel, Knorpel der Ohrmuschel und Synovialflüssigkeit des Kniegelenks [2]). Im Rippenknorpel und etwas langsamer im Ohrknorpel bilden Periostlappentransplantate zunächst Knorpel, der aber weiter in Knochen umgeformt wird. Im Kniegelenk wurde diese Knochenneubildung nicht nachgewiesen. In einer Untersuchung an Pferden wurde das chondrogenetische Potenzial von Periostlappentransplantaten in kompletten Knorpeldefekten bestätigt [9]. Unter postoperativer Verwendung des CPM-Verfahrens kam es zu einer verbesserten Heilung und Regeneration des Gelenkknorpels [10, 11]. Der Einfluss des CPM-Verfahrens wurde bei experimentell hervorgerufenen Knorpeldefekten im adoleszenten und adulten Kaninchen mit dem Effekt einer Immobilisierung und einer intermittierenden aktiven Bewegung verglichen [11]. Eine Metaplasie des heilenden Gewebes innerhalb dieser Defekte von undifferenziertem mesenchymalen Gewebe zum hyalinen Gelenkknorpel wurde unter Einsatz des CPM-Verfahrens deutlich schneller beobachtet als bei einer Immobilisierung oder bei intermittierender aktiver Bewegung. In einer weiteren Untersuchung konnte gezeigt werden, dass die Transplantate, die mittels des CPM-Verfahrens behandelt wurden, größer waren und eine größere Ähnlichkeit mit Gelenkknorpel aufwiesen als die Implantate der immobilisierten Gelenke. Diese waren deutlich weicher und wesentlich kleiner ausgebildet. Bei der histologischen Untersuchung war in den Transplantaten, die mit CPM behandelt wurden Gelenkknorpel mit 59% das dominante Gewebe, in immobilisierten Extremitäten nur 8% der Transplantate [12]. Ebenfalls im Kaninchenmodell wurde gezeigt, dass mittels eines Tibiaperiosttransplantats, das in einen kompletten Defekt (bis in den subchondralen Knochen reichend) in die Trochlea eingebracht wurde (eingenäht mit der Kambiumschicht zum Gelenk gerichtet und unter Einfluss des CPM-Verfahrens für 4 Wochen) ein Defekt repariert werden kann. Histologisch und biochemisch enthält dieses knorpelähnliche Gewebe dominierend Typ-II-Kollagen [13]. Freie autogene Periosttransplantate beim Kaninchen wiesen unter Einsatz des CPM-Verfahrens eine gute Festigkeit auf (Durabilität des Gelenkknorpelregenerats nach der 1-Jahres-Vorabkontrolle [14]). Es wurden keine Zeichen degenerativer Veränderungen des benachbarten Gelenkknorpels während dieser Zeit gefunden. In experimentellen Untersuchungen über die Orientierung des Periosttransplantats, Kambiumschicht auf dem spongiösen Knochen liegend oder Kambiumschicht dem Gelenk zugewandt, wurden gleich gute Resultate in der Regenerationsfähigkeit in den 2 unterschiedlichen Orientierungen ermittelt [8]. Um die Effektivität der periostalen Chondrogenese in vivo zu verbessern, wurden die Effekte verschiedener Kulturbedingungen sowie von Transforming-Growth-Faktor $\beta 1$ (TGF-$\beta 1$) in Kaninchenperiostkulturen in vivo untersucht [15]. Eine Verbesserung der Chondrogenese in vivo lässt sich am besten erreichen, wenn das Präparat in einer Agarosegel-Kultur in Kombination mit Transforming-Growth-Factor $\beta 1$ (TFG-$\beta 1$) durchgeführt wird. Der Effekt war dosisabhängig [16]. Der Basic-Fibroblast-Growth-Factor (BFGF) hatte in in-vitro-Versuchen zu einer Stimulierung der Proliferation von undifferenzierten Mesenchymalstammzellen im Periost geführt, jedoch auch zu einer Hemmung der chondrogenetischen Proliferation [17]. Um das Verhältnis des chondrogenetischen Potenzials des Periosts auf der Spenderseite zu untersuchen, wurden Periostpräparate von verschiedenen Knochen (Schädel, Os ilium, Skapula, mediale proximale Tibia, posteriore Tibia und distale Tibia) vom Kaninchen in vitro untersucht. Das Periost des Os ilium wies insgesamt die größte chondrogenetische Potenz auf. Das Periost, das üblicherweise von der medialen proximalen Tibia entnommen wird, ergab ebenfalls exzellente Resultate. Es wurde eine positive Korrelation zwischen dem Totalzellgehalt der Kambiumschicht und dem chondrogenetischen Potenzial nachgewiesen [18]. Allerdings kann die Verfügbarkeit des Materials an der Spenderstelle die klinische Anwendung limitieren.

Verschiedene Studien haben belegt, dass mesenchymale Stammzellen des Periosts und auch des Knochenmarks kultiviert werden können, ohne die Fähigkeit zur Transformation zu Knorpel zu verlieren [19, 20]. Diese kultivierten Zellen wurden im Anschluss in Typ I (Kollagen-Gel) eingebettet in komplette Knorpeldefekte in die gewichttragende Zone des Knies vom Kaninchens transplantiert [21]. Die Kaninchen belasteten unmittelbar nach der Operation voll. 2 Wochen nach der Transplantation wurden mesenchymale Zellen, die in den Defekten zu Chondrozyten differenziert waren entnommen. Nach 24 Wochen kam es zu einer kompletten Reparatur des subchondralen Knochen im Sinne eines endochondralen Ersatzes. Es wurden keine Unterschiede zwischen den Ergebnissen der Zellen, die vom Knochenmark gewonnen wurden und denen aus dem Periost gesehen.

Klinische Studien

Basierend auf den Voruntersuchungen der Rekonstruktion von Gelenkoberflächen des Kniegelenks mit freien Periosttransplantaten wurde bei Patienten mit Verletzung der Patella [22] eine Rekonstruktion des Patellofemoralgelenks mit freien Periostlappentransplantaten durchgeführt. 13 Patienten mit chronischem Knieschmerz, verursacht durch eine Läsion der Gelenkfläche, wurden zwischen 1979 und 1987 in dieser Art versorgt [23]. Die Ätiologie der Läsion war in 8 Fällen eine Verletzung, eine Luxation der Patella trat bei 2 Patienten auf, eine Chondromalazie bestand bei 3 Patienten. Es wurde ein Debridement der betroffenen Gelenkfläche durchgeführt, die Osteophyten wurden entfernt und der Herd wurde bis in den spongiösen Knochen angebohrt. Ein Periosttransplantat, dass von der vorderen Fläche der Tibia entnommen wurde, wurde in 7 Patienten mit resorbierbaren Nähten an den umgebenden Gelenkknorpel mit der Kambiumschicht zum subchondralen Knochen gerichtet festgenäht und in 6 Patienten zusätzlich in die Defektfläche eingeklebt. Bei 2 Patienten wurde sowohl die patellare als auch die femorale Gelenkfläche mit Periost bedeckt. Bei 3 Patienten wurde zusätzlich eine Ventralisierung der Tuberositas tibiae durchgeführt. Postoperativ waren 10 Patienten zunächst in einem Gips für 1–6 Wochen immobilisiert und 3 Patienten wurden sofort mobilisiert. Bei einer 4-Jahres-Nachuntersuchung wurden 8 Patienten mit „gut" (sie hatten keine Einschränkungen der täglichen Aktivitäten und keine oder nur sehr geringen Schmerz), 4 Patienten mit „ausreichend" (ertragbarer Schmerz, der Patient kann arbeiten) und 1 Patient mit „schlecht" bewertet (persistierender, schwerer Schmerz). Der als „schlecht" bewertete Patient war 55 Jahre alt.

Die radiologische Untersuchung ließ eine kongruente Patellaposition bei 8 Patienten und eine leichte Subluxationsstellung der Patella bei 5 Patienten erkennen. Degenerative Veränderungen der Kniegelenke wurden nicht beschrieben. Die leichte Subluxation der Patella war nicht mit einem weniger guten Ergebnis vergesellschaftet. Biopsien wurden nicht entnommen. 3 Patienten mit akuten traumatischen Patellaknorpeldefekten wurden mit osteoperiostalen Transplantaten von der proximalen medialen Tibia versorgt [24]. Postoperativ wurden 2 Patienten unter kontrollierter Bewegung in einem Brace behandelt. Den Patienten war direkte postoperative Vollbelastung erlaubt.

1995 präsentierten Korkala und Kuokkanen die Ergebnisse von 7 konsekutiven Patienten mit kompletten Gelenkknorpeldefekten der Patella, die durch ein freies autogenes Knochen-Periost-Transplantat behandelt wurden [25]. Die ersten 3 Patienten wurden in einer früheren Studie präsentiert [24]. Die übrigen 4 Patienten bestanden aus 3 Patienten mit einer Chondromalazie (Grad IV) und 1 Patienten mit einer frischen multifragmentierten osteochondralen Patellafraktur.

Die Operationen waren fast identisch mit den zuvor beschriebenen [24], bestehend aus einem sorgfältigem Debridement der Empfängerstelle (Präparation bis zum subchondralen Knochen) und Fixierung des Transplantats (mit der knöchernen Oberfläche und der Kambiumschicht zum spongiösen Knochen gerichtet) durch Naht am umgebenden Knorpel.

Der einzige Unterschied bestand in einer zusätzlichen Verwendung von Fibrinkleber in den letzten 4 Patienten, der unter das Transplantat injiziert wurde (zwischen die Oberflächen von Knochen und Transplantat).

Postoperativ wurde mit kontinuierlichen passiven Bewegungen (CPM) mittels einer Motorschiene begonnen, gefolgt von aktiven Übungen unter Bewegungseinschränkung in einem Brace. Sport war bis 2 Monate nach der Operation verboten. Bei einer Nachuntersuchung (1,5–6,5 Jahre nach der Operation) wurden 5 Knie als „exzellent" oder „gut" bewertet, 2 als „ausreichend". Von den 4 frischen Fällen waren 3 „exzellent". Es wurde keine radiologischen Untersuchungen durchgeführt. Biopsien wurden nicht entnommen.

Lorentzon et al. [26] präsentierten die Ergebnisse einer Behandlung mit autologer Periosttransplantation in 26 konsekutiven Patienten (Durchschnittsalter 31,5 Jahre) mit schwerem anterioren Knieschmerz, verursacht durch einen isolierten kompletten Knorpeldefekt der Patella (Tabelle 1).

Zuvor hatten sich diese Patienten schon mehreren Operationen ohne einen Effekt auf den vorderen Knieschmerz unterzogen (Knorpelglättung, Anbohrung, laterales Release, Synovektomie, Versetzung der Tuberositas tibiae, Osteosynthesen, Fragmentexstirpation, partielle Patellektomien, Karbonfaser-Plating).

Ätiologisch handelte es sich um Chondromalazien (n=10), Kontusionen (n=9), Patellaluxationen (n=4) und Patellafrakturen (n=3). Die Größe der Knorpeldefekte variierte von 0,75–20,0 cm^2. Bei einem Nachuntersuchungszeitraum von durchschnittlich 42 Monaten (24–76 Monate) wurden 17 Patienten (65%) als „exzellent" (schmerzfrei), 8 Patienten (31%) als „gut" (Schmerzen bei anstrengenden körperlichen Belastungen) und 1 Patient als „schlecht" bewertet (Ruheschmerzen). 22 Patienten (85%) kehrten zu ihrer zuvor ausgeübten Beschäftigung zurück, 12 Patienten (46%) trieber weiter auf ihrem vorherigen Level Sport oder Freizeitaktivitäten. Wiederholte MRT-Untersuchungen zeigten eine zunehmende, später eine vollständige Auffüllung des Gelenkdefekts. Biopsien wurden in 5 zufällig ausgewählten Fällen entnommen (alle mehr als 1 Jahr postoperativ) und alle 5 zeigten hyalinähnlichen Knorpel. In einer kürzlich von Alfredson und Lorentzon vorgenommenen Untersuchung (nicht publizierte Daten) von 27 Patienten, die mehr als 2 Jahre nach Periosttransplantation bei Patellarknorpeldefekten nachverfolgt wurden, wurden 74% der Patienten als „exzellent" oder „gut" (Brittberg clinical score) bewertet. Ein Fragebogen zeigte, dass 77% der Patienten mit dem Ergebnis der Operation zufrieden waren.

Diese Untersuchung zeigte ebenfalls, das bei 81% der 21 Patienten, die länger als 4 Jahre nach der Operation mit „exzellent" oder „gut" bewertet wurden, keine Anzeichen einer Verschlechterung der klinischen Ergebnisse im Langzeitverlauf festgestellt wurden. Nach Meinung der Autoren ist eine akkurate Operationstechnik, ein rigoroser postoperativer Einsatz der Motorschiene (CPM) und ein langsamer zunehmender Belastungsaufbau aus-

Tabelle 1. Die Ergebnisse nach autologer Periosttransplantation bei 26 Patienten mit tiefen Knorpeldefekten der Patella

Patient Alter/Geschlecht	Größe des Defekts (cm^2)	Nachuntersuchung (Monate)	Klinische Untersuchung	Rückkehr Sport
47/F [c, d, e]	2,0	76	Gut	
24/M [d, e]	3,0	74	Exzellent [f]	Laufen
42/M [d, e]	9,0	59	Exzellent	
41/M [c, e]	2,0	59	Exzellent [f]	Gewichtheben
35/M [c, e]	2,0	59	Exzellent [f]	Laufen, Ski [a]
20/M [c, e]	0,75	48	Gut [f]	
26/F [e]	7,5	48	Schlecht	
47/M [c, e]	9,0	47	Exzellent [f]	Laufen
25/M	12,25	43	Exzellent [f]	Rugby
20/F	9,0	42	Gut	
23/M	9,0	42	Exzellent [f]	Fußball
22/M [d, e]	2,0	42	Exzellent [f]	Laufen
40/M [d, e]	2,0	41	Exzellent	
19/M [e]	20,0	38	Exzellent	
26/M [e]	5,0	38	Exzellent	
34/F [e]	9,0	37	Gut	
45/M [c]	6,0	36	Gut	
30/M [e]	3,6	33	Exzellent [f]	Tischtennis
52/M	8,0	32	Gut [f]	
24/M	1,5	32	Exzellent [f]	Laufen, Ski [b]
32/F	8,0	31	Gut [f]	
28/M	7,0	31	Gut [f]	
27/F [c]	4,5	30	Exzellent [f]	Ski [a], Laufen
33/F [e]	10,5	26	Exzellent	
31/M	2,5	24	Exzellent [f]	Ski [b]
27/M	6,25	24	Exzellent [f]	Laufen

Alter: Z.Z. der Operation; Geschlecht: M = männlich, F = weiblich
[a] Ski: Abfahrt
[b] Ski: Langlauf
[c] Arthroskopie postoperativ
[d] Biopsie vom Transplantationsgebiet (mehr als 1 Jahr postoperativ) zeigt hyalinartigen Knorpel
[e] MRT Untersuchung postoperativ
[f] Sport-Aktivität vor der Verletzung

schlaggebend für diese Behandlung. Während der Operation (Abb. 1) wird der chondrale Defekt ausgeschnitten, der sklerotische subchondrale Knochen entfernt und multiple Bohrungen vom verbleibenden subchondralen Knochen in den spongiösen Knochen durchgeführt. Bohrungen an der Patella werden an den Ecken und am Rand des Defekts nahe des umgebenden Knorpels angefertigt. Das Periost wird von der proximalen Tibia mit Hilfe eines scharfen Dissektors entnommen um die Kambiumschicht des Periosts nicht zu verletzen (eine dünne Schicht des Knochens wird eingeschlossen) und im knöchernen Bett mit der Kambiumschicht (innere Schicht) nach unten im Defekt verankert. Die Verankerung wird mittels re-

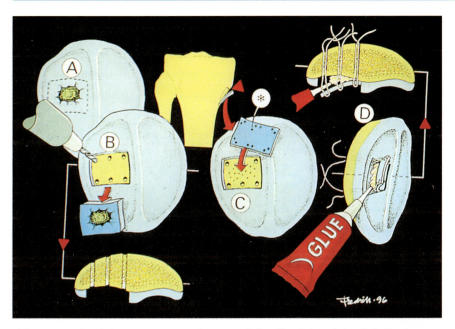

Abb. 1. A Die chondrale Läsion ist ausgeschnitten und der sklerotische subchondrale Knochen entfernt; **B** Bohrungen durch die Patella werden an den Rändern des Defekts, multiple weniger tiefe Bohrungen werden in den spongiösen Knochen angefertigt; **C** das Periost wird von der proximalen mediale Tibia entnommen und in den Defekt mit der Cambiumschicht (innere Schicht) zum spongiösen Knochen gerichtet eingepasst; **D** Fibrinkleber wird unter das Transplantat injiziert und die Nähte werden an der dorsalen Seite der Patella geknotet

sorbierbarer Nähte (Vicryl 2/0) mit den Knoten an der ventralen Seite der Patella durchgeführt. Vor dem Knoten der letzten Naht wird Fibrinkleber (Tisseel) in den Defekt unter das Transplantat injiziert.

Die Operation wird in Blutleere durchgeführt, und nach Fixierung des Transplantats wird unter Kompression des Transplantats die Blutsperre geöffnet. Nach 3–4 Minuten Kompression wird das Transplantat inspiziert und Blutkoagel im Transplantatbett entfernt.

Postoperativ werden die Patienten für die ersten 5 postoperativen Tage mit einer Epiduralanästhesie versorgt, um den Beginn der CPM-Behandlung (0–70° Flexion im Kniegelenk) zu ermöglichen. Diese wird am Tag nach der Operation begonnen und für 1 Stunde 6-mal am Tag über 5 Tage durchgeführt. Am 6. postoperativen Tag wird das CPM-Regime erweitert (0–90°). Aktive Beugung und isometrisches Quadrizepstraining werden dazugenommen und eine Teilbelastung an Unterarmgehstützen erlaubt. Am 7. Tag erfolgt die Entlassung des Patienten mit einem Nachbehandlungsprogramm. Ein aktives Beweglichkeitstraining zum Erreichen des vollen Bewegungsumfangs sowie eine langsame Belastungssteigerung wurden eingeleitet. Die Verlaufskontrollen erfolgten durch den Operateur und durch den Physiotherapeuten bis zum Abschluss des ersten Jahres.

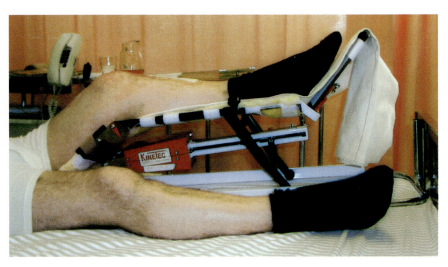

Abb. 2. In der frühen postoperativen Phase werden die Patienten mit kontinuierlicher passiver Bewegung (CPM) behandelt (Veröffentlichung des Bildes mit Erlaubnis des Patienten)

Im 2. und 3. postoperativen Jahr wurden klinische Untersuchungen alle 6 Monate, nach 3 Jahren in jährlichen Abständen durchgeführt. Es bestanden signifikant bessere klinische Ergebnisse bei Patienten, die mittels CPM (Abb. 2) behandelt worden sind im Vergleich zu Patienten, die nur mit aktiven Bewegungsübungen nach Periosttransplantation nachbehandelt wurden [27]. In dieser Untersuchung stellte sich heraus, dass 50% (9 von 18) der Patienten mit „ausreichendem" und „schlechtem" klinischen Ergebnis nichttraumatische Patellaknorpeldefekte hatten (Chondromalazie).

Dies mag ein Hinweis darauf sein, dass sich die Methode weniger gut für Patienten mit nichttraumatischen Patellaknorpeldefekten eignet.

Schlussfolgerungen

Die autologe Periosttransplantation ist, gefolgt von CPM in der frühen postoperativen Phase und einer Entlastung von 3 Monaten, eine gute Behandlungsalternative für Patienten mit schwerem anteriorem Knieschmerz bei traumatischen Patellaknorpeldefekten, wenn die konventionellen Behandlungsverfahren erfolglos geblieben sind.

Wir möchten noch einmal ausdrücklich feststellen, dass diese Art der operativen Behandlung nicht bei Patienten mit kleineren Knorpelverletzungen oder moderatem Knieschmerz durchgeführt werden soll. Langzeitergebnisse und größere Fallzahlen sowie weitere experimentelle Untersuchungen sind erforderlich, bevor weiterführende Schlussfolgerungen gezogen werden können.

Literatur

1. Mankin HJ (1982) Current concepts review. The responce of articular cartilage to mechanical injury. J Bone Joint Surg 64-A:460–466
2. Poussa M Rubak J Ritsilä V (1981) Differentiation of the osteochondrogenic cells of the periosteum in chondrotrophic environment. Acta Orthop Scand 52:235–239
3. Fell HB (1932) The osteogenic capacity in vitro of periosteum and endosteum isolated from the limb skeleton of fowl embryos and young chicks. J Anat 66:157–180
4. Kernek CB, Wray JB (1973) Cellular proliferation in the formation of fracture callus in the rat tibia. Clin Orthop 91:197–209
5. Rubak JM, Poussa M, Ritsilä V (1982) Effects of joint motion on the repair of articular cartilage with free periostal grafts. Acta Orthop Scand 53:187–191
6. Rubak JM (1982) Reconstruction of articular cartilage defects with free periosteal grafts. Acta Ortop Scand 53:175
7. Rubak JM, Poussa M, Ritsilä V (1982) Chondrogenesis in repair of articular cartilage defects by free periosteal grafts in rabbits. Acta Ortop Scand 53:181
8. Jaroma H, Ritsilä V (1987) Reconstruction of patellar cartilage defects with free periosteal grafts. Scand J Plast Reconstr Surg 21:175
9. Vachon AM, McIlwraith CW, Keeley FW (1991) Biochemical study of repair of induced osteochondral defects of the distal portion of the radial carpal bone in horses by use of periosteal autografts. Am J Veter Res 52:328–332
10. Salter RB, Simmonds DF, Malcolm BW, Rumble EJ, MacMichael D, Clements ND (1980) The biological effect of continuous passive motion on the healing of full-thickness defects in articular cartilage. An experimental investigation in the rabbit. J Bone Joint Surg 62-A:1232–1251
11. Salter RB, Minister RR, Clements N, Bogoch E, Bell RS (1982) Continuous passive motion and the repair of full-thickness articular cartilage defects – A one year follow-up. Orthop Trans 6:266–267
12. O'Driscoll SW, Salter RB (1984) The induction of neochondrogenesis in free intra-articular periosteal autografts under the influence of continuous passive motion. J Bone Joint Surg 66-A:1248–1257
13. O'Driscoll SW, Keeley FW, Salter RB (1986) The chondrogenic potential of free autogenous periosteal grafts for biological resurfacing of major full-thickness defects in joint surfaces under the influence of continuous passive motion. J Bone Joint Surg 68-A:1017–1035
14. O'Driscoll SW, Keeley FW, Salter RB (1988) Durability of regenerated articular cartilage produced by free autogenous periosteal grafts in major full-thickness defects in joint surfaces under the influence of continuous passive motion. J Bone Joint Surg 70-A:595–606
15. O'Driscoll SW, Recklies AD, Poole AR (1994) Chondrogenesis in periosteal explants. JBJS 76-A:1042–1050
16. Miura Y, Fitzsimmons JS, Commisso CN, Gallay SH, O'Driscoll SW (1994) Enhancement of periosteal chondrogenesis in vitro. Dose-responce for transforming growth factor-β1. Clin Ortop 301:271–280
17. Iwasaki M, Nakahara H, Nakata K, Nakase T, Kimura T, Ono K (1995) Regulation of proliferation and osteochondrogenic differentiation of periosteum-derived cells by transforming growth factor-β1 and basic fibroblast growth factor. J Bone Joint Surg 77-A:543–554
18. Gallay SH, Miura Y, Commisso CN, Fitzsimmons JS, O'Driscoll SW (1994) Relationship of donor site to chondrogenic potential of periosteum in vitro. J Orthop Res 12:515–525

19. Goshima J, Goldberg VM, Caplan AI (1991) The osteogenic potential of culture-expanded rat marrow mesenchymal cells assayed in vivo in calcium phosphate ceramic blocks. Clin Orthop 262:298–311
20. Nakahara H, Goldberg VM, Caplan AI (1992) Culture-expanded periosteal-derived cells exhibit osteochondrogenic potential in porous calcium phosphate ceramics in vivo Clin Orthop 276:291–298
21. Wakitani S, Goto T, Pineda SJ et al (1994) Mesenchymal cell-based repair of large, full-thickness defects of articular cartilage. J Bone Joint Surg 76-A:579–592
22. Ritsilä V, Poussa M, Rubak J, Snellman O, Österman K (1980) Periosteal and perichondrial grafts in reconstruction of the patellar joint surface. Acta Orthop Scand 51:704
23. Hoikka VEJ, Jaroma H, Ritsilä V (1990) Reconstruction of the patellar articulation with periosteal grafts. Acta Orthop Scand 61:36–39
24. Korkala O, Kuokkanen H (1991) Autogenous osteoperiosteal grafts in the reconstruction of full-thickness joint surface defects. Int Orthop 15:233–237
25. Korkala O, Kuokkanen H (1995) Autoarthroplasty of knee cartilage defects by osteoperiosteal grafts. Arch Orthop Trauma Surg 114:253–256
26. Lorentzon R, Alfredson H, Hildingsson CH (1998) Treatment of deep cartilage defects of the patella with periosteal transplantation. Knee Surg, Sports Traumatol, Arthrosc 6:202–208
27. Alfredson H, Lorentzon R (1999) Superior results with continuous passive motion compared to active motion after periosteal transplantation. A retrospective study of human patella cartilage defect treatment. Knee Surg, Sports Traumatol, Arthrosc 7:232–238
28. Brittberg M, Lindahl A, Nilsson A, Ohlsson C, Isaksson O, Peterson L (1994) Treatment of deep cartilage defects in the knee with autologous chondrocyte transplantation. New Engl J Med 331:889–895

Operative Therapie III: Arthroplastiken

KAPITEL 25 Die laterale Patellaverschmälerung zur Therapie der lateral betonten retropatellaren Arthrose

M. RUDERT, C. J. WIRTH

■ Einleitung

Eine isolierte retropatellare Schmerzsymptomatik kann durch verschiedene Ursachen hervorgerufen werden. Neben den bereits abgehandelten Formen der biomechanischen Beeinträchtigung des patellofemoralen Gleitlagers und den biologischen Alterungsvorgängen des Knorpels und des periartikulären Weichteilgewebes sollte die isolierte Arthrose des lateralen Gelenkanteiles des Patellofemoralgelenks als Residualzustand nicht übersehen werden. Literaturangaben über die Inzidenz der isolierten patellofemoralen Arthrose variieren stark. Von 109 Patienten mit einer symptomatischen Gonarthrose hatten 31% eine isolierte patellofemorale Arthrose [7]. Bei einem vergleichbaren Patientengut hatten fast alle eine Beteiligung der lateralen Facette. Insgesamt hatten über 80% der Patienten mit patellofemoraler Arthrose eine Beteiligung des lateralen Kompartiments [9]. In einer retrospektiven radiologischen Studie an 1894 Patienten wurde eine isolierte patellofemorale Arthrose nur in 4% gesehen [2]. Bei 273 symptomatischen Patienten ließ sich eine isolierte retropatellare Arthrose in 11% bei Männern und bei Frauen in 24% aufzeigen [13]. Insgesamt wurde in diesen Studien eine Bevorzugung des weiblichen Geschlechts festgestellt.

Eine der Ursachen für die mitunter frühzeitige Entwicklung einer patellofemoralen Arthrose ist die Lateralisation der Patella in ihrem femoralen Gleitlager mit nachfolgender lateraler Hyperpression und zunehmender Mikrotraumatisierung der Knorpeloberfläche [8, 12]. Davon ausgehend wurden in den letzten Jahrzehnten verschiedene operative Techniken entwickelt, um einer retropatellaren Arthrose vorzubeugen oder eine bestehende zu therapieren. Im Frühstadium der Erkrankung werden ein laterales Release sowie verschiedene Umleitungsoperationen z. B. nach Insall oder Trillat empfohlen [21]. Voraussetzungen für solche operativen Eingriffe sind eine nur geringe oder besser keine Arthrose des Gelenkes und die Lateralisation oder zumindest eine Kippung der Patella. Bei fortschreitender Arthrose wurden in Abhängigkeit vom Ausmaß der Schädigung eine Anhebung des distalen Ansatzes der Patellarsehne mit der Tuberositas tibiae, Resektionsarthroplastiken, Patellektomien oder ein kompletter Patellarückflächenersatz bzw. Ersatz des Patellofemoralgelenks propagiert [1, 5, 6, 14, 20, 21]. Aufgrund der Schwere und fehlenden Rückzugsmöglichkeiten dieser Eingriffe mit oftmals unbefriedigenden Operationsergebnissen [4, 11] erscheint eine weniger invasive Methode zur Schmerzverbesserung wünschenswert. 1972 bereits beschrieb O'Donoghue eine Operationstechnik zur Therapie der fortgeschrittenen lateral betonten Retropatellararthrose [16, 17]. Es wurde ein laterales Release in Kombination mit einer lateralen Patellaverschmälerung durchgeführt, welche bei strenger Indikationsstellung zu guten Ergebnissen führte. In Anlehnung an diese Technik haben wir in den letzten Jahren Patienten mit einer lateralen patellofemoralen Arthrose und darauf beschränkten Symptomatik operativ versorgt. In der vorliegenden retrospektiven Studie wurden 25 Patienten nachuntersucht, welche in einem Zeitraum von 7 Jahren nach dieser von uns leicht modifizierten Technik operiert worden sind.

Material und Methoden

Patientengut

Zwischen 1991 und 1998 wurde in unserer Klinik bei 29 Patienten mit einer lateral betonten Retropatellararthrose ein laterales Release mit lateraler Patellaverschmälerung durchgeführt. 25 dieser 29 Patienten wurden in dieser Studie nachuntersucht. Ein Ausschlusskriterium war lediglich die endoprothetische Versorgung an dem entsprechenden Gelenk. 13 dieser 25 Patienten waren weiblichen, 12 Patienten waren männlichen Geschlechts.

Zum Zeitpunkt der Operation lag der Altersdurchschnitt bei 57 Jahren (20–78 Jahre). 22 Patienten hatten klinisch eine gerade, 3 Patienten eine varische Beinachse. 23 Patienten wiesen präoperativ ein positives Zohlenzeichen auf. Radiologisch ließ sich bei 3 Patienten eine 1-gradige, bei 11 eine 2-gradige, bei 6 eine 3-gradige und bei 5 eine 4-gradige tibiofemorale Gonarthrose nachweisen. Bei allen Patienten lag eine lateral betonte Patellofemoralarthrose vor.

Bei 18 Patienten ließ sich ein deutlicher lateraler Überhang der Patella durch degenerative Anbauten erkennen. Nach Wiberg und Baumgartl wies 1 Patient einen Patellatyp I, 12 Patienten einen Typ II, 7 Patienten einen Typ II–III und 5 Patienten einen Typ III auf. Bei 7 Patienten wurde nach Ficat eine Dysplasie der femoralen Gelenkfläche festgestellt.

Indikationsstellung

Die Indikation zur lateralen Patellaverschmälerung wird nach klinischen und radiologischen Gesichtspunkten gestellt. Klinisch wird die lokale Schmerzangabe der Patienten im Bereich der lateralen Patellafacette (Facettendruckschmerz) und Schmerzen bei Bewegungen der Patella im femoralen Gleitlager unter Druck (Patellaverschiebeschmerz, Zohlenzeichen) bei sonst schmerzarmer Beweglichkeit des Tibiofemoralgelenks gefordert. Radiologisch besteht eine lateral betonte Retropatellararthrose mit lateralen osteophytären Anbauten, die oft zu einem lateralen Überhang der Patella über den Rand des Gleitlagers führen. Der Gelenkverschleiß darf in Verbindung mit der Symptomatik nicht ein solches Ausmaß erreichen, dass er die Implantation eines Gleitflächenersatzes notwendig macht. Eine initiale konservative Therapie sollte in Form von lokal antiphlogistischen Maßnahmen, einer Mobilisation der Kniescheibe und der periartikulären Weichteile sowie krankengymnastischer Übungen mit besonderer Berücksichtigung des M. vastus medialis erfolglos vorausgegangen sein.

Operationstechnik

Über einen ca. 5 cm langen lateral parapatellaren Hautschnitt (Abb. 1) wird bis auf die Oberschenkelfaszie und die lateralen Retinakula vorgegangen. Teile des Retinaculum patellae longitudinale laterale und das Retinaculum patellae transversale laterale sowie die darunter liegende Synovialis werden direkt am Rand der Patella durchtrennt, bis diese gut evertiert werden kann, um den geschädigten Gelenkbereich einzusehen. Zu diesem Zeitpunkt wird die Entscheidung über das Ausmaß der Resektion gefällt. Die laterale Patellafacette wird danach vorsichtig aus dem Strecksehnengewebe gelöst, ohne dieses zu verletzen. Der degenerativ geschädigte Bereich der lateralen Facette und damit auch die osteophytären Randanbauten werden mit der oszillierenden Säge entfernt (Abb. 2). Die Resektionsfläche kann falls erforderlich mit einer Feile geglättet werden. In der vorliegenden Studie wurde die Patella bei 11 Patienten um 1/3, bei 8 Patienten um 1/4 und bei 6 Patienten um 1/5 ihrer Gesamtbreite verschmälert. Das Gelenk wird durch Naht der Synovialis an das laterale Periost der Patella bzw. den Strecksehnenapparat wieder verschlossen. Falls gewünscht, kann die Resektionsfläche an der Patella vorher mit etwas Knochenwachs verschlossen werden. Dies ist jedoch aus unserer Sicht nicht erforderlich. Die Nach-

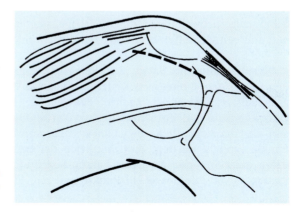

Abb. 1. Hautschnitt zur lateralen Patellaverschmälerung parapatellar in einer Länge von ca. 5 cm

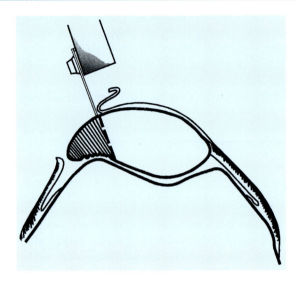

Abb. 2. Nach subperiostaler Darstellung der lateralen Patella und Festlegung der Resektionsausmaßes unter Sicht wird der laterale Anteil der Patella mit der oszillierenden Säge entfernt

behandlung der Patienten erfolgt frühfunktionell ohne Einschränkung des Bewegungsausmaßes.

Nachuntersuchung

Von den 29 operierten Patienten konnten 2–7 Jahre (im Mittel 3,8 Jahre) nach der Operation 25 klinisch und zum Teil radiologisch nachuntersucht werden.

■ **Subjektive Daten:** Um den subjektiven Erfolg der Operation zu überprüfen beurteilten die Patienten das Operationsergebnis anhand einer Notenskala (1 = ausgezeichnet, 2 = gut, 3 = befriedigend, 4 = schlecht). Zusätzlich wurden subjektive Daten über die Verwendung des Larson-Score erhoben. Der Larson-Score dient der subjektiven und objektiven Beurteilung der Kniegelenksfunktion und umfasst folgende subjektiven Kriterien: Schmerzen, Schwellung, Hinken, Treppensteigen, in die Hocke gehen, Benutzung von Gehhilfen und Aktivitätseinschränkungen [10].

■ **Objektive klinische Daten:** Zur Vervollständigung des Larson-Scors wurden neben den subjektiven Kriterien folgende Parameter untersucht: Kniegelenksbeweglichkeit, Beinachse, Schwellung, Erguss, Muskelumfang des Oberschenkels und Zohlenzeichen. In Verbindung mit den subjektiven Daten, die unterschiedlich gewichtet werden, können insgesamt maximal 100 Punkte erreicht werden. Zum Vergleich der verschiedenen Untersuchungsdaten untereinander wird der Larson-Score in 4 Gruppen unterteilt (>80 Punkte, 80–60 Punkte, 60–40 Punkte und <40 Punkte).

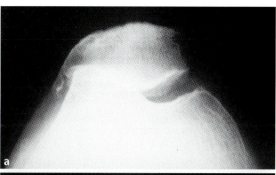
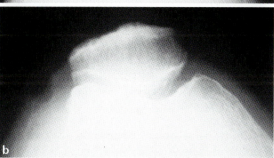

Abb. 3. a Retropatellare Arthrose mit mäßigem lateralen Überhang in der Patella-Tangential-Aufnahme bei einem 75-jährigen Patienten mit isolierter retropatellarer Symptomatik. **b** Patella-Tangential-Aufnahme des Patienten 26 Monate nach lateraler Patellaverschmälerung mit gutem klinischen und radiologischen Resultat

■ **Radiologische Daten:** Die präoperativen Röntgenbilder (Kniegelenk in 2 Ebenen und Patella tangential) wurden nach folgenden Kriterien ausgewertet: Der tibiofemorale Arthrosegrad ließ sich mittels der Klassifikation nach Jäger und Wirth bestimmen. Die Unterteilung erfolgt anhand der radiologischen Arthrosezeichen in 4 unterschiedliche Schweregrade.

■ Grad 1 entspricht einer initialen Gonarthrose mit angedeuteten Ausziehungen der Eminentia intercondylaris und der gelenkseitigen Patellapole.
■ Grad 2 weist zusätzlich Ausziehungen an der Tibiakonsole auf sowie eine mäßige Verschmälerung des Gelenkspaltes.
■ Grad 3 beschreibt schon eine hälftige Verschmälerung des Gelenkspaltes, Entrundung der Femurkondylen und osteophytäre Anbauten an Tibia, Femur und Patella.
■ Grad 4 entspricht schließlich einer ausgeprägten Gonarthrose mit deutlicher Verschmälerung bis Aufhebung des Gelenkspaltes, zystischen Veränderungen an Tibia, Femur und Patella sowie einer Subluxationsstellung des Femur gegenüber der Tibia [22].

Obwohl die klinische Bedeutung der Beurteilung der Patellafacetten nach Wiberg und Baumgartl sehr in Frage gestellt wird, haben wir sie zur strukturellen Beschreibung und zum besseren Vergleich der Untersuchungsgruppen verwendet [15]. Es werden nach der Form der beiden Facetten sowie ihrem Verhältnis zueinander vier verschiedene Patellatypen definiert:

- Patellatyp I mit gleich großen konkaven Facetten,
- Typ II mit kleinerer medialer Facette,
- Typ II-III mit kleinerer planer medialer Facette und
- Typ III mit kleinerer konvexer medialer Facette [3].

Zur Beurteilung der femoralen Gelenkfläche wurde nach Ficat der Kondylengelenkindex (KGI) ausgemessen und somit eine evtl. bestehende Dysplasie der femoralen Gelenkfläche bei einem KGI >1,5 ermittelt [10].

Zusätzlich wurden zur besseren Vergleichbarkeit der Patienten auch bezüglich des Alters drei Gruppen gebildet: 1. <50 Jahre (n=8), 2. 50-69 Jahre (n=9) und 3. >69 Jahre (n=8). In allen drei Gruppen bestand eine vergleichbare mittlere Nachuntersuchungszeit (1. 4,2 Jahren; 2. 4,3 Jahren und 3. 4,3 Jahren).

Ergebnisse

Das Operationsergebnis beurteilten 5 Patienten als ausgezeichnet, 11 als gut, 4 als befriedigend und 5 als schlecht. Im Larson-Score wurden durchschnittlich 72,8 Punkte (34-99 Punkte) erreicht. Im Rahmen der postoperativen klinischen Untersuchung ließ sich bei 5 von 25 Patienten ein positives Zohlenzeichen auslösen. Vergleicht man die subjektive Beurteilung des Operationsergebnisses mit den Punktwerten des Larson-Scors, so stimmten diese weitgehend überein (Tabelle 1).

Patienten mit einer Arthrose 1. oder 2. Grades sowie Patienten mit einem Patellatyp 1 oder 2 nach Wiberg wiesen überdurchschnittlich gute Ergebnisse auf (Tabelle 2 und 3).

Auch Patienten mit einer Dysplasie der kondylären Gelenkfläche nach Ficat erreichten im Larson-Score mit durchschnittlich 81 Punkten überdurchschnittliche Werte.

Des weiteren zeigten die Altersgruppen 1 (<50 Jahre) und 3 (>69 Jahre) mit durchschnittlich 72,6 und 81,1 Punkten bessere Ergebnisse als die Altersgruppe 2 (50-69 Jahre) mit durchschnittlich 63,1 Punkten.

Tabelle 1. Subjektive Einschätzung des Operationsergebnis versus Larson-Score. Insgesamt besteht anscheinend eine gute Korrelation zwischen der subjektiven Bewertung des Ergebnis und dem Punktwert im Larson-Score

Subjektive Einschätzung	Larson-Score				Summe
	>80	60-80	40-60	>40	
Sehr gut	5				5
Gut	2	7	2		11
Befriedigend	1	2	1		4
Schlecht			3	2	5
Summe	8	9	6	2	25

Tabelle 2. Grad der tibiofemoralen Arthrose versus Larson-Score. Patienten mit einem geringeren Arthrosegrad weisen tendenziell ein besseres Ergebnis im Larson-Score auf

Grad der Arthrose	Larson-Score				Summe
	>80	60–80	40–60	>40	
Grad I	2	1			3
Grad II	4	5	2		11
Grad III	1	2	2	1	6
Grad IV	1	1	2	1	5
Summe	8	9	6	2	25

Tabelle 3. Patellatyp nach Wiberg und Baumgartl versus Larson-Score. Patienten mit einem Patellatyp I und II nach Wiberg und Baumgartl erreichten ein besseres Ergebnis im Larson-Score im Vergleich zu den Typen II–III und III

Patellatyp nach Wiberg	Larson-Score				Summe
	>80	60–80	40–60	>40	
Typ I	1				1
Typ II	6	5	1		12
Typ II–III	1	1	4	1	7
Typ III		3	1	1	5
Summe	8	9	6	2	25

Eine statistische Auswertung erschien aufgrund der geringen Patientenzahl nicht sinnvoll.

Diskussion

Die ausgeprägte, lateral betonte Retropatellararthrose kann als Residuum einer biomechanischen Überlastung allein oder in Verbindung mit biologischen Degenerationsvorgängen des Gelenkknorpels verstanden werden. Die Beseitigung der Ursachen der Erkrankung führt somit nicht mehr zu einer nennenswerten Verbesserung des Beschwerdebildes, das durch isolierte, lateral betonte retropatellare Schmerzen gekennzeichnet ist. Bei der Behandlung stehen deshalb nicht die Patellaführung beeinflussende Methoden im Vordergrund, sondern eher lokale Maßnahmen, die den Verschleiß der Patellarückfläche und des femoralen Gleitlagers gesamthaft oder in Teilen berücksichtigen. Der Versuch einer Knorpeloberflächenreparation wie z.B. durch subchondrale Bohrungen oder Knorpeltransplantationen setzt eine regenerative Kapazität des Individuums voraus, die meist nur in jüngeren Jahren gewährleistet ist. Hier müssen die biomechanischen Voraussetzungen für eine Anwendung solcher Techniken natürlich vorher gewürdigt werden. Erscheint eine rekonstruktive Maßnahme aussichtslos ist die Opferung des betroffenen Gelenkanteiles zu diskutieren. Als kleiner Eingriff steht hier bei der isolierten einseitigen Facettenbeteiligung die Patellaverschmälerung oder Facettektomie umfangreicheren Verfahren wie dem endoprothetischen Ersatz der Patellarückfläche bzw. des Patellofemoralgelenks oder der kompletten Entfernung der Kniescheibe, der Patellektomie, gegenüber. Beide Methoden werden in den nächsten Kapiteln mit ihren spezifischen Vor- und Nachteilen vorgestellt.

Die Patellaverschmälerung eignet sich insbesondere bei einer auf die laterale Facette beschränkten Pathologie. Eine Resektion bis zu einem Drittel der Gelenkfläche der Patella kann dabei ohne zu große mechanische Beeinträchtigungen der Funktion des Patellofemoralgelenks durchgeführt werden [17]. Diese Angaben decken sich mit unseren eigenen Beobachtungen. Von Bedeutung erscheint hierbei, dass der gesamte Anteil der stark geschädigten Patellarückfläche (Chondromalazie Grad III–IV) reseziert wird. Angrenzende Bereiche können durch subchondrale Bohrungen oder die Mikrofrakturierungs-Technik entlastet werden [18, 19]. Von großem Vorteil ist in diesem Sinne auch die frühe postoperative Mobilisation des Patienten. Vollbelastung ist ab dem ersten postoperativen Tag erlaubt und die Verwendung einer Motorschiene erscheint sinnvoll.

Obwohl unser Patientengut zu klein ist, um eine statistische Aussage über die Ergebnisse machen zu können, haben sich aus unserer Sicht folgende Charakteristika bezüglich der Anwendung der lateralen Patellaverschmälerung gezeigt. Die Patellaverschmälerung ist eine technisch einfache und wenig invasive operative Methode zur Resektion isolierter degenerativer Veränderungen an einer Patellafacette. Sie führt bei lateral betonter Retropatellararthrose, die auch mit einer 1- bis 2-gradigen tibiofemoralen Arthrose einhergehen kann zu guten bis ausgezeichneten Ergebnissen. Je begrenzter die Pathologie ist, desto besser werden die Ergebnisse in der Literatur beschrieben. Die beste Indikation zur Facettektomie sei somit die posttraumatisch geschädigte Patella oder die frühe Malazie [16]. Diese Angaben decken sich mit unserer Beobachtung, dass die Patientengruppe der unter 50-jährigen ein besseres Ergebnis erreichte. Patienten die älter als 69 Jahre sind können größtenteils zu einer weniger aktiven Gruppe gerechnet werden, sodass die verminderte mechanische Beanspruchung der Patellofemoralgelenke wahrscheinlich ebenso zu einem besseren Score-Wert geführt hat. Patienten mit einem Patellatyp I oder II nach Wiberg erhalten nach unseren Untersuchungen anscheinend ebenfalls bessere Ergebnisse. Ob dies an einer prinzipiell besseren Krafteinleitung bei diesen Formen über die mediale Patellafacette liegt und damit auch postoperativ mechanisch günstigere Verhältnisse nach Opferung eines Teiles der Patellarückfläche mit sich bringt, kann nur vermutet werden (dies würde die Ausführungen im Kapitel über die Patellakeilosteotomie unterstützen). Ähnlich verhält es sich mit der Gleitlagerdysplasie nach Ficat, die bei uns in 7 der untersuchten Patienten vorlag und ebenfalls zu besseren Score-Werten im Larson-Score führte.

Insgesamt erscheint der Eingriff unter den oben genannten Indikationen sehr erfolgversprechend. Er ist verhältnismäßig klein, wenig invasiv und lässt weitere Rückzugsmöglichkeiten z.B. im Sinne eines Gelenkflächenersatzes zu.

Literatur

1. Ackroyd CE, Polyzoides AJ (1978) Patellectomy for osteoarthritis. A study of eighty-one patients followed from two to twenty-two years. J Bone Joint Surg [Br] 60:353–357
2. Barrett JPJ, Rashkoff E, Sirna EC, Wilson A (1990) Correlation of roentgenographic patterns and clinical manifestations of symptomatic idiopathic osteoarthritis of the knee. Clin Orthop 253:179–183
3. Baumgartl F (1964) Das Kniegelenk. Erkrankungen, Verletzungen und ihre Behandlungen mit Hinweisen für die Begutachtung. Springer, Berlin
4. Belal MA, Ochsner PE (1986) Indikationen und Kontraindikationen der Patellektomie. Z Orthop 124:266–269
5. Beltran JE (1987) Resection arthroplasty of the patella. J Bone Joint Surg [Br] 69:604–607
6. Compere CL, Hill JA, Lewinnek GE, Thompson RG (1979) A new method of patellectomy for patellofemoral arthritis. J Bone Joint Surg [Am] 61:714–718
7. Cooper C, McAlindon T, Snow S, Vines K, Young P, Kirwan J, Dieppe P (1994) Mechanical and constitutional risk factors for symptomatic knee osteoarthritis: differences between medial tibiofemoral and patellofemoral disease. J Rheumatol 21:307–313
8. Harrison MM, Cooke TD, Fisher SB, Griffin MP (1994) Patterns of knee arthrosis and patellar subluxation. Clin Orthop 309:56–63
9. Iwano T, Kurosawa H, Tokuyama H, Hoshikawa Y (1990) Roentgenographic and clinical findings of patellofemoral osteoarthritis with special reference to its relationship to femorotibial osteoarthritis and etiologic factors. Clin Orthop 252:190–197
10. Larson RL (1974) Rating sheet for knee function. In: Smillie I: Diseases of the knee joint. Edinburgh, Churchill Livingstone
11. Lennox IA, Cobb AG, Knowles J, Bentley G (1994) Knee function after patellectomy. A 12- to 48-year follow-up. J Bone Joint Surg Br 76:485–487
12. Maquet P (1979) Mechanics and osteoarthritis of the patellofemoral joint. Clin Orthop 144:70–73
13. McAlindon TE, Snow S, Cooper C, Dieppe PA (1992) Radiographic patterns of osteoarthritis of the knee joint in the community: the importance of the patellofemoral joint. Ann Rheum Dis 51:844–849
14. McCarroll JR, O'Donoghue DH, Grana WA (1983) The surgical treatment of chondromalacia of the patella. Clin Orthop 175:130–134
15. Nebel G, Lingg G (1981) Sind die Formvarianten der Patella nach Wiberg Präarthrosen? Radiologe 21:101–103
16. O'Donoghue DH (1972) Facetectomy. South Med J 65:645–651
17. O'Donoghue DH (1981) Treatment of chondral damage to the patella. Am J Sports Med 9:1–10
18. Pridie KH (1959) A method of resurfacing osteoarthritic knee joints. J Bone Joint Surg [Br] 41:618–619
19. Rodrigo JJ, Steadman JR, Silliman JF, Fulstone HA (1994) Improvement of full-thickness chondral defect healing in the human knee after debridement and microfracture using continuous passive motion. Am J Knee Surg 7:109–116

20. Schmid F (1993) The Maquet procedure in the treatment of patellofemoral osteoarthrosis. Long-term results. Clin Orthop 294:254–258
21. Weaver JK, Wieder D, Derkash RS (1991) Patellofemoral arthritis resulting from malalignment. A long-term evaluation of treatment options. Orthop Rev 20:1075–1081
22. Wirth CJ (1992) Degenerative Erkrankungen des Kniegelenkes. In: Jäger M, Wirth CJ: Praxis der Orthopädie. Thieme, Stuttgart

Kapitel 26 Patellofemoraler Schmerz – Koronale Entlastungsbohrung?

V. Goymann, F. Müller, A. Wilcke

In der orthopädischen Praxis wie auch im klinischen Alltag sind nicht eindeutig definierte Schmerzzustände im Bereich der Kniescheibe keine Seltenheit, und diese erweisen sich allzu häufig den konservativen Therapiekonzepten gegenüber als resistent.

Gerade am Beispiel der Patella beweist sich einmal mehr die Erkenntnis, dass eine Vielzahl von Behandlungsangeboten offenbar umgekehrt proportional zum Therapieerfolg steht, so bei der Lateralisation der Patella, für die Debrunner schon 1957 über 110 Varianten in der Literatur ausfindig machen konnte [7] und H. Cotta zwei Jahre später über 137 Methoden [6].

Filtert man die objektivierbaren funktionalen Störung wie z. B. die Lateralisation, anatomische Variationen (Patella bipartita, Wiberg-Typen) oder eine nachgewiesene Pathologie des Knorpels (Chondromalazie, Osteochondrosis dissecans) heraus, so verbleibt ein Mischbild subjektiv auf die Kniescheibe bezogener Schmerzen, die besonders bei oder nach körperlicher Belastung ein eher lokales Schmerzempfinden beklagen lassen. Ebenso werden längere Beugestellungen (Flugzeug etc.) als schmerzauslösender Umstand genannt.

Derartige Schmerzzustände werden im angloamerikanischen Schrifttum als „Anterior Knee Syndrom" oder als „Chronic Anterior Knee Pain" bezeichnet, deutschsprachig ebenso allgemein als „Patellofemorales Syndrom", „Patellares Schmerzsyndrom", „Retropatellares Schmerzsyndrom" oder vage als „Voderer Knieschmerz". Nicht richtig sind Bezeichnungen wie Chondromalazie oder Chondropathie, da mit dieser Deklarierung eine eindeutige Festlegung auf ein morphologisches Substrat erfolgt, ohne dass der Nachweis der Ursächlichkeit erbracht ist. Diesem ungeklärten Schmerzsyndrom der Kniescheibe wurde hinsichtlich der ursächlichen Klärung erst in den 70er Jahren zunehmende Aufmerksamkeit gewidmet. Ausgelöst wurde dies Interesse nicht zuletzt durch die wenig befriedigenden Behandlungsergebnisse der Chondromalazie des Kniescheibenknorpels und den der Kniescheibe zuzuordnenden Schmerzzuständen nach Knie-Endoprothesenoperationen.

Intraossale Druckerhöhung

Bereits 1967 wies Phillips auf die gestörte venöse Drainage bei der Coxarthrose hin [18]. Basierend auf den Untersuchungen der Arbeitgruppe um Arnoldi [1, 2], welche durch direkte Messungen bei der Arthrose des Hüftgelenkes einen erhöhten intraossalen Druck nachweisen konnte, wurde von zahlreichen Autoren [3, 8, 13, 16] ein Zusammenhang mit dem und eine mögliche Erklärung für den vorderen Knieschmerz in einer intraossalen Druckerhöhung der Patella gesehen. Dabei soll nicht unerwähnt bleiben, dass sich bereits 1909 Wollenberg zur Frage des erhöhten intraossalen Drucks als Teilursache für die Arthroseentstehung geäußert hat [24] und Vogl bereits 1949 diese Hypothese mit der von ihm inaugurierten Methode der Exkochleation an den Femurkondylen therapeutisch umgesetzt hat [22].

Mit der generellen Einführung der Arthroskopie und brauchbarer klinischer Methoden zur intraoperativen Druckmessung [3, 8, 10] konnten eindeutige Zusammenhänge des patellaren Schmerzsyndroms und erhöhter intraossaler Druckwerte bestätigt werden. Somit fanden auch die positiven Auswirkungen unterschiedlicher Patellaosteotomien, wie sie 1979 von Goymann übersichtsweise zusammengefasst wurden, eine zusätzliche Erklärung [9].

Material und Methoden

Seit 1973 wurde an der Orthopädischen Universitätsklinik in Essen und später an der Orthopädischen Klinik in Wuppertal die sog. koronale Entlastungsbohrung als flankierende oder alleinige Maßnahme zum festen Bestandteil bei der operativen Therapie des patellaren Schmerzes angewandt. Empirisch wurde auf die Notwendigkeit von mindestens 5 mm großen Bohrlöchern (1979) hingewiesen. In gleicher Weise berichteten Wolters und Ratuschinski [25] über die Effektivität fächerförmiger Anbohrungen der Seiten der Patella, während Glötzer [21] eine arthroskopische Anbohrung mit einem 2 mm Bohrer empfiehlt und sehr gute Behandlungsergebnisse mitteilt.

Weiterentwickelt wurde das Verfahren unter Einschluss der intraoperativen Druckmessung mit Provokationstest (ein wesentlicher diagnostischer Gewinn, vergleichbar dem Distensionstest bei der Diskografie) durch die Arbeitsgruppe Graf und Schneider in Heidelberg, die eine systematisierte und sehr praktikable Vorgehensweise erarbeitete [10].

Für die intraossale Druckmessung (IOD) liegen mehrere Untersuchungen vor, die für die symptomfreie Kniescheibe eine hohe Übereinstimmung aufweisen:

1. P. Ficat und D.S. Hungrford (1977)		10–15 mmHg
2. Björkström et al. (1980)	normal	15 mmHg
	Chondromalazie	44 mmHg
	Retropat Arthrose	35 mmHg
3. N. Hejgaard (1984)		23 mmHg
4. Zidorn (1991)	normal	25 mmHg
	45° gebeugt	34 mmHg
	90° gebeugt	54 mmHg
5. W. Hauf, T.H. Mittlmeier F.W. Hagena, W. Plitz (1992)	normal	12–23,8 mmHg
6. U. Schneider, J. Graf (1997)	in Ruhe	25 mmHg
7. H. Jenny, K. Jenny, E. Morscher (1980)		30–65 mmH$_2$O

Eine positive Korrelation zwischen Gelenkstellung und intraossalem Druck wurde dabei nicht festgestellt (4 und 5). Dagegen wird von Ficat, von Björkström und von Jenny angenommen, dass die Knorpeldegeneration mit einem erhöhtem intraossalem Druck einhergeht. Waisbrod und Treiman [23] sehen dagegen keinen Zusammenhang zwischen einer venösen Abflussstörung und der Chondromalazie.

Dennoch scheint es unbestreitbar, dass eine anhaltende intraossale Druckerhöhung im Knochen ab einer bestimmten Größe Krankheitswert hat. Dies sollte zur Überlegung führen, dass z.B am Knie nicht durch therapeutische Maßnahmen mit gänzlich anderer Zielsetzung iatrogen eine Steigerung des intraossalen Druckes herbeigeführt wird. Exemplarisch sind hier die häufig indizierte Maßnahme des lateralen Release und die gebräuchliche Schnittführung zur endoprothetischen Versorgung zu nennen. Damit rückt die Störung der Blutzirkulation eindeutig in den Mittelpunkt der Analyse der Ursachen der Entstehung eines erhöhten intraossalen Drucks und der damit verbundenen klinischen Symptomatik sowie folgerichtig der therapeutischen Ansätze.

Die Anordnung zuführender und abführender Gefäße an der Patella und deren anostomosenartige Vernetzung wird unterschiedlich beschrieben. Unbestritten ist die Zufuhr über die vier Hauptgefäße, die A. genu superior lateralis und medialis sowie die A. genu inferior lateralis und medialis, wobei nach Hassenpflug die A. genu superior medialis allerdings kaum Äste zur Patella abgibt, sondern die A. descendens genu als das versorgende Gefäß des medialen Polanteiles betrachtet werden kann [12].

Während einige Autoren [14, 19] die Auffassung vertreten, dass ein komplexer Vaskularisationsring vor der Patella angeordnet ist, von dem aus die Gefäße direkt oder über den Hoffa-Fettkörper in das Innere der Patella dringen, konnten Bonutti et al. [4] weder außerhalb noch innerhalb der Kniescheibe einen Gefäßring nachweisen, wohl aber ein funktionelles Anastomosennetzwerk. Sie bestätigen damit die Aussagen der Anatomen

Grant und Clemente, dass ventral ein loses, variationsreiches Netzwerk von Gefäßen besteht, von dem aus die vordere Kortikalis der Patella durchbohrt wird [5, 11]. Klinisch bedeutsam ist hierbei, dass die A. genu inferior lateralis als Hauptversorger zu gelten hat. 80% des intraossalen Blutdurchflusses erfolgt in den 50% zentral gelegenen Anteilen, während die randständigen 50% der Patellamasse nur mit 20% des gesamten Durchflussvolumens bedacht sind.

Die Effektivität der Retinakulumspaltung hängt von dem Ausmaß der Inzision nach kranial und kaudal ab [15]. Mit der Durchtrennung der A. genu inferior lateralis wird gemäß der Untersuchungen von Bonutti die arterielle Hauptzufuhr zur Kniescheibe unterbrochen [4] (s. auch Kapitel 15). Erfahrungsgemäß ist ein Erhalten der A. genu superior lateralis nicht immer möglich. Somit wird das laterale Release insbesondere in Verbindung mit einem medio-patellaren Schnitt bei einer Endoprothesen-Operation u. U. fatal für die Kniescheibe, worauf die nicht selten zu beobachtenden, auf die Patella beschränkten Dystrophien nach größeren Knieoperationen hinweisen. Die Untersuchungen von Bonutti ergaben, dass durch die chirurgische Intervention bis zu 75% der normalen Durchblutung verloren gehen können. Ogata et al. errechneten bei lateraler und medialer Inzision sowie Hoffa-Resektion eine Restdurchblutung der Patella von nur noch 17% [17]. Messungen des intraossalen Drucks der Patella nach operationsbedingter, ausgiebiger Zerstörung der Gefäßversorgung dieses Knochens liegen bisher nicht vor.

Klinische Befunde

Betroffen vom patellaren Schmerzsyndrom sind v. a. jüngere weibliche Patienten, was bei nachgewiesener Chondromalazie oft damit zu begründen ist, dass Frauen einen kürzeren Hebelarm und kleinere Kontaktflächen haben und deshalb höhere Drucke auf kleinerer Fläche übertragen werden. Des weiteren sind Patienten mit Knieoperationen, die eines größeren Hautschnittes bedürfen, wie er früher zur Gelenktoilette oder zur Synovektomie gebräuchlich war und die Gruppe der Patienten, die sich einer endoprothetischen Versorgung unterziehen müssen gefährdet.

Beklagt werden Schmerzen, die bei oder nach körperlicher Belastung diffus um die Vorderseite der Kniescheibe lokalisiert, als dumpf, aber auch brennend oder bohrend beschrieben werden. Diese können in gleicher Weise nach längeren Beugestellungen des Kniegelenkes auftreten (Kinoschmerz!).

Bei der Untersuchung besteht beim klassischen Patellaschmerzsyndrom ein stabil geführtes Kniegelenk ohne Erguss oder positive Meniskuszeichen; Schwellungen oder andere Entzündungszeichen fehlen. Ein positives Zeichen nach Fründ oder nach Zohlen ist nicht beweisend, bestehen jedoch oftmals.

Mediko-physikalische Maßnahmen sind bei durch intraossale Druckerhöhung bedingte Schmerzen in aller Regel nicht ausreichend. Intensive

Krankengymnastik kann sogar schmerzverstärkend wirken, was sich aus dem vermehrten Blutzufluss und dem durch den Muskelaufbau gleichzeitig gekräftigten Bindegewebsmantel des Retinakulum mit dadurch bedingter Kompression der abführenden Gefäße erklären könnte. Das häufige Ansprechen auf Akupunktur weist darauf hin, dass eine gefäß-funktionale Ursache bestehen könnte.

Indikationen

Für operative Maßnahmen ergibt sich aus den Ergebnissen der angeführten Untersuchungen und Überlegungen:

Soweit keine anderen eindeutig ursächlichen Faktoren objektiviert werden können und die konservative Palette der Therapiemöglichkeiten ausgereizt ist, empfehlen wir eine Intervention durchzuführen, um die intraossale Druckerhöhung zu reduzieren ohne neuerliche Effekte zu setzen, die eine zusätzliche Störung der Zirkulation zwangsläufig bedingen.

Das 1973 an der orthopädischen Universitätsklinik Essen eingeführte und 1979 erstmals publizierte Verfahren der sog. koronalen Entlastungsbohrung hat sich in seiner Fortführung in der Orthopädischen Klinik Wuppertal seit nunmehr 27 Jahren bewährt. Es ist ein aus dem Versuch entwickeltes und mit der Empirie standardisiertes Verfahren, das einen minimalen Aufwand mit fast keinen Komplikationen verbindet.

Diese zur damaligen Zeit rein aus einer Hypothese entwickelte Vorgehensweise wurde auf Grund der positiven subjektiven Reaktion der so behandelten Patienten als alleinige Therapie und erster Schritt beim ansonsten ausdiagnostiziertem patellaren Schmerzsyndrom Jugendlicher und auch als einzige Maßnahme beim vorderen Knieschmerz nach Endoprothesenoperationen eingesetzt. Zusätzlich wurde sie als flankierende Maßnahme durchgeführt, wenn mehrere schmerzauslösende Faktoren anzunehmen waren und gleichzeitig therapiert wurden.

Operationstechnik

Das Vorgehen besteht in einem 1–2 cm langen Hautschnitt an der medialen und lateralen Kante der Patella (extraartikulär). Jeweils 3–4 Bohrungen werden mit einem Durchmesser von mindestens 5 mm gesetzt, die allenfalls 5 mm in die Spongiosa hineinreichen sollten (Abb. 1). Diese Maßnahme kann in Lokalanästhesie durchgeführt werden.

Speziell die Untersuchungsergebnisse von Bonutti bestätigen, dass es nicht sinnvoll ist, nur von einer Seite durchzubohren, da gerade dadurch die Gefäß-Architektur der zentralen Hauptversorgung zerstört wird [4]. Wolter und Ratusinski beschreiben 1985 ein analoges Vorgehen [25]. Schneider und Graf beschreiben eine W-förmige Anbohrung von kaudal, die gerade im Bereich des venösen Hauptabflusses Entlastung bringen soll (Abb. 1). Al-

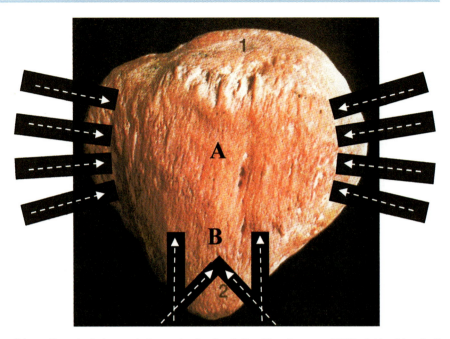

Abb. 1. Koronale Entlastungsbohrung der Patella. **A** Vorschlag Goymann (1979); **B** Vorschlag Graf/Schneider (1992)

lerdings setzt sie auch im schonungsbedürftigen zentralen Bereich Defekte [10]. Die letztgenannten Autoren legten Ergebnisse von intraossalen Druckmessungen nach durchgeführter Entlastungsbohrung vor, welche die Effektivität dieser Maßnahme eindeutig belegen [20].

Schlussfolgerungen

Zusammenfassend ist bezüglich des Syndroms des vorderen Knieschmerzes und der intraossalen Druckerhöhung (IOD) der Patella folgendes festzustellen:
- Die Anamnese und klinische Untersuchung ist nicht beweisend für ein durch eine intraossale Druckerhöhung hervorgerufenes patellares Schmerzsyndrom.
- Die Diagnose eines IOD-bedingten Schmerzsyndroms ist oft erst ex juvantibus zu stellen, wenn andere mögliche Faktoren der patellaren Schmerzverursachung ausgeschlossen wurden und eine operative Druckentlastung effektiv war.
- Die exakte Diagnose einer intraossalen Druckerhöhung ist nur mittels einer der zitierten Methoden der direkten Druck-Messung zu stellen. Die IO-Druckmessung ist ein diagnostisches Instrument, das mittelfristig in jeder operativ ausgerichteten Klinik zur Verfügung stehen sollte.

Die geringe Invasivität des Eingriffs der IO-Druckentlastung über die koronale Entlastungsbohrung oder die von Schneider und Graf vorgeschlagene „W"-förmige Anbohrung rechtfertigt aus der Sicht der Autoren eine großzügige Indikationsstellung, wenn ein patellares Schmerzsyndrom vorliegt, das konservativ erfolglos austherapiert wurde und das ursächlich nicht eindeutig auf andere morphologische oder funktionelle Störungen zurückzuführen ist.

Literatur

1. Arnoldi CC, Lemperg K, Linderholm H (1975) Intraosseous hypertension and pain in the knee. J Bone Joint Surg [Br] 57:360–363
2. Arnoldi CC, Lemperg R, Linderholm H (1971) Immediate effect of osteotomy on the intramedullary pressure in the femoral head and neck in patients with degenerative osteoarthritis. Acta Orthop Scand 42:454–455
3. Bjorkstrom S, Goldie IF, Wetterqvist H (1980) Intramedullary pressure of the patella in Chondromalacia. Arch Orthop Trauma Surg 97:81–85
4. Bonutti PM, Miller BG, Cremens MJ (1998) Intraosseous patellar blood supply after medial parapatellar arthrotomy. Clin Orthop 202–214
5. Clemente CD (1975) A regional atlas of the human body. Lea & Febiger, Philadelphia
6. Cotta H (1959) Therapie der habituellen Patellaluxation. Arch Orthop Unfallchir 51:265
7. Debrunner H (1957) Über einige Probleme der Pathogenese und Therapie der sogenannten habituellen Patellaluxation. Wiederherst Chir Trauma 4:109
8. Ficat RP (1977) Disorders of the patellofemoral joint. Masson, Paris
9. Goymann V (1979) Präventive und erhaltende Operationen am Kniegelenk. Operative Behandlung der femoro-patellären Arthrose. In: Hohmann D (Hrsg) Das Knie. S 227–243
10. Graf J, Christophers R, Schneider U, Niethard FU (1992) Chondromalacia patellae und intraossarer Druck. Eine Untersuchung an 43 Patienten. Z Orthop Ihre Grenzgeb 130:495–500
11. Grant JCB (1972) Grant's atlas of anatomy. William & Wilkins, Baltimore
12. Hassenpflug J (1992) Die Blauth Knieendoprothese. Hans Huber, Stuttgart
13. Jenny H, Jenny K, Morscher E (1980) Die intraossäre Druckmessung an der Patella. Orthop Praxis 6:472–476
14. Kayler DE, Lyttle D (1988) Surgical interruption of patellar blood supply by total knee arthroplasty. Clin Orthop 229:221–227
15. Konermann H, Thümler P, Goymann V (1979) Analyse von Fehlergebnissen bei der Operation nach Bandi. 27 Jahrestagung der Vereinigung Süddeutscher Orthopäden
16. Morscher E (1978) Osteotomy of the patella in chondromalacia. Preliminary report. Arch Orthop Trauma Surg 92:139–147
17. Ogata K, Yasunaga M, Nomiyama H (1997) The effect of wedged insoles on the thrust of osteoarthritic knees. Int Orthop 21:308–312
18. Phillips RS, Bulmer JH, Hoyle G, Davies W (1967) Venous drainage in osteoarthritis of the hip. A study after osteotomy. J Bone Joint Surg [Br] 49:301–309
19. Scapinelli R (1967) Blood supply of the human patella. Its relation to ischaemic necrosis after fracture. J Bone Joint Surg [Br] 49:563–570

20. Schneider U, Graf J, Thomsen M, Wenz W, Niethard FU (1997) Das Hypertensionssyndrom der Patella – Nomenklatur, Diagnostik und Therapie. Z Orthop Ihre Grenzgeb 135:70–75
21. Sperner G, Benedetto KP, Glotzer W (1990) Pathologie, Diagnose und Therapie von Patellaluxationen. Sportverletz Sportschaden 4:69–72
22. Vogl A (1949) Exkochleation der Substantia spongiosa, eine operative Behandlung der Osteoarthrosis chronica deformans. Z Orthop 78
23. Waisbrod H, Treiman N (1980) Intra-osseous venography in patellofemoral disorders. A preliminary report. J Bone Joint Surg [Br] 62-B:454–456
24. Wollenberg GA (1909) Die Äthiologie der Arthrosis deformans im Lichte des Experimentes. Arch Orthop Mechanoth Unfallchir 7:226–249
25. Wolter D, Ratusinski C (1985) Das extraartikuläre, fächerformige Aufbohren der Patellaspongiosa bei der Chondropathia patellae. Operationsmethode und erste Ergebnisse. Unfallchirurg 88:425–431

KAPITEL 27 Die Alloarthroplastik des Patellofemoralgelenks

B. FINK, K. TILLMANN, W. RÜTHER

■ Einleitung

Die Arthrose des Patellofemoralgelenks hat mannigfache Ursachen, die nicht allein in mechanischen Störungen zu suchen sind. Sie tritt auch bei solchen Erkrankungen auf, die das gesamte Gelenk betreffen, wie die primären Synovialkrankheiten und die Kristallarthropathien. In diesen Fällen ist das Patellofemoralgelenk in Form einer Sekundärarthrose schwerpunktmäßig betroffen.

Während bei leichten Schweregraden durch eine konservative Therapie in Form einer krankengymnastischen Behandlung, Physiotherapie, Belastungsumstellung, Orthesen und Injektionen Erfolge erzielt werden können, stehen bei schweren Arthrosen operative Therapiemaßnahmen zur Verfügung [1, 5, 9]. Hierzu zählen:
- Realignmentverfahren proximal und distal.
- Die Ventralisierung der Tuberositas tibiae [5, 17, 19].
- Osteotomien der Patella und des patellaren Gleitlagers.
- Resezierende Arthroplastiken (Facettektomie, Interpositionsarthroplastik).
- Spongialisierung der Patella [2, 5, 7, 9].
- Bohrungen zur endostalen Druckerniedrigung.
- Patellektomie [2, 5, 9, 11, 18, 20].
- Endoprothesen.

Die ersten endoprothetischen Verfahren am Patellofemoralgelenk wurden als Patellarückflächenersatz im Sinne der Hemiarthroplastik von McKeever 1955 [17] beschrieben, der eine zementlose, in die verkleinerte Patella verschraubte Vitalliumgleitfläche verwendete. Das Verfahren der Hemiarthroplastik wurde kontrovers beurteilt. Während DePalma et al. [6], Pickett et al. [18], Worrell [21] und Harrington [9] in ca. 70 bis 80% der Fälle zufriedenstellende Ergebnisse fanden, bewertete Levitt [14] die Langzeitergebnisse als weniger gut. Worrell et al. [22] beobachteten in einer späteren Studie deutlich schlechtere Ergebnisse, und Insall et al. [11] verließen auf Grund ihrer schlechten Erfahrung den Patellarückflächenersatz wieder. Sie führten die schlechten Ergebnisse auf die ungleich harten Kontaktflächen des Metalls und des Knorpels bei der von ihnen verwendeten Hemiarthroplastik zurück [11].

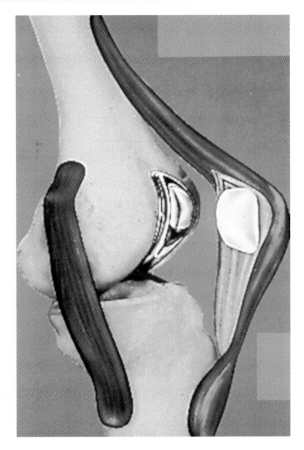

Abb. 1. Patellofemoralprothese vom Typ Lubinus (Firmenprospekt Fa. Link)

Die Nachteile der Hemiarthroplastiken führten zu einem Konzept der Patellofemoralprothese, in dem beide Gelenkflächen endoprothetisch ersetzt werden. Die am häufigsten verwendeten Modelle sind die von der Firma Richards hergestellte Patellofemoralprothese, von der inzwischen die dritte Generation vorliegt [1, 4, 5, 13], die CSF-Wright-Prothese (Wright Medical Technology, Arlington, TN) [1, 13] und die von Lubinus entwickelte Endoprothese [15] (Abb. 1). Alle drei Modelle bestehen aus einem anatomisch geformten femoralen Gleitlager aus einer Chrom-Kobalt-Legierung und einer Patellarückfläche aus Polyäthylen. Diese Komponenten werden einzementiert und können sowohl allein als auch in Kombination mit einer unikompartimentären oder sogar bikompartimentären Schlittenprothese implantiert werden. Die mittel- bis langfristigen Ergebnisse der Richards- und CSF-Wright-Prothese wurden von Krajca-Radcliffe und Coker [13], Arciero und Toomey [19] und Cartier et al. [5] nach einem durchschnittlichen Follow-up zwischen 4 und 5,8 Jahren (2 bis 18 Jahre) mit 72 bis 88% guten bis exzellenten Ergebnissen angegeben. Lubinus [15] berichtete von 24 Fällen, von denen 13 nach 5 bis 28 Monaten gute bis exzellente Ergebnisse aufwiesen. Angaben über postoperative Ergebnisse der Lubinus-Prothese mit längerem Nachuntersuchungszeitraum fehlen in der Literatur.

Material und Methoden

Zwischen 1983 und 1996 wurden bei 12 Patienten (8 Frauen und 4 Männer) 15 zementierte Patellofemoralprothesen Typ Lubinus (Firma Link, Hamburg) implantiert. Das Alter der Patienten lag zum Operationszeitpunkt bei 5-7 Jahren. Die Primärdiagnosen, die zur operativen Intervention geführt hatten, waren wie folgt verteilt: 6-mal idiopathische Arthrose, 7-mal rheumatoide Arthritis und 2-mal rheumatoide Arthritis mit Chondrokalzinose. Wegen gleichzeitiger Beteiligung femorotibialer Komponenten waren zusätzlich zur Patellofemoralprothese 2-mal eine mediale und 1-mal eine laterale Schlittenprothese sowie 7-mal eine endoprothetische Doppelschlittenversorgung (Typ St. Georg bzw. Endo [Firma Link, Hamburg]) durchgeführt worden. Als Zugangsweg war immer ein parapatellarer, medialer

Tabelle 1. Kniebewertungssystem für die Patellofemoralprothese nach Arciero und Toomey [1]

Criteria			Points
Subjektive	No pain with any activity		50
	No pain with routine activity, mild pain with excessive activity		45
	Mild pain with routine activity, some difficulty with stair climbing		35
	Some rest pain, moderate restriction of routine activities, requires ambulatory aids, takes analgesics		20
	Frequent or constant rest pain, requires ambulatory aids, analgesics		0
Objective	Range of Motion	Full range of motion	25
		10°–15° flexion contracture or loss of motion	20
		15°–30° flexion contracture or loss of motion	15
		30° flexion contracture or loss of motion	10
	Quadriceps Strength (% of normal)		
		100% (equal straight leg raise (SLR) compared to normal)	25
		75% (able to resist but weaker than normal side)	15
		50% SLR against gravity but weak to resistance	10
		25% Weak SLR or unable to SLR	0
Intermittent effusion			–5
Frequent effusion			–10
Apprehension sign			–10
Painful crepitus			–10

Hautschnitt und ein subvastialer tiefer Zugang unter dem Bauch des M. vastus medialis gewählt worden. Eine komplette ventrale Synovialektomie wurde regelmäßig durchgeführt.

Nach einem durchschnittlichen Zeitraum von 7,2±2,6 Jahren (von 2 bis 15 Jahren) erfolgte bei allen Patienten die klinische und radiologische Nachuntersuchung. Für die klinische Untersuchung und Bewertung wurde ein von Arciero und Toomey [1] für Patellarprothesen modifizierter Score nach Hungerford und Kenna [10] verwendet, der in der Tabelle 1 wiedergegeben ist. Entsprechend diesem Bewertungs-Systems wurden Kniegelenke mit einem Score von 100 bis 90 Punkten als excellent, mit 89–80 Punkten als gut, mit 79–70 Punkten als ausreichend und unterhalb von 70 Punkten als schlecht beurteilt. Weiterhin wurden die Beinachsen und die Kniegelenkstabilität untersucht. Es wurden sämtliche postoperativ erstellten Röntgenbilder neben den bei der Nachuntersuchung durchgeführten Aufnahmen des Kniegelenks (Röntgen in zwei Ebenen sowie Defilée-Aufnahmen) ausgewertet. Ein Patient war 7 Jahre nach der Operation verstorben. Da gut dokumentierte, klinische Daten und Röntgenbilder vom Zeitraum kurz vor seinem Tod existierten, wurde dieser Patient in die Studie integriert.

■ Ergebnisse

Bei der Nachuntersuchung von 15 Patellofemoralprothesen, deren Ergebnisse von Fink et al. [8] publiziert worden sind, wurden 8 Kniegelenke als exzellent, 2 als ausreichend und 4 als schlecht gewertet (Tabelle 2). Bei 2 der als exzellent bewerteten Kniegelenke handelte es sich um isolierte Patellofemoralarthrosen, die mit einer Patellofemoralprothese versorgt worden sind (Abb. 2–4). Unter den vier als schlecht gewerteten Knien waren zwei isolierte Patellofemoralprothesen auf Grund einer rheumatoiden Arthritis mit Chondrokalzinose implantiert worden, eine isolierte Patellofemoralprothese bei einer rheumatischen Arthritis und eine Patellofemoralprothese zusammen mit einer lateralen, unikondylären Schlittenprothese (Typ Endo, Fa. Link) bei einer Gonarthrose mit zusätzlich geringgradiger medialer Femorotibialarthrose. Zum Zeitpunkt der Untersuchung waren die Patellofemoralprothesen bei 2 dieser 4 Kniegelenke bereits entfernt worden (6 Jahre bzw. 3 Jahre postoperativ). Diese Kniegelenke wurden mit 0 Punkten bewertet. Der Grund des Ausbaus war Schmerzen gewesen, die im Bereich der Femorotibialgelenke aber auch peri- und retropatellar lokalisiert waren. Bei festsitzenden Patellofemoralprothesen wurde in beiden Fällen auf einen trikompartimentären Oberflächenersatz gewechselt. Weiterhin wurde einmal ein Ausbau der Patellofemoralprothese aufgrund einer Lockerung der tibialen Komponente eines medialen Schlittens (bei Doppelschlittenversorgung) 5 Jahre postoperativ mit Wechsel auf eine Scharnierendoprothese mit Retropatellarersatz durchgeführt. Hierbei wurde die Ursache für den Knieprothesenwechsel nicht in einem Versagen der Patellofemoralprothese

Tabelle 2. Patientendaten der Patienten mit Patellofemoralprothese (FPP = Femoropatellarprothese), Originaldaten bei Fink et al. [8]

Name	Geschl.	Alter	Diagnose	OP	Follow-up	Punkte	Bemerkung
A.K.	weibl.	68 J.	Gonitis bei RA	FPP + Doppelschlitten	12 Jahre	100	
R.S.	weibl.	59 J.	Gonitis bei RA	FPP + Doppelschlitten	8 Jahre	100	
I.E.	männl.	55 J.	Gonitis bei RA	FPP + Doppelschlitten	7 Jahre	100	Pat. 7 Jahre nach OP verstorben
			Gonitis bei RA	FPP + Doppelschlitten	7 Jahre	100	
G.C.	weibl.	59 J.	Femuropat.-Arthrose	FPP	2 Jahre	100	
A.B.	weibl.	61 J.	Femuropat.-Arthrose	FPP	8 Jahre	100	
			Gonarthrose	FPP + Doppelschlitten	9 Jahre	70	subj. 35 Punkte
B.G.	männl.	57 J.	Gonarthrose	FPP + lat. Schlitten	8 Jahre	90	
M.L.	weibl.	66 J.	Gonitis bei RA	FPP + Doppelschlitten	8 Jahre	90	leichte Quadrizeps-schwäche
KD.Z.	männl.	43 J.	Gonarthrose	FPP + med. Schlitten	11 Jahre	70	subj. 20 Punkte
C.P.	weibl.	47 J.	Gonitis bei RA	FPP	5 Jahre	60	häufiger Ergüsse
G.B.	männl.	59 J.	Gonitis bei RA + Chondro-kalzinose	FPP	10 Jahre	30	subj. 0 Punkte
			Gonitis bei RA + Chondro-kalzinose	FPP	6 Jahre	0	Ausbau wegen Schmerzen
E.R.	weibl.	54 J.	Gonarthrose	FPP + lat. Schlitten	3 Jahre	0	Ausbau wegen Schmerzen
C.L.	weibl.	64 J.	Gonitis bei RA	FPP + Doppelschlitten	5 Jahre	–	Ausbau weg. Tibia-plateaulock

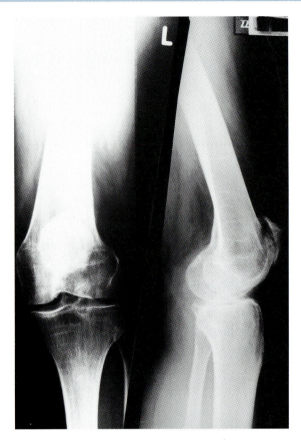

Abb. 2 bis 4. Röntgenbilder einer 59-jährigen Patientin mit Patellofemoralarthrose

Abb. 2. Präoperative Röntgenbilder des linken Kniegelenks in 2 Ebenen

gesehen, weshalb dieses Kniegelenk bezüglich des Ergebnisses der Patellofemoralprothese nicht beurteilt werden konnte und somit keinen Scorewert erhielt.

Es wurden in keinem Fall Lockerungen oder radiologische Resorptionssäume um die femorale oder patellare Prothesenkomponente beobachtet. Ebenso traten keine Luxationen oder Subluxationen der Patellakomponente auf. Die Beinachse war bei den Nachuntersuchungen jeweils regelrecht und ligamentäre Insuffizienzen wurden nicht gesehen.

Diskussion

Die Ergebnisse der Patellofemoralprothese in unserem Patientengut divergieren deutlich. Einer größeren Gruppe von 54% der Gelenke mit exzellenten Ergebnissen stehen 27% mit schlechten Ergebnissen gegenüber. In der letztgenannten Gruppe fällt auf, dass hier die meisten Patienten nicht unter einer isolierten Patellofemoralkrankheit litten, sondern unter einer primä-

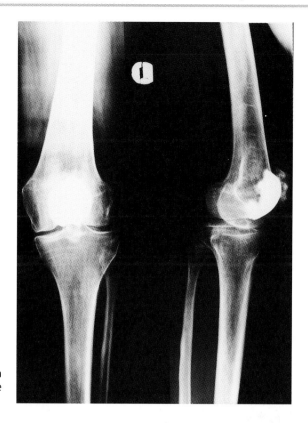

Abb. 3. Röntgenbilder des linken Kniegelenks in 2 Ebenen 2 Jahre nach Operation

ren Synovialkrankheit, Kristallarthropathie, bzw. Pangonarthrose mit unterschiedlich starker Beteiligung der verschiedenen Gelenkkompartimente. War es bei derartigen Krankheitsbildern gleichzeitig zu einem endoprothetischen Ersatz des femorotibialen Gelenks gekommen, resultierten meistens sehr gute Ergebnisse, während bei isoliertem Ersatz des Patellofemoralgelenks in diesen Fällen schlechte Ergebnisse resultierten.

In dieser Studie wurden alle Kniegelenke untersucht, die mit einer Patellofemoralprothese vom Typ Lubinus (Fa. Link, Norderstedt) versorgt worden sind. Hierbei wurden auch Kniegelenke in die Studie aufgenommen, die zusätzlich zur Patellofemoralprothese einen medialen und/oder lateralen Schlitten erhalten hatten. Daher kann nur mit Einschränkung von den Ergebnissen aller Kniegelenke auf die Erfolgsaussichten bei einer endoprothetischen Versorgung mit einer isolierten Patellofemoralprothese schlussgefolgert werden. Hierbei ist festzuhalten, dass es sich bei den kombinierten Implantationen von Patellofemoral- und Schlittenendoprothesen aus der heutigen Sicht um historische Fälle handelt und diese Kniegelenke in der heutigen Zeit mit einem trikompartimentären Oberflächenersatz versorgt würden.

Die Patellofemoralprothese vom Typ Lubinus wird seit etwa 20 Jahren in unveränderter Form angeboten. Es gelingt vielfach nur mit Schwierigkeiten

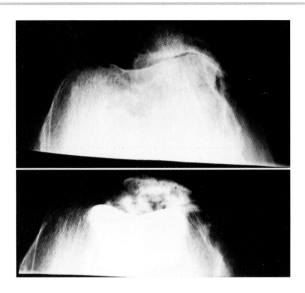

Abb. 4. Tangentiales Röntgenbild der Patella präoperativ (oben) und 2 Jahre postoperativ (unten)

und Kompromissen, die drei angebotenen Prothesen der sehr individuellen Oberflächengeometrie anzupassen. Das Größenangebot sollte unseres Erachtens erweitert werden und das zu verwendende Instrumentarium verfeinert werden.

Trotz der genannten Einschränkungen kann man aus den Beobachtungen dieser Studie folgern, dass Patellofemoralbeschwerden bei panarthrogenen Erkrankungen wie der rheumatoiden Arthritis und der Chondrokalzinose nicht durch eine unikompartimentäre Patellofemoralprothese behandelt werden sollten. Trotz der teilweise guten Erfolge der unikompartimentären Schlittenprothese bei rheumatischer Arthritis (Kottmann und Thabe berichten über 86% sehr gute und gute mittelfristige Ergebnisse [12]) ist auch nach radikaler Synovialektomie des Kniegelenks ein fortschreitender Befall der gewichtstragenden femorotibialen Gelenkkompartimente wahrscheinlich. Daher ist mit einer zukünftigen endoprothetischen Versorgung des Femorotibialgelenks zu rechnen, welche heutzutage zumeist in einem trikompartimentären Oberflächenersatz resultiert. Nicht unerwähnt bleiben darf jedoch, dass Cartier et al. [5] bei allen 5 Patienten mit chondrokalzinotischen Kniegelenken nach isolierten patellofemoraler Protheseimplantationen gute Ergebnisse erzielten und die Chondrokalzinose daher als eine gute Indikation für diese endoprothetische Versorgung ansehen. Dagegen sprechen die Ergebnisse von Krajca-Radcliffe und Coker [13] sowie von Arciero und Toomey [1], die nach durchschnittlichen Nachuntersuchungszeiträumen von 5,8 bzw. 5,3 Jahren bei 88% bzw. 72% nach Patellofemoralprothesen gute Ergebnisse fanden und die Ursache für schlechtere Ergebnisse in der Mitbeteiligung des Femorotibialgelenks sahen. Dies entspricht auch den Beobachtungen der vorliegenden Studie, da bei einer der Erkrankung und dem Kompartimentbefall angepassten endoprothetischen Versorgung regelhaft exzellente Ergebnisse vorgefunden wurden.

Somit sollte die Indikation zur Implantation einer Patellofemoralprothese streng gestellt werden. Solange weniger invasive Operationsverfahren noch erfolgversprechend sind, sollte man die Endoprothese zunächst nicht indizieren, sondern als Ultima ratio verwenden. Es sollte eine eindeutige und isolierte Patellofemoralarthrose vorliegen. Der sogenannte vordere Knieschmerz stellt keine Indikation zur Verwendung einer Endoprothese dar. Liegt bereits eine Arthrose auch der femorotibialen Gelenkflächen vor, sollte auf eine trikompartimentären Oberflächenersatz übergegangen werden. Liegt eine panarthrogene Krankheit (seropositive oder -negative Arthritis, Chondrokalzinose, Gicht) zugrunde, ist mittelfristig auch mit einer Schädigung des femorotibialen Gelenkkompartiments zu rechnen, sodass bei diesen Krankheiten die isolierte Verwendung der Patellofemoralprothese ohne langfristigen Erfolg bleiben dürfte. Während der Operation ist auf eine Realignment der Patella durch Weichteiladaptation zu achten. Bei einer strengen Patientenauswahl dürfte der Prozentsatz guter Langzeitergebnisse zu erhöhen sein. Dies ist ebenso aus der sog. Schweden-Studie für Patellofemoralprothesen zu vermuten, in der eine Sammelstudie von 97 Patienten mit 113 Kniegelenken durchgeführt wurde, bei denen verschiedene Patellofemoralprothesen an insgesamt 20 verschiedenen Krankenhäusern implantiert worden sind [3]. In dieser Studie waren die Patienten in 75% der Fälle nach durchschnittlich 7 Jahren mit dem operativen Ergebnis zufrieden und 83% gaben eine Verbesserung gegenüber dem präoperativen Zustand an [3].

Die Patellofemoralprothese ist bei strenger Indikation nach den genannten Kriterien auch heute noch ein erfolgversprechendes Verfahren, zumal weder in dieser Studie noch in der Literatur für die heute gebräuchlichen Prothesentypen (Richards, CSF-Wright, Lubinus) aseptische Lockerungen beschrieben wurden.

Literatur

1. Arciero RA, Toomey HE (1988) Patellofemoral arthroplasty. A three- to nine-year follow-up study. Clin Orthop 236:60–71
2. Argenson JNA, Guillaume JM, Aubaniac JM (1995) Is there a place for patellofemoral arthroplasty? Clin Orthop 321:162–167
3. Arnbjörnsson AH, Ryd L (1998) The use of isolated patellar prostheses in Sweden 1977–1986. Int Orthop 22:141–144
4. Blazina ME, Fox JM, Pizzo WD, Broukhim B, Ivey FM (1979) Patellofemoral replacement. Clin Orthop 144:98–102
5. Cartier P, Sanouiller JL, Grelsamer R (1990) Patellofemoral arthroplasty. 2–12-year follow-up study. J Arthroplasty 5:49–55
6. DePalma AF, Sawyer B, Hoffmann JD (1960) Reconsideration of lesions affecting the patellofemoral joint. Clin Orthop 18:63–85
7. Ficat RP, Ficat C, Gedeon P, Touissaint JB (1979) Spongialization: a new treat ment for diseased patellae. Clin Orthop 144:74–83

8. Fink B, Schneider T, Tillmann K, Rüther W (1999) Die Femoropatellarprothese – in der heutigen Zeit sinnvoll? Z Orthop 137:247–252
9. Harrington KD (1992) Long-term results for the Mc Keever patellar resurfacing prosthesis used as a salvage procedure for severe chondromalcia patellae. Clin Orthop 279:201–213
10. Hungerford DS, Kenna RV (1983) Preliminary experience with a total knee prosthesis with porous coating used without cement. Clin Orthop 176:95–99
11. Insall J, Tria AJ, Aglietti P (1980) Resurfacing of the patella. J Bone Joint Surg 62-A:933–936
12. Kottmann J, Thabe H (1991) Der unicondyläre Gelenkflächenersatz des Kniegelenks bei Arthritis. 39. Jahrestagung Vereinigung Süddeutscher Orthopäden, Baden-Baden
13. Krajca-Radcliffe JB, Coker TP (1996) Patellofemoral arthroplasty. A 2- to 18-year follow-up study. Clin Orthop 330:143–151
14. Levitt RL (1973) A long-term evaluation of patellar prostheses. Clin Orthop 97:153–157
15. Lubinus HH (1979) Patella glide bearing total replacement. Orthopedics 2:119–127
16. Maquet P (1976) Advancement of the tibial tuberosity. Clin Orthop 115:225–232
17. McKeever DC (1955) Patellar prosthesis. J Bone Joint Surg 37-A:1074–1084
18. Pickett JC, Stoll DA (1979) Patellaplasty or patellectomy? Clin Orthop 144:103–106
19. Rozbruch JD, Campbell RD, Insall J (1979) Tibial tubercle elevation (the Maquet operation) A clinical study of thirty-one cases. Orthop Trans 3:291–292
20. Steurer PA, Gradisar Jr IA, Hoyt WA, Chu M (1979) Patellectomy: A clinical study and biomechanical evaluation. Clin Orthop 144:84–90
21. Worrell RV (1979) Prosthetic resurfacing of the patella. Clin Orthop 144:91–97
22. Worrell RV (1986) Resurfacing of the patella in young patients. Orthop Clin North Am 17:303–309

KAPITEL 28 Die Patellektomie

L. DOEDERLEIN

■ Zusammenfassung

Mit der Entfernung der Patella gehen die wichtigen Funktionen der Zentralisierung der divergierenden Kräfte des Streckapparates, die möglichst reibungsarme Übertragung der Streckwirkung, die Verbesserung der Effizienz der Streckmuskulatur durch Vergrößerung des Momentarmes und der kosmetische Effekt auf die Kniegelenkskontur verloren. Der Eingriff hat damit fundamentale Auswirkungen auf die Kniegelenkfunktion, weshalb die Indikation sehr streng zu stellen ist.

Die Erfolgsaussichten der Operation hängen vom Zustand der Streckmuskulatur, der Beweglichkeit sowie von eventuellen Vorschädigungen des Kniegelenks ab. Eine vorbestehende Schwächung des Quadrizeps-Muskels, degenerative Veränderungen des Femorotibial-Gelenks und eine Bewegungseinschränkung stellen somit ungünstige Voraussetzungen dar. Die Indikation zur Patellektomie wird beim schmerzhaften Patellofemoralgelenk infolge degenerativer Veränderungen, permanenter Subluxation oder Luxation, posttraumatischer Schädigung am häufigsten zu stellen sein.

Die Operationstechnik sollte primär stabile Verhältnisse schaffen, um die Frühmobilisation einschließlich frühfunktioneller Quadrizepsaktivierung zu ermöglichen. Bei der Beurteilung der Ergebnisse ist neben der Verwendung üblicher Kniescores zur objektiven Dokumentation auch die instrumentelle Bewegungsanalyse empfehlenswert, da sie die funktionellen Einschränkungen durch die Patellektomie beim Gangablauf am besten dokumentieren kann.

■ Einleitung

Die Funktionen der Patella sind untrennbar mit der Funktion des Musculus quadriceps verbunden. Häufige Tätigkeiten, bei denen der Kniestreckmuskel im Alltag eingesetzt wird sind die Gewichtsübernahme zum Beginn der Standphase des Gangablaufs, das Aufstehen aus dem Sitzen, das Treppensteigen und das Rennen [9]. Der Musculus quadriceps ist dabei abhängig von der funktionellen Anforderung zu konzentrischer Kontraktion bei aktiver Streckfunktion, zu exzentrischer Kontraktion bei Abbremsung von Be-

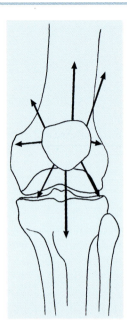

Abb. 1. Durch die Patellektomie gehen alle Sicherungs- und Aufhängestrukturen des Streckapparats an der Patella verloren

wegungen und zu isometrischer Kontraktion bei der Stabilisierung des Kniegelenks im Stand. Beim normalen Gangablauf wird der Muskel sowohl zu Beginn der Lastaufnahme (exzentrische Kontraktion), zur Kniestreckung in Standphasenmitte (konzentrische Kontraktion), zu Beginn (exzentrische Kontraktion) und zum Ende der Schwungphase (konzentrische Kontraktion) aktiviert [16]. Durch die Entfernung der Patella kommt es zum Kontinuitätsverlust folgender Strukturen (Abb. 1):
- Ansatz der gemeinsamen Quadrizepssehne am oberen Patellapol
- Ursprung der Patellasehne am unteren Patellapol
- Ansatz der seitlichen horizontalen Retinakula
- Ursprung der Ligamenta meniscopatellaria
- Ansatz der Fasern des Tractus iliotibialis
- Ansatz der tiefen Fasern des M. vastus medialis
- Ansatzfasern des M. vastus lateralis

In der Literatur herrscht durchaus keine Einigkeit bezüglich der funktionellen Konsequenzen der Patellektomie auf die Kniegelenksfunktion [3, 7-9, 19-21]:

Während Brooke [3] von vollständiger Wiederherstellung der Funktion nach Patellektomie berichtet, beschreiben Sutton et al. [20] eine Neigung zur Bandinstabilität, Quadrizepsatrophie und Kraftminderung. Funktionell resultiert die Patellektomie in einer Vereinfachung der Bewegungen des Streckapparates mit Verminderung des Momentarmes der Quadrizepssehne, die von Kaufer [8, 9] mit 30% bei den Streckgraden und mit ca. 10% bei stärkeren Beugegraden angegeben wird. Nach klinischen Untersuchungen wird ein durchschnittlicher Kraftverlust von bis zu 50% berichtet. Gleichzeitig werden Einschränkungen bei rascher Kontraktion wie z. B. beim Rennen, ein Streckdefizit sowohl durch die Kraftminderung als auch durch Adhäsionen der Sehne auf ihrer Unterlage und eine Verminderung der Kniebeugung in der Standphase sowie beim Treppensteigen mitgeteilt [10].

Bedingt durch den schrägeren Verlauf der Patellasehne kommt es zu einer Mehrbelastung des hinteren Kreuzbandes, die möglicherweise für die gehäufte Inzidenz von Kniegelenkinstabilitäten verantwortlich gemacht werden kann. Schließlich wird auch über eine Einschränkung der Kniebeugung berichtet. Experimentelle Untersuchungen von Wendt und Johnson [22] zeigen, dass es durch die Patellektomie zu einer erheblichen Verminderung des Drehmomentes um ca. 40% in den wichtigen Beugegraden von 0–40° kommt. Die Quadrizeps-Exkursion verminderte sich durch die Entfernung der Kniescheibe von 66 auf 51 mm in den Bewegungsgraden von 0–90°.

Indikationen zur Patellektomie

Nach Kelly (1986) wurde von Putz im Jahre 1860 die erste Patellektomie bei habitueller Luxation vorgenommen. Spätere Indikationen waren gegen Ende des letzten Jahrhunderts Trümmerfrakturen, eine Tuberkulose, eine Osteomyelitis und tumorartige Veränderungen. Ludloff entfernte die Patella 1925 bei chronischer Arthritis. Tillmanns gab 1897 den Hinweis, dass die Entfernung der Kniescheibe bei Splitterbrüchen ohne Funktionsstörung des Quadrizeps möglich sei, wenn die Operation einen normalen Heilungsverlauf nimmt.

Tabelle 1 gibt die allgemeinen Indikationen zur Patellektomie wieder.

Tabelle 1. Indikationen zur Patellektomie

- Frühposttraumatisch bei Trümmerfrakturen
- Schmerzhafte posttraumatische Arthrose
- Schwere patellofemorale Arthrose anderer Ursachen (chronische Infektion)
- Ausgedehnter Knorpelschaden bei rezidivierenden Luxationen
- Entzündungen bzw. Verklebungen des Patellofemoralgelenks
- Permanente Patellaluxation
- Schwere therapieresistente Chondropathie
- Avaskuläre Nekrose der Patella
- Schwere Streckkontrakturen (bei Spastik)
- Knieexartikulation mit Problemen beim Hautverschluss
- Nicht rekonstruierbare Sehnenrupturen z. B. nach TEP
- Chronische Osteomyelitis
- Patellatumoren

Die Ziele der Operation sind die Wiederherstellung der Kontinuität und der Zentrierung der Strecksehne bei gleichzeitiger Erhaltung der Kraft der Quadrizepsmuskulatur. Der Bewegungsumfang sollte möglichst günstig sein, bei Schmerzindikation steht die Schmerzbeseitigung im Vordergrund. Schließlich soll durch die Operation ein akzeptabler kosmetischer Befund geschaffen werden.

Operationstechnik

In der Literatur sind eine Vielzahl verschiedener Operationstechniken zur Entfernung der Patella beschrieben [1, 2, 4, 6, 23]. Gemeinsames Prinzip besteht in der möglichst sicheren Wiederherstellung und Zentrierung des Streckapparates und in der Distalisierung der Vastusmuskulatur. Es werden längsverlaufende und quere Hautinzisionen mitgeteilt, wobei insbesondere bezüglich einer eventuell notwendigen späteren Totalendoprothese die Längsinzision Vorteile aufweist. Der durch die Entfernung der Patella geschaffene Sehnendefekt kann entweder durch End- zu Endnaht von Quadrizeps und Patellasehne unter Doppelung des Streckapparates erfolgen, oder er wird durch ein Herunterklappen einer Zunge aus der Strecksehne oder ein Hochklappen eines Teils der Patellasehne verstärkt. Allgemein wird empfohlen, die Strecksehnennaht so zu gestalten, dass intraoperativ eine Kniegelenksbeugung bis 90° ohne Gefährdung der Nähte möglich ist [1, 2, 6, 18].

Die von Maquet [in 9] und Radin [in 9] beschriebene zusätzliche Ventralverlagerung der Tuberositas tibiae zur Kompensation der Verkleinerung des Momentarms der Patellasehne hat in der neueren Literatur keine Anhänger gefunden [9]. Dies dürfte zum einen in der zusätzlichen kosmetischen Beeinträchtigung, zum anderen in der noch schrägeren Zugrichtung der Patellasehne mit stärkerer Belastung des hinteren Kreuzbandes zu erklären sein [20; Abb. 2].

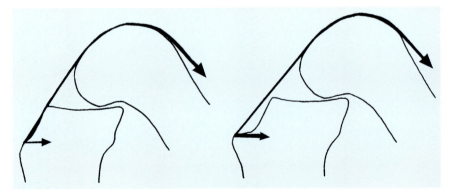

Abb. 2. Die Ventralverlagerung der Tuberositas tibiae führt zur vermehrten Belastung des hinteren Kreuzbandes

Das entscheidende Operationsprinzip ist in der sicheren Zentrierung des gemeinsamen Streckapparates in Streck- und Beugestellung zu sehen. Es muss gleichzeitig ein Kompromiss zwischen freier Kniegelenksbeugung und ausreichender Kraft der Streckmuskulatur gesucht werden, wobei der letztere Punkt wichtiger ist.

Postoperativ wird im Gegensatz zu früheren Autoren, die eine Ruhigstellung von bis zu 6 Wochen empfahlen [3, 7, 23] die sofortige Mobilisation unter intermittierendem Schutz des Kniegelenks mit einer abnehmbaren Hülse oder Schiene empfohlen [1, 6]. Unterstützend zur krankengymnastischen Mobilisation kann die CPM-Schiene eingesetzt werden. Das Kniegelenk sollte allerdings in den ersten 6 Wochen vor einer Beugung über 90° und vor aktiven Widerstandsübungen geschützt werden. Gegebenenfalls ist besonders bei instabilen Nahtverhältnissen eine orthetische Sicherung des Kniegelenks gegen übermäßige Beugung sinnvoll.

Ergebnisse

Sisto [18] weist darauf hin, dass in der Literatur die allgemeinen Ergebnisse nach Patellektomie durchaus günstig erscheinen, dass aber unbedingt zwischen einer Patellektomie nach Trümmerfrakturen und nach Patellofemoral-Arthrose unterschieden werden muss. Grundsätzlich schneiden in der Literatur die Patellektomien bei vorgeschädigten Kniegelenken schlechter ab (Abb. 3). Die besten Ergebnisse sind nach habitueller Luxation und nach Trümmerfrakturen zu erzielen [3, 6, 10, 13]. Die Frühmobilisation scheint günstiger als die Ruhigstellung zu sein.

Bezüglich der Verschlimmerung einer Arthrose des Patellofemoralgelenks werden unterschiedliche Mitteilungen gemacht. Dies dürfte im Ausmaß der Vorschädigung der operierten Kniegelenke begründet sein [5, 12,

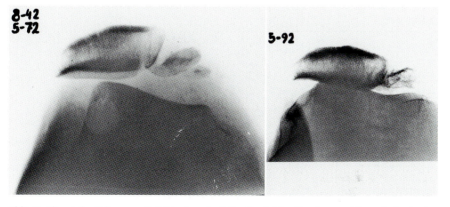

Abb. 3. Chronische Schmerzen bei jahrelang bestehender Subluxation lassen sich auch durch eine Patellektomie kaum vollständig beseitigen

19, 20]. Bezüglich der postoperativen Kraft wird eine gleichbleibende Verminderung des Strecker- und Beugerverhältnisses am operierten Kniegelenk mitgeteilt. Der durchschnittliche Kraftverlust wird mit ca. 35% angegeben, wobei bei einer Kraftminderung von unter 80% der Gegenseite eine Unsicherheit beim Gehen auftreten kann [11, 12, 21]. Intensives Krafttraining postoperativ verbessert die Stabilität und damit auch das klinische Ergebnis [11, 12]. Wenn beim operativen Eingriff der Vastus medialis distalisiert wurde, wird von einigen Autoren eine bessere postoperative Kraftentwicklung beobachtet [1, 4, 6, 23]. Schmerzen sind bei der Indikation einer Patellofemoral-Arthrose auch postoperativ häufig, nach Frakturen dagegen eher selten [6, 13, 18]. Die Beweglichkeit kann abhängig von der Ausgangssituation und der Operationstechnik für die aktive Streckung und die passive Beugung eingeschränkt sein [19].

Sisto [18] berichtet bei einem großen Patientengut (263 Fälle) über eine niedrige Reoperationsrate bei der Indikation der Trümmerfrakturen (27%) dagegen über eine hohe Reoperationsrate (67%) bei der Indikation einer Patellofemoral-Arthrose.

Eigenes Patientengut

Untersucht wurden 2 Patientenkollektive (München und Heidelberg) mit insgesamt 56 Patienten und 61 durchgeführten Patellektomien. Die Indikationen waren sehr unterschiedlich, so dass es sich um ein durchaus heterogenes Krankengut handelt (Tabelle 2).

Tabelle 2.

Eigenes Patientengut (München)	
26 Patienten/28 Patellektomien	
Indikationen:	
▪ Patellafrakturen	8/28
▪ Patellofemoral-Arthrose	8/28
▪ Gelenksteife	9/28
▪ Chondromalazie	3/28
Eigenes Patientengut (Heidelberg)	
30 Patienten/33 Patellektomien	
Indikationen:	
▪ Frakturen	9/33
▪ Z. n. Knie-TEP	9/33
▪ Patellaluxation	3/33
▪ Streckspastik	4/33
▪ Infekt bei Knie-TEP	2/33
▪ Patellofemoral-Arthrose	2/33
▪ Sonstige	4/33

Tabelle 3.

Resultate (München)
(26 Patienten mit 28 Patellektomien)
- Spätergebnisse 4–25 Jahre postoperativ (∅ 12,2 Jahre):
  6/28 gut
  17/28 befriedigend
  5/28 schlecht
- Patellafrakturen: 3 gut, 4 befriedigend, 1 schlecht
- Arthrolyse: 1 gut, 6 befriedigend, 2 schlecht
- Chondromalazie: 1 gut, 1 befriedigend, 1 schlecht
- Posttraumatische Arthrose: 1 gut, 6 befriedigend, 1 schlecht

Resultate (Heidelberg)
(30 Patienten mit 33 Patellektomien)
- Ergebnisse 1–15 Jahre postoperativ (∅ 2,1 Jahre):
- Indikation Frakturen (9/33): 4 gut, 5 befriedigend
- Knie-TEP (9/33): 9 schlecht
- Spastik (4/33): 4 befriedigend
- Sonstige Indikationen (11/33): 3 befriedigend, 8 schlecht

Die Untersuchung erfolgte mindestens 1 Jahr postoperativ, wobei überwiegend klinische und röntgenologische Daten erhoben wurden (Schmerz/Beweglichkeit/Einknicken/Kniegelenksstabilität/Oberschenkelumfänge/Röntgenveränderungen/subjektive Zufriedenheit). Auf Grund des unterschiedlichen Patientengutes konnten keine statistischen Erhebungen vorgenommen werden. Die einzelnen Ergebnisse zeigt Tabelle 3.

Außerdem wurden bei 3 Patienten mit Patellektomien nach Trümmerfrakturen bzw. Patellofemoral-Arthrose dreidimensionale instrumentelle Ganganalysen durchgeführt. Es zeigte sich, dass die Patienten mit ausgeprägter postoperativer Schwäche des Streckapparates deutliche Kompensationsmechanismen an Hüft- und Kniegelenken aufwiesen, wobei die Hüftstreckmuskeln zur Stabilisierung des Kniegelenks aktiviert werden mussten. Das Kniegelenk war in der Standphasenmitte überstreckt. Der Patient mit klinisch gutem Quadrizeps wies ein symmetrisches Gangbild ohne Unterschiede in der Gelenkkinematik und Kinetik sowie im dynamischen EMG auf (Abb. 4a und b).

Komplikationen

Die allgemeinen Komplikationen nach der Patellektomie lassen sich in die Subluxation bzw. Luxation des Streckapparates, Spätruptur des Streckapparates und bleibende Kniestreckerschwäche bzw. Quadrizepsatrophie einteilen. Seltenere Komplikationen sind ein zunehmendes Genu recurvatum im Stehen, degenerative Veränderungen der Fossa intercondylaris, Kalzifikationen in der Quadrizepssehne (Abb. 5) und eine vorzeitige Arthrose des Fe-

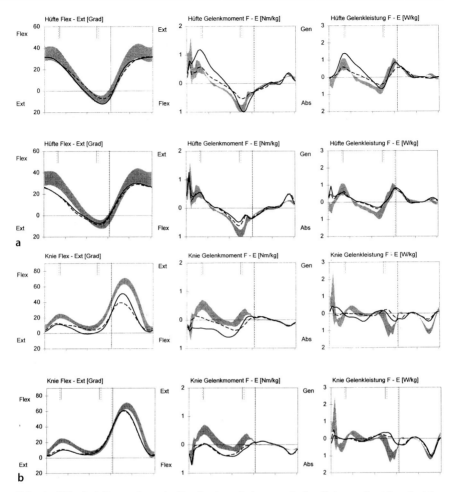

Abb. 4. Hüftgelenkskinematik und -kinetik eines Patienten mit insuffizienter Quadrizepsfunktion (oben) und eines anderen Patienten mit gutem Streckmuskel jeweils nach Patellektomie. Die oberen Kurven zeigen eine verstärkte kompensatorische Hüftstreckfunktion zur Stabilisierung des Kniegelenks, während die unteren Kurven symmetrische Verhältnisse darstellen (durchgezogene Linien = Seite mit Patellektomie). **b** Kniegelenkskinematik und -kinetik derselben Patienten. Die oberen Kurven zeigen eine vermehrte Streckung des Kniegelenks in der Standphase mit erhöhten Flexionsmoment der Kniegelenkskapsel. Die unteren Kurven zeigen symmetrische Verhältnisse (durchgezogene Linien = Kniegelenke mit Patellektomie)

morotibial-Gelenks bzw. eine Gelenksinstabilität. Im eigenen Patientengut war die Subluxation des Streckapparates und die Kniestreckerschwäche für die meisten Komplikationen verantwortlich. Degenerative Veränderungen im Femorotibial-Gelenk wurden nur bei vorgeschädigten Kniegelenken beobachtet (Abb. 6).

Im Heidelberger Patientengut waren außerdem insgesamt 11 Patienten mit einer Patellektomie nach Knietotalendoprothese untersucht worden.

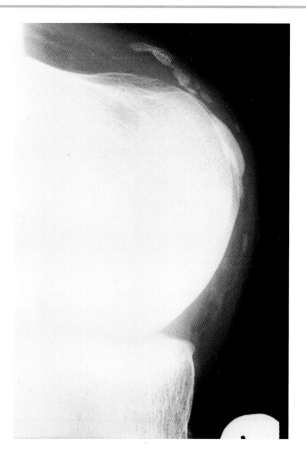

Abb. 5. Typische Kalzifikationen im Verlauf der Strecksehne nach Patellektomie

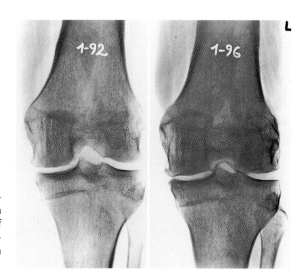

Abb. 6. Deutliche Zunahme degenerativer Veränderungen im Femorotibialgelenk im Verlauf von 4 Jahren (Indikation chronische Subluxation der Patella mit Schmerzen)

Die Ergebnisse waren bei allen Patienten schlecht, wobei eine bleibende Kniestreckerschwäche mit Instabilität bei allen Patienten beobachtet wurde.

■ Diskussion

Sowohl aus dem eigenen Patientengut als auch aus den Ergebnissen der Literatur kann gefolgert werden, dass günstige Voraussetzungen für den Erfolg einer Patellektomie eine möglichst geringe Vorschädigung des Kniestreckmuskels und stabile Verhältnisse des Patellofemoralgelenks mit zentrierter Strecksehne darstellen. Ungünstige Faktoren sind eine vorbestehende Arthrose und Gelenkinstabilität sowie eine stärkere Muskelatrophie. Die Ergebnisse nach frischen Trümmerfrakturen sind im Allgemeinen gut, nach degenerativen Veränderungen des Patellofemoralgelenks und patellofemoralem Schmerzsyndrom eher ungünstig. Ein totaler Kniegelenksersatz bei vorausgegangener Patellektomie lässt nur bei gekoppelten Prothesen bzw. bei primärer Stabilität des hinteren Kreuzbandes gute Ergebnisse erwarten [14, 15]. Vorbestehende Schmerzen werden kaum beeinflusst. Die Ergebnisse einer Knie-TEP bei vorausgegangener Patellektomie sind generell ungünstiger als mit Patella. Die Operationstechnik der Patellektomie selbst scheint eher unerheblich, vorausgesetzt es werden die Prinzipien einer primär übungsstabilen Naht des Streckapparates und einer Distalisierung des Vastus medialis mit Zentrierung des Streckapparates in Beuge- und Streckstellung beachtet [1, 2, 6, 17, 23].

Die frühfunktionelle Nachbehandlung kann sowohl der Quadrizepsatrophie als auch einer Bewegungseinschränkung vorbeugen. Die Vorteile der Patellektomie liegen in der relativ einfachen Operationstechnik mit problemlosem Hautverschluss und der relativ geringen Traumatisierung des Kniegelenks. Die Nachteile, die sich durch die Verminderung der Kniestreckkraft und die Probleme bei der Zentrierung des Streckapparates ergeben, dürfen aber nicht vernachlässigt werden. Bei vorgeschädigten Kniegelenken ist die Zunahme einer Femorotibial-Arthrose möglich. Dies wird durch die vermehrte Belastung des Gelenks über den Umwickelungseffekt der Quadrizepssehne erklärt.

Die Kniegelenksinstabilität nach Patellektomie [20] kann zum einen durch die veränderte Zugrichtung der Patellasehne mit Mehrbelastung des hinteren Kreuzbandes erklärt werden (Abb. 2), zum anderen kann sie Ausdruck einer kompensatorischen Streckstellung in der Standphase zur Stabilisierung des Kniegelenks gedeutet werden. Da der Eingriff keine Rückzugsmöglichkeiten bietet, sind Alternativen wie die Resektionsarthroplastik, die patellofemorale Arthroplastik oder die femorale Arthroplastik durchaus zu diskutieren [17, 18]. In neuerer Zeit werden auch Mosaikplastiken zur Wiederherstellung des Patellofemoralgelenks eingesetzt (siehe Kapitel zur autologen osteochondralen Transplantation). In jedem Falle sollte die Indikation zur Entfernung der Patella insbesondere bei schmerzbedingter Indikation nur mit großer Zurückhaltung gestellt werden.

Literatur

1. Baker CL, Hughston JC (1988) Miyakawa Patellectomy. J Bone Joint Surg 70-A: 1489–1494
2. Bickel WH, Johnson KA (1971) Z-Plasty Patellectomy. Surg Gyn and Obstetr 132:985–993
3. Brooker R (1937) The Treatment of Fractured Patella by Excision. Brit J Surg 24:733–747
4. Compere CL, Hill JA (1979) A New Method of Patellectomy for Patello-femoral Arthritis. J Bone Joint Surg 61-A:714–719
5. Feller JA, Bartlett RJ (1993) Patellectomy and Osteoarthritis: Arthroscopic Findings Following Previous Patellectomy: Knee Surg Sports Traumatol 1:159–161
6. Günal I, Taymaz A (1997) Patellectomy with Vastus medialis Obliquus Advancement For Comminuted Patellar Fractures. J Bone Joint Surg 79-B:113–15
7. Haxton H (1945) The Function of the Patella and the Effects of ist Excision. Surg Gyn and Obstetr 80:389–395
8. Kaufer H (1971) Mechanical Function of the Patella. J Bone Joint Surg 53-A:1551
9. Kaufer H (1979) Patellar Biomechanics. Clin Orthop 144:51
10. Kelly MA, Insall JN (1986) Patellectomy. Orthop Clin N Am 17:289–295
11. Kuster M, Blatter G (1996) Knee Joint Muscle Function After Patellectomy. How Important are the Hamstrings? Knee Surg Sports Traumatol 4:160–163
12. Lennox IAC, Cobb AG, Knowles J (1994) Knee Function After Patellectomy. J Bone Joint Surg 76-B:485–487
13. Levack B, Flannagan JP, Hobbs S (1985) Results of Surgical Treatment of Patellar Fractures. J Bone Joint Surg 67-B:416–419
14. Martin SD, Haas SB, Insall JN (1995) Primary Total Knee Arthroplasty after Patellectomy. J Bone Joint Surg 77-A:1323–1330
15. Paletta GA, Laskin RS (1995) Total Knee Arthroplasty after a Previous Patellectomy. J Bone Joint Surg 77-A:1708–1712
16. Perry J (1992) Gait Analysis – Normal and Pathological Function, Slack Inc, Thorofore
17. Scuderi GR (1995) The Patella. Springer, New York
18. Sisto DJ (1994) In: FU FH, Harner CD, VINCE KG: Knee Surger. Williams & Wilkins, Baltimore
19. Stougard J (1970) Patellectomy. Acta Orthop Scand 41:110–121
20. Sutton FS, Thompson CH, Lipke J (1974) The Effect of Patellectomy on Knee Funktion. J Bone Joint Surg 58-A:537–540
21. Watkins MP, Harris BA, Wender S (1983) Effect of Patellectomy on the Function of the Quadriceps and the Hamstrings. J Bone Joint Surg 65-A:390–395
22. Wendt PP, Johnson RP (1985) A Study of Quadriceps Excursion, Torque and the Effect of Patellectomy on Cadaver Knees. J Bone Joint Surg 67-A:726–732
23. ZirhanBH, Goodfellow DB, Deluca LS (1994) Knee Function after Patellectomy and Cruciform Repair of the Extensor Mechanism. Clin Orthop 302:138–146

KAPITEL 29 Therapiemöglichkeiten beim persistierenden patellofemoralen Schmerzsyndrom

J. P. FULKERSON

■ Der vordere Knieschmerz

Patellofemorale Schmerzen werden oft auf eine Chondromalazie zurück geführt. Arthroskopische Studien und Kadaverstudien haben jedoch gezeigt, dass eine Chondromalazie häufig vorliegt, ohne dass sie mit Schmerzen verbunden ist [3]. Bentley, Metcalf, McGinty und andere Autoren konnten zeigen, dass es viele Patienten mit einem anterioren Knieschmerz gibt, die arthroskopisch einen völlig normalen retropatellaren Knorpel aufweisen [2, 11, 13].

Der vordere Knieschmerz ist häufig das Resultat einer Fehlbelastung der Retinakula, die mit einem Malalignment der Patella einhergeht. Biopsien des lateralen Retinakulums, die während eines lateralen Release durchgeführt wurden, wiesen Läsionen im Bereich der versorgenden Nerven des Retinakulums auf, die auf eine chronische Fehlbelastung der Patella zurückgeführt wurden. Histologische Untersuchungen (Gomori Trichrome) schmerzhafter Retinakulasegmente lassen traumatische Neurome als Ursache der Schmerzen bei Patienten mit chronischem Malalignment der Patella erkennen. Es ist ebenso wichtig festzustellen, dass viele Patienten mit persistierendem anterioren Knieschmerz nach chirurgischen Eingriffen Neurome und Retinakulumverletzungen aufweisen, die häufig mit lokalen Weichteilinjektionen oder konservativen Therapiemaßnahmen behandelt werden können. Des Weiteren ist eine gründliche klinische Untersuchung jeder einzelnen Weichteilkomponente des Extensorenapparates wichtig, um die Ursache der Schmerzen z. B. im Retinakulum oder sogar im distalen Bereich des M. quadriceps femoris festzustellen. Über einen längeren Zeitraum kann eine Patellaimbalance jedoch die Ursache für einen Knorpelschaden bei einer fokalen Stressbelastung oder unphysiologischen Belastung des Knorpels sein. Dies trifft vor allem dann zu, wenn bereits die normale Knorpelfunktion auf Grund des Alters, von Verletzungen oder eines vermehrten Wassergehaltes verändert ist [1]. Aus diesem Grunde zeigen Patienten mit manifesten Schmerzen im Bereich des Retinakulum im frühen Verlauf von patellofemoralen Fehlstellungen oft bereits Knorpeldegenerationen. Das Fortschreiten von frühen Schmerzen im Bereich der Retinakula mit nachfolgender Degeneration des Knorpels ist daher nicht überraschend.

Patellasubluxation und Patellakippung

Eine isolierte Patellasubluxation oder Lateralisation der Patella kann zu einer Instabilität des Streckapparates mit einem erhöhten Risiko für eine Dislokation, Luxation oder Verletzung des Knorpels oder des Retinakulum führen. Häufig, wenn der Streckapparat lateralisiert ist, ist eine Subluxation mit einer Patellakippung (Tilt) verbunden. Eine Subluxation führt zu einem A-Apprehensionzeichen, zu einem E-exzessiven Lateralgleiten, zur I-Instabilität, O-oft assoziiert mit einer vermehrten Patellakippung (Tilt) und zu einem U-unvorhersehbaren Resultat beim lateralen Release. Ein anormales Patellatilt verursacht im Gegensatz zur Luxation eine vermehrte Belastung der lateralen Facette der Patella, eine adaptierte Verkürzung des lateralen Retinakulum und ein erhöhtes Risiko eines retropatellaren Knorpeldefektes und einer Retinakulumfehlbelastung. Ein verkürztes laterales Retinakulum verursacht einen Tilt, gelegentlich verbunden mit einer Subluxation und einen positiven Patella-Tilt-Test (hierbei kann der laterale Anteil der Patella nicht über die Horizontale angehoben werden). Ein laterales Release wirkt sich hier günstig aus.

Der Unterschied zwischen Subluxation und Tilt ist sehr wichtig, da eines zur Instabilität führt während das andere zu exzessiven Druckbelastungen und einer schnellen Progression der retropatellaren Arthrose führt [6]. Wenn Subluxation und Tilt kombiniert sind, kann ein Patient sowohl eine Instabilität als auch eine beschleunigte Knorpeldegeneration aufweisen. Ein Unterschied zwischen diesen beiden Pathologien kann durch die klinische Untersuchung herausgearbeitet werden, wobei eine geeignete Röntgenuntersuchung meist sehr hilfreich ist.

Es gibt jedoch auch Patienten, die kein Malalignment aufweisen und dennoch an Knorpeldefekten leiden. Häufig treten diese nach Traumen, bei Übergewicht oder entzündlichen Erkrankungen im Bereich der Gelenke, bei angeborenen Fehlbildungen der Patella oder der Trochlea oder als Überbelastungsfolgen auf. Diese Patienten sollten von den Patienten mit einem Malalignment unterschieden werden.

Letztendlich gibt es Patienten ohne Nachweis eines Malalignments und ohne Nachweis eines retropatellaren Knorpelschadens, die dennoch über Schmerzen klagen. Man sollte besonders in solchen Fällen eine chirurgische Behandlung vermeiden. Eine chirurgische Behandlung muss den Patienten vorbehalten sein, die klare klinisch und radiologisch nachweisbare mechanische Ursachen aufweisen und bei denen das Resultat einer chirurgischen Behandlung vorausgesehen werden kann.

Die Differenzierung der unterschiedlichen Pathologien im Bereich des Streckapparats ist durch eine sorgfältige klinische Untersuchung möglich. Eine gute radiologische Bildgebung fügt jedoch einen bedeutenden Beitrag zum Verständnis der Pathologie und der Bestätigung der vom Untersucher gestellten Diagnose hinzu. Radiologische Untersuchungen können den Arzt vor nicht notwendigen Operationen bewahren, wenn keine spezifischen Fehlstellungen zu korrigieren sind.

Die radiologische Untersuchung

Tangentiale Aufnahmen der Patella leiden häufig am Problem der Verzerrung und werden daher oft fehlinterpretiert. Der Unterschied zwischen dem Tilt, im Gegensatz zur Subluxation, ist im axialen Bild ebenfalls schwierig darzustellen, da die anteriore Trochlea-Anatomie sehr unterschiedlich sein kann. Dennoch kann ein gutes Tangentialbild der Patella zum Screening von Patienten mit anterioren Knieschmerzen hilfreich sein. Eine Merchant-Aufnahme mit 45° gebeugtem Knie [12] und eine axiale Aufnahme im 30°-Winkel von proximal führt zu befriedigenden Resultaten. Die Laurin-Aufnahme mit 20° flektiertem Knie ist für einen Überblick über den Patellamechanismus ebenfalls sehr hilfreich. Malghem und Maldague haben die Bedeutung von präzisen lateralen Röntgenaufnahmen für die Evaluation der Patellastellung und der Trochleadysplasie hervorgehoben [10]. Grelsamer hat ebenfalls die Wichtigkeit der exakten Betrachtung des lateralen Röntgenbildes zum Verständnis der Trochleastruktur betont [8]. Eine korrekt durchgeführte Computertomografie jedoch trägt sehr zum besseren Verständnis des patellofemoralen Mechanismus bei. Dreidimensionale Computertomografien sind sogar noch hilfreicher [16]. Die zentraltransversalen Patellaschnitte mit zunehmender Knieflektion von 0-60° geben einen exzellenten Überblick über die Patellastellung. Der Winkel einer Linie entlang der lateralen Patellafacette und an der Linie entlang der posterioren Femurkondylen (aufgenommen in einem Knieflexionwinkel von 15°) sollte größer als 12-14° beim normalen Patellaalignment sein (Abb. 1). Magnetresonanzaufnahmen bieten ähnliche Informationen, bei einem Knieflexionswinkel über 30° können sie jedoch schwierig oder nicht durchführbar sein. Statische Bilder, die in einem Röntgenbild gemessen werden könnten, sind aus der Sicht des Autors cinematografischen Untersuchungen vorzuziehen, die eher zu einer subjektiven Beurteilung des Untersuchers führen. In allen radiologischen Studien ist es wichtig, eine normale Stellung der unteren Extremität zu gewährleisten, sodass die Darstellung nicht durch Projektionsfehler beeinträchtigt wird. Frühe computertomografische und kernspintomografische Untersuchungen zeigen häufig eine mediale Subluxation der Patella bei Patienten, die ein normales Alignment oder Tilt

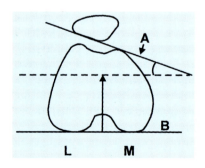

Abb. 1. Schema der computertomografischen Abbildung des Kniegelenks in 15°-Beugung auf Höhe der Patellamitte. Die Tangente zur lateralen Patellafacette A und zu den hinteren Femurkondylen B soll beim normalen Kniegelenk einen Winkel zwischen 12° und 14° bilden. L=lateral, M=medial

aufweisen. Dies tritt auf, wenn die Schichtuntersuchung distal der distalen Patellagelenkfläche aufgenommen sind. Daher ist es wichtig, dass die Aufnahme exakt in der Mitte der Patella in der Transversalebene aufgenommen wird. Man sollte sich ebenso sicher sein, dass eine scheinbar mediale Subluxation der Patella keine vermehrte Patellakippung darstellt, die zu einer medialen Rotation des zentralen Patellafirst geführt hat.

Arthroskopie

Versteht der Untersucher die spezifische Pathologie des Malalignment, ist der beste Weg zum Verständnis retropatellarer chondraler Läsionen die Arthroskopie. Man sollte die Patellarückfläche von jedem Patienten sehr sorgfältig evaluieren, der mit anteriorem Knieschmerz chirurgisch behandelt wird. Generell ist die Outerbridge-Klassifikation sehr hilfreich zur Klassifikation der Patellaläsionen [14]. Zur Festlegung der Therapie sollte bei jedem Patient die exakte Lokalisation, Größe und Ausmaß der Läsion eingeteilt werden. Schreibers supero-medialer Zugang zum patellofemoralen Gelenk ist dazu sehr hilfreich [15]. Die Behandlung einer distalen medialen Läsion und einer Läsion im Bereich der lateralen Facette oder im Bereich der proximalen Patella (Dashboard-Verletzung) ist sehr unterschiedlich.

In der Outerbridge-Klassifikation entspricht eine Grad-I-Läsion einer Erweichung des Knorpels, bei einer Grad-II-Läsion ist die Fibrillation weniger als 1,25 cm im Durchmesser, bei einer Grad-III-Läsion ist die Fibrillation über 1,25 cm im Durchmesser und bei einer Grad-IV-Läsion ist bereits ein Defekt bis zum Knochen feststellbar. Jede artikuläre Läsion sollte zum Zeitpunkt der Arthroskopie oder einer offenen chirurgischen Maßnahme klassifiziert und lokalisiert werden. Es ist dann wahrscheinlich, dass der Chirurg bezüglich der folgenden Operationen eine bessere Entscheidung treffen kann. Generell sollte das Ziel die Entlastung einer geschädigten artikulären Oberfläche sein, speziell wenn in einem anderen Bereich der Patella guter Knorpel vorhanden ist, der eine Mehrbelastung tolerieren kann.

Das Arthroskop kann ebenfalls zur Bestätigung der klinischen und radiologischen Stellung der Patella verwendet werden. Flüssigkeit, Blutsperre, Instrumente, Anästhesie, Muskelrelaxantien und eine Bildverzerrung können jedoch einen falschen Eindruck der Patellastellung vermitteln. Daher verlassen wir uns nicht allein auf die Arthroskopie zur Beurteilung des Alignment der Patella, sondern beurteilen durch einen oberen Zugang zusätzlich das Patella-Tracking in 0–60° Bewegungsausmaß zur Bestätigung der präoperativen Diagnose. Dieser Teil der Untersuchung ist mit einem niedrigen Einflussdruck ohne Blutsperre und unter lokaler Anästhesie am effektivsten. Alternativ kann ein Nervenstimulator eine Quadrizepskontraktion unter Anästhesie herbeiführen und so das funktionelle Patella-Tracking simulieren.

Warum ist eine genaue Differenzierung wichtig?

Patienten ohne eine signifikante objektive Fehlstellung der Patella oder eine Arthrose werden wahrscheinlich nicht von einer Behandlung, vor allem einer Operation zur Veränderung des Patella-Trackings oder Veränderung der Druckbelastung profitieren. Kann der Arzt die genaue Ursache definieren, ist die Behandlung mit höherer Wahrscheinlichkeit adäquat. Z. B. ist ein laterales Release bei einer retropatellaren Arthrose und einer normalen Stellung der Patella nicht hilfreich. Das laterale Release ist besonders für die Patienten mit einem Tilt und einer minimalen Arthrose geeignet. Im Fall einer signifikanten Subluxation oder einer immer wiederkehrenden Dislokation kann ein Release nicht ausreichend sein. Im Falle einer minimalen Arthrose und einer chronischen Patellakippung gibt es keinen Grund eine Anteromedialisierung der Tuberositas tibiae oder eine Operation nach Maquet durchzuführen, wenn in diesen Fällen ein laterales Release ausreichend sein könnte. Es ist sehr wichtig, genau zu wissen, was man behandeln will, bevor man einen Behandlungsplan aufstellt. Eine gründliche klinische Untersuchung, gefolgt von einer radiologischen Untersuchung und ggf. einer Arthroskopie (wenn eine Operation notwendig ist) kann die notwendigen Informationen liefern.

Behandlung des patellofemoralen Schmerzes und der Instabilität

Jede Entscheidung zur operativen Behandlung eines Patienten mit patellofemoralen Schmerzen sollte auf einer gründlichen klinischen Untersuchung basieren, die sicher jede Läsion des Retinakulums, jede Tendinose oder ein Neurom aufdeckt.

Bildgebende Untersuchungen sollten zur Operationsindikation beitragen. Eine Patellatangentialaufnahme mit einem Winkel von 30–45° Knieflexion sollte Standard sein. CT-Diagnostik ist insgesamt nicht unbedingt notwendig, außer in schwierigen Fällen. Eine szintigrafische Untersuchung kann in schwierigen Fällen und zur Lokalisation von Läsionen hinzugezogen werden. Patienten mit patellofemoraler Dysfunktion sollten ein exaktes laterales Bild mit posteriorer und distaler Überlappung der Kondylen erhalten. Eine Arthroskopie ist zum Zeitpunkt der chirurgischen Intervention hilfreich, sollte aber nicht als separate Prozedur bei Patienten mit patellofemoralen Schmerzen oder Fehlstellungen angestrebt werden. Die Arthroskopie bestätigt die Diagnose und hilft, retropatellare Läsionen und eine Fehlstellung zu lokalisieren.

Man sollte zunächst immer an das Retinakulum und die Weichteile denken. Vielen Patienten wird so eine nicht notwendige Verbesserung des Alignments der Patella, ein laterales Release oder ein Tuberkulum-Transfer erspart. Für die Behandlung ist oft eine simple Weichteilresektion ausreichend. Ein laterales Release ist nur für wenige Patienten hilfreich. Es ist nicht hilfreich bei Patienten mit einer normalen Patellastellung, posttraumatischen Verletzungen oder einer Subluxation der Patella ohne Kippung (Tilt). Bei Patienten mit einer distalen Gelenkflächenläsion, vor allem bei denen mit distalen medialen Läsionen, können Schmerzen nach einem lateralen Release vermehrt auftreten.

Man sollte die artikuläre Läsion kennen, um zu wissen, wie sich eine Operation auswirkt. Eine Medialisierung der Patella bei einem Patienten mit einer großen medialen Patellaläsion kann zu einer Verschlimmerung der Beschwerdesymptomatik führen. Ein Release sollte nur bei einer Verkürzung der Weichteile stattfinden. Der defekte Knorpel sollte entlastet werden, die Belastung sollte nur auf intakten Knorpel verlagert werden. Man sollte die Stellung der Patella in der Trochlea balancieren und jede Übertreibung vermeiden. Patellofemorale Chirurgie ist Kunst und Wissenschaft. Wenn man von seinem eigenen Behandlungsplan nicht überzeugt ist, sollte man den Patienten überweisen. Tapeverbände und entsprechende Kniebandagen helfen, eine mediale oder eine laterale Instabilität bei schwierigen Patienten zu unterscheiden. Im Falle einer medialen Subluxation der Patella sollte eine Unterstützung der Patella von medial nach lateral zu einer Verbesserung und nicht zu einer Verschlechterung der Symptome führen. Die „Tru-Pull"-Orthese ist für diese Zwecke ideal.

Mediale Raffung, die M. vastus medialis-Versetzung und ein laterales Release (Proximales Realignment) sind am besten für nicht ausgewachsene Patienten geeignet, wenn ein Transfer der Tuberositas tibiae zur definitiven Korrektur des Alignment nicht in Frage kommt. Das größte Problem beim proximalen Realignment ist ein zu ausgedehntes laterales Release und/oder exzessive mediale Raffung. Niemals sollte die Belastung einer Gelenkläsion durch eine Raffung vermehrt werden.

Das laterale Release ist am besten für Patienten mit lateralem Tilt der Patella mit minimaler oder keiner Patellalateralisation und mit lateralseitigen artikulären Läsionen geeignet. Patienten mit einem ausgeprägten Knorpeldefekt an der lateralen Facette ist weniger geholfen als solchen mit frühen Veränderungen. Eine distale mediale Läsion führt beim lateralen Release zu schlechteren Resultaten. Eine Elmslie-Trilliat-Operation mit einem vorsichtigen lateralen Release des M. vastus lateralis ist am besten für eine definitive Behandlung einer rezidivierenden Patellasub- bzw. dislokation geeignet. Eine vorsichtige Balancierung der Patella in der Trochlea ist unbedingt notwendig. Bei Patienten mit einem patellofemoralen Malalignment und artikulären Läsionen, vor allem wenn diese Läsionen mehr distal und medial sind, ist eine Anteromedialisierung der Tuberositas tibiae der Elmslie-Trilliat-Operation vorzuziehen. Hierdurch kann eine Entlastung der distalen Patella erreicht werden.

Ein Anheben der Tuberositas tibiae ist am meisten erfolgreich bei distalen Läsionen. Ein reines Anheben der Tuberositas tibiae ist dann geeignet, wenn keine Fehlstellung, aber eine ausgeprägte Knorpelverletzung distalseitig vorliegt. Eine Patellektomie ist eine Option bei diffuser Degeneration der Patella oder einer proximalen Verletzung (Trümmerfraktur).

Die mediale Patellasubluxation ist ein iatrogenes Problem. Die Diagnose ist mit den geeigneten klinischen Tests nicht schwer zu treffen. Durch die richtige Diagnose werden nicht geeignete oder unnötige Operationen vermieden. Der typische Patient fühlt die Patella von medial nach lateral gleiten, was oft als laterale Subluxation fehldiagnostiziert wird (Achtung!). Eine mediale Subluxation kann durch eine laterale Tenodese kontrolliert werden. Das Verfahren von Hughston-DeWeese hilft in solchen Fällen. Wir bevorzugen die lateralen 7 mm der Patellarsehne für die Tenodese. Im Falle einer gescheiterten Hauser-Operation oder anderen exzessiven medialen Transpositionen der Tuberositas ist ein anterolateraler Transfer der Tuberositas tibiae notwendig.

Behandlungsalgorithmus

Teilt man die Patienten nach dem Ergebnis der klinischen und radiologischen Untersuchung in 4 Gruppen ein so könnte sich folgender Behandlungsalgorithmus nach Erfüllung folgender Voraussetzungen ergeben:
- Ausführliche diagnostische Untersuchung mit Ausschluss von definierten anatomischen Fehlstellungen (Gleitlager- Patelladysplasie, Patella alta, ausgeprägten Rotationsfehlern etc.);
- Beginn mit konservativer Therapie unabhängig von der folgenden Einteilung;
- Beachtung der Weichteilschmerzen im Bereich der Retinakula und deren zielgerichtete Behandlung.

I	**Laterale Subluxation mit**	
	I a – Chondromalazie Grad 0–II	MR + LR
	I b – Chondromalazie Grad III–IV	AMT + LR
II	**Laterale Subluxation mit Patellakippung (Tilt) und**	
	II a – Chondromalazie Grad 0–II	LR + MR
	II b – Chondromalazie Grad III–IV	LR + AMT
III	**Tilt mit**	
	III a – Chondromalazie Grad 0–II	LR
	III b – Chondromalazie Grad III–IV	LR + AMT
IV	**Kein Malalignment**	
	IV a – Chondromalazie Grad 0–II	konservativ
	IV b – Chondromalazie Grad III–IV	Debridement, ggf. ATT
MR = Mediale Raffung (z. B. OP nach Insall)		
LR = Laterales Release		
AMT = Anteromedialisierung der Tuberositas tibiae		
ATT = Anteriorisierung der Tuberositas tibiae		

Je nach der Lokalisation des Knorpeldefektes sollten weitere Überlegungen bezüglich des operativ-therapeutischen Vorgehens angestellt werden (Abb. 2).

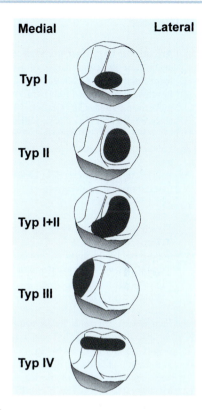

Abb. 2. Behandlung einer retropatellaren Knorpelläsion:
- Typ I ist eine distale Läsion im Bereich der Mitte der Patella bei einem chronischen Tilt und/oder Subluxation. Die Behandlung besteht in einem lateralen Release und einer Anteromedialisierung der Tuberositas tibiae.
- Typ II ist ein ausgeprägtes laterales Hyperpressionssyndrom auf Grund eines lateralen Tilt und/ oder einer Subluxation. Die Behandlung besteht in einer Verbesserung des Alignments durch ein laterales Release und möglicherweise in einer Anteromedialisation der Tuberositas tibiae.
- Typ I+II ist eine Kombination von Typ I und Typ II. Die Behandlung ist eine Anteromedialisierung der Tuberositas tibiae mit einem lateralen Release.
- Typ III ist eine Läsion im Bereich der medialen Facette mit Abscherfrakturen nach einer Reposition einer dislozierten Patella. Die Behandlung besteht in einer Verbesserung des Alignments, einem Debridement und einer Refixiation oder Entfernung des Fragments. Eine mediale Raffung und Übermedialisierung muss verhindert werden.
- Typ IV ist das Resultat eines direkten Traumas der Patella bei flexiertem Knie (z. B. Autounfall) und führt zu einer proximalen Patellaverletzung. Die Behandlung besteht in einer abwartenden Haltung, und wenn notwendig, der Abtragung von Abscherfragmenten des Knorpels

Literatur

1. Armstrong CG, Mow VC (1982) Variations in the intrinsic mechanical properties of human articular cartilage wiith age, degeneration, and water content. J Bone Joint Surg [Am] 64:88-94
2. Bentley G, Dowd G (1984) Current concepts of etiology and treatment of chondromalacia patellae. Clin Orthop 189:209-228
3. Casscells SW (1978) Gross pathological changes in the knee joint of the aged individual: a study of 300 cases. Clin Orthop 132:225-232
4. Fulkerson JP (1982) Awareness of the retinaculum in evaluating patellofemoral pain. Am J Sports Med 10:147-149
5. Fulkerson JP, Schutzer SF (1986) After failure of conservative treatment for painful patellofemoral malalignment: lateral release or realignment? Orthop Clin North Am 17:283-288
6. Fulkerson JP, Schutzer SF, Ramsby GR, Bernstein RA (1987) Computerized tomography of the patellofemoral joint before and after lateral release or realignment. Arthroscopy 3:19-24
7. Fulkerson JP, Tennant R, Jaivin JS, Grunnet M (1985) Histologic evidence of retinacular nerve injury associated with patellofemoral malalignment. Clin Orthop 197:196-205
8. Grelsamer RP, Tedder JL (1992) The lateral trochlear sign. Femoral trochlear dysplasia as seen on a lateral view roentgenograph. Clin Orthop 281:159-162
9. Laurin CA, Dussault R, Levesque HP (1979) The tangential x-ray investigation of the patellofemoral joint: x-ray technique, diagnostic criteria and their interpretation. Clin Orthop 144:16-26
10. Malghem J, Maldague B (1989) Patellofemoral joint: 30 degrees axial radiography with lateral rotation of the leg. Radiology 170:566-567
11. McGinty JB, McCarthy JC (1981) Endoscopy lateral retinacular release: a preliminary report. Clin Orthop 158:120-125
12. Merchant AC, Mercer RL, Jacobsen RH, Cool CR (1974) Roentgenographic analysis of patellofemoral congruence. J Bone Joint Surg [Am] 56:1391-1396
13. Metcalf RW (1982) An arthroscopic method for lateral release of subluxating or dislocating patella. Clin Orthop 167:9-18
14. Outerbridge RE (1961) The etiology of chondromalacia patellae. J Bone Joint Surg 43 [Br]:752-757
15. Schreiber SN (1991) Proximal superomedial portal in arthroscopy of the knee. Arthroscopy 7:246-251
16. Schutzer SF, Ramsby GR, Fulkerson JP (1986) Computed tomographic classification of patellofemoral pain patients. Orthop Clin North Am 17:235-248

Sachverzeichnis

A
Abflussstörung, venös 239
Analgetika 21
Analogskala, visuell 127
Antiphlogistika 98
– nichtsteroidal 21, 157
Antirheumatika 119
– nichtsteroidal 118, 126
Apophysenlockerung 96
Apprehension-Test 24, 126
Apprehension-Zeichen 164
A. geniculata
– inferior lateralis 142
– superior lateralis 143
Arthritis, rheumatoide 247
Arthro-CT 210
Arthrofibrose 110
Arthrolyse 110
Arthrose 125, 141, 178, 210, 213, 227, 245, 257
Arthroskopie 141, 206
Ätiologie 89

B
Bakerzyste 25
Bandagen 103, 121
Basic-Fibroplast-Growth-Factor 217
Baumgartl 228
Behandlung, physikalisch-medizinisch 193
Behandlungsalgorithmus 272
Behandlungsform, sozio-psychologisch 192
Beinachse 23
Beinlängendifferenz, funktionelle 102
Belastbarkeit 97
Belastungsgrenze, realistische Einschätzung 103
Belastungsspritze 102
Bernageau-Index 72

Bewegung, unphysiologisch 102
Bewegungskette, geschlossen 115
Blackburne-Peel Index 72
Blumensaat-Linie 67, 69
– Methode nach Blumensaat 71
– Methode nach Hepp 71
– Methode nach Janßen 71
bone bruises 150
Boon-Itt Methode 73
Bursitis präpatellaris 99

C
Caton-Deschamps Index 73
Chondrogenese 217
Chondrokalzinose 247
Chondromalazie 79, 103, 106, 125, 150, 157, 178, 191, 193, 206, 215, 237, 266
Chondropathia patellae 106
Chondropathie 191
Chondroprotektiva 120
Computertomografie (CT) 80, 148, 170, 210, 270
coronary osteotomy nach Deliss 182
COX-2-Inhibitoren 21
CPM 215, 234
CPM-Schiene 169, 259
crossing sign 170
CSF-Wright-Prothese 246

D
Dämpfungselement 98
Dämpfungsmaterial, viskoelastisch 103
Debridement 141
Défilé-Aufnahme 26
Dejour-Klassifikation 59
Denervierung 202
– thermisch 193
Dezentrierungsstecke „d" nach Hepp 37
D-Glucosaminsulfat 120
Doppelkontrastarthrografie 30

Druckerhöhung, intraossale 238
Dysbalance, muskulär 101

E
Elastizität des musculo-tendinösen Systems 101
Elektrotherapie 101
Elmslie-Trilliat-Operation 271
EMG-Aktivität
- M. vastus lateralis 115
- M. vastus medialis 115
EMG-Messung 122
Endoprothese 245
Entlastungsbohrung, koronale 237, 242
epikondylopatellares Band 140

F
Facette
- laterale 227, 229
- neigung 62
- Winkel, lateral 62
Facettektomie 234
femorales Gleitlager, Konvexität 162
femorales Wachstum 53
Femur, Variation 15
Fibrinkleber 221

G
Galea aponeurotica patellae 11
Gangablauf 256
Ganganalyse 261
Gehstörung, objektivierbare 116
Gelenkerguss 24
Genu recurvatum 261
Genutrain 122
Gewebehomöostase 21, 148
Gillquist-Score 127
Gykosaminoglykanpolysulfat 126

H
Haglund-Exkavation 13
Halbmondpatella 30
Hämarthros 144
Hauser-Operation 272
Hemiarthroplastik 245
hochfrequenzchirurgisches Gerät 137
Hoffa
- Fettkörper 17, 110, 181, 191, 239
- Fribrosierung 100
- Resektion 240
Holmium-Yak-Laser 194
Homöostase 21

Hüftgelenk
- Kinematik 262
- Kinetik 262
Hyaluronsäure 121
Hyperkompressionssyndrom 25
Hyperpression, lateral 227
Hyperpressionssyndrom, laterales 273

I
infrapatellares Kontraktursyndrom 110
Injektion, intraartikulär 119
Innervation 18
Insall-Salvati Index 73
- modifiziert 73
Insertionstendopathie 25
Installoperation 140
intraossärer Druck 21, 178
Inzidenz 89
Isokinetisches Training 115
isometrisches Dynamometer 127

J
Jägerhutpatella 30
Jumpers knee 99

K
Kältebehandlung 101
Kapselraffung, medial 147, 168
Kapselschwellung 24
Kasseler Patellarsehnenbandage 122
Kieselsteinpatella 30
Kinoschmerz 240
knee pain, anterior 106
Kniebandage 271
Kniebohrgang 23
Kniegelenk
- Kinematik 262
- Kinetik 262
- Sensibilität 18
Kniescheibe
- Fraktur 109
- Höhenbestimmung 34
- Kipptest 141
- Kippung 147
- Luxation 140
- Subluxation 140
- Verschiebetest 141
Knieschmerz, vorderer 106
Knie-TEP, bei vorausgegangener Patellektomie 264
Knochen-Band-Knochen Transplantat 107

Knorpel
- Abscherfragment 273
- Defekt
- - komplett 215
- - traumatisch 215
- Deformation 39
- Degeneration, beschleunigt 267
- Dicke 39, 63
- Glättung
- - Lasertechniken 203
- - mechanische 206
- Glatze 212
- Histologie, nichtinvasiv 48
- Morphologie, interindividuelle Variabilität 45
- - quantitative Analyse 39
- Oberfläche, Verschluss 199
- Schaden 46
- Schwellung 40
- Verlust bei Osteoarthrose 45
- Volumen 40
- - nach dynamischer Aktivität 47
- - nach statischer Belastung 48
Kompressionstest 128
Kondylengelenkflächenwinkel 33
Kondylengelenkindex (KGI) 232
Kondylen-Tiefen-Index 33
Kongruenzwinkel 37, 147
konservative Therapie 272
Kontusion, knöcherne 150
Kortikoidsuspension 119
Kreuzband
- Ersatz 106
- Ersatzplastik, vordere 110
- Ruptur 106
Kreuzungszeichen 55

L

Labelle-Laurin-Methode 71
Langzeitergebnis, konservativ 126
Larson-Score 230
Laser, thermische Schädigung 209
Laseranwendung 144
laserassistierte Technik 193
Laufschuhe 102
Lig. patellae
- Abriß 107
- Faseransatz 11
- Insertionstendinose 99, 107, 109
- Ruptur 109
Ligamentlaxität, mediale 153
Lubinus-Prothese 247
Lysholm-Score 127

M

Magnetresonanztomografie (MRT) 39, 60, 83, 128, 170, 179, 210, 268
Malalignment 78, 121, 125, 147, 186, 192, 195, 267
Maquet 156
Medikament, antiphlogistisch 149
Medikamentöse Therapie 118
Mesenchymalstammzellen 217
Mikrofraktur 212
Mikrofrakturierungs-Technik 234
Mosaikplastik 213
M.
- quadriceps, Aktivierung 122
- vastus lateralis
- - obliquus, Desinsertion 141
- - Schädigung 151
- - Verletzung 137
- vastus medialis
- - Ansatzversetzung 158
- - Elektrostimulation 115
- - Vorverlagerung 211
Muskel
- Atrophie 96
- Kraft 129
- Verkürzung 25
muskuläre Dysbalance 178

N

Narkosemobilisierung 110
Nerven
- Endigung 20
- - freie 194
- Versorgung 194
Neurom, des Retinakulum 266
Neuromschmerz 108
Norman-Egund Index 73
nozizeptives System 20

O

O-Bein 23
Oberflächenglättung 193
On-Track 122
Operation nach
- Goldthwait 140
- Hauser 156
Opioidanalgetika 118
Orthese 116, 122, 149
- Behandlung 157
orthopädietechnische Maßnahmen 102
osteochondrale Verletzung 150
Osteochondrosis dissecans 212
Osteomyelitis, chronische 257

Outerbridge 206
- Klassifikation 269
Overrelease 144
Oxaceprol 120

P
Patella
- Alignment, Arthroskopie 269
- alta 34, 67, 96, 149, 158, 163
- Auflagefläche 4
- baja 67, 110
- Deformation 8
- Dezentrierung 29
- duplicata 30
- Dysplasie 30, 179
- Dystrophie 25, 35
- Euplasie 30
- Facette, lateral 268
- – mediale Hypoplasie 30
- Femoralprothese 246
- Form nach Wiberg/Baumgartl/Ficat 30, 179
- Führung 5
- Gefäßversorgung 239
- Glide 122, 137, 141
- Höhe 67
- – anatomische Referenzpunkte 68
- – dynamische Methode 72
- – Methode nach Bernageau 72
- – Referenzlinie 68
- Höhenbestimmung
- – nach Blumensaat 35
- – nach Hepp 36
- – nach Trillat 36
- hypermobile 116
- Hyperpressionssyndrome 99
- infera 34, 213
- Instabilität 149
- – ausgeprägt 51
- – objektive 51
- – potenziell 51
- – subjektive 51
- Keil
- – (Schließungs)-Osteotomie 182
- – Osteotomie 178
- – – aufklappend 180
- – – biomechanischer Wirkungsmechanismus 180
- – – sagittale 180
- Kippung 80, 150, 156, 267
- Kompressionstest 131
- Kontaktfläche 178
- laterale, Subluxation 82
- – Überhang 228
- Lateralisation 150, 227, 267
- Lateralisierungstendenz 25
- Luxation 156, 162, 211, 215
- – permanente 257
- – rezidivierend 162
- magna, Einschränkung 30
- odd facet 4
- Palpation 24
- parva, Einschränkung 30
- partita 30
- Rand, lateral, Osteophyten 139
- Rezentrierung 156
- Rollback 12
- Rückflächenersatz 245
- Sehne
- – Bandage 100
- – Ansatz, Medialisierung 156
- – – Ventralisierung 156
- Spiel 24
- Spitzensyndrom 11
- Stretch 101
- Subluxation 57, 147, 156, 261, 267
- – medial 268, 271
- Tangentialaufnahme 26, 268, 270
- „Tanzen" 24
- Tild 80, 141, 267
- – Test 267
- Tracking 269
- Trümmerfraktur 271
- Tumor 257
- Verkippung 108
- Verschieblichkeit, lateral 80
- Schmälerung, lateral 227, 228
- Winkel 180
- Zentrierungs-Orthese 122
- Zügelung 148
Patellektomie 255, 271
- Kraftverlust 257
Patellofemoral
- Arthrose 259
- Gelenk
- – anatomische Grundbestandteile 10
- – Elastizität 7
- – Funktionsprüfung 25
- – LCA Insuffizienz 12
- – Röntgenaufnahme in 3 Ebenen 26
- Score 113
- – klinisch 113
patellofemoral
- Andruckverhältnis 7
- Bogen nach Ficat 34
- Druckentlastung 157

- Dysplasie 30
- Gleitlager, Anpressdruck 156
- Schmerz 20
patellotibiales Band 140, 151
Periost
- Kambiumschicht 216
- Transplantation 215
- - autologe 215
physikalische Therapie 157, 192
Physiotherapie 21, 100, 113
Pivotshift 13
Plica
- alares 17
- infrapatellaris-Syndrom 99
- mediopatellaris 141
- suprapatellaris 141
- - Syndrom 99
- synovialis-Syndrom 100
Propriozeption 202
Prostaglandinsynthese 119
Psoasverkürzung 102
psychische Faktoren 116

Q
Querschnittsstudie, epidemiologisch 90
Quadrizeps
- Atrophie 110, 264
- Aufbautraining, isometrisch 115
- Muskeltraining 126
- muskulatur, isometrische Kraft 127
- Reflex-Inhibition 149
- Sehne, Kalzifikation 261
- - Verkürzung 157
- Sehnenplatte 12
- Streckapparat 3
- Zug 8
Quermassage nach Cyriax 100
Q-Winkel 5, 24, 78, 91, 137, 147

R
Realignment 156
- proximales 147, 271
Referenzlinien 69
Relaxation, postisometrisch 100
Release, lateral 140, 147, 150, 157, 195, 211, 228, 270
- Ausmaß 151
Retinaculum patellae laterale, Spaltung
- arthroskopische Technik 137
- offene Technik 140
Retinakulum
- Fehlbelastung 267
- Läsion 270
- laterales, Verkürzung 267
- Neurom 270
- Spaltung 140, 195, 240
- - intraartikulär 203
- - lateral 137, 140, 156
Röntgen
- Laurin-Aufnahme 268
- Merchant-Aufnahme 268
- seitliche Aufnahme 67, 68
- Stereometrie-Analyse (RSA) 110
Röntgenuntersuchung 26

S
Schmerz
- Klinik 192
- Reduktion 118
- Rezeptoren 20
Semimembranosusganglion 25
Skifahren 103
Soft Delivery System 212
Sonografie 25
Sport 96
Sportarten 103
Sporttauglichkeit 100, 103
subchondrale Bohrung 234
Subluxation, chronisch 211
Sulkuswinkel 33
Synchronisation der Oberschenkelmuskulatur 137
Synovektomie 195

T
Tacker-Zielbohrgerät 158
Tangentialaufnahme 26
Tape 149
- Anlage 157
- Verband 116, 122
Taping 100
Tegner-Score 127
Tendinose 119
Tenodese, lateral 272
- - Verfahren nach Hughston-DeWeese 272
Tilt 122, 137, 147, 156, 267
Torsionsfehler 23
Tractus iliotibialis, Dehnung 137
Transforming-Growth-Factor $\beta 1$ 217
Transplantation, osteochondral, autolog 210
Trochlea
- Abflachung 57
- Anatomie 268
- Dysplasie 32, 51, 162, 268

– – femoral 173
– – Röntgenaufnahme 163
– – – seitlich 52
– Facette, lateral, Anhebung 174
– Klassifikation 32
– Krümmung 54
– Plastik 162
– – Operationstechnik 165
– Ringe 54
– Tiefe 54
– Überhöhung 163
– Variation 15
– Winkel 57, 149
Trümmerfraktur 257
Tru-Pull-Orthese 271
Tru-Pull-Patellaschlinge 159
Tuberculum Gerdyi 142
Tuberositas tibiae
– anteromediale Verletzung 159
– Anheben 271
– Ansatz, Dorsalverschiebung 156
– anteolateraler Transfer 272
– Anteromedialisierung 141, 152, 271
– Distalisierung 211
– Lateralisation 147
– Medialisierung 168, 211
– Proximalsetzung 110
– Transfer 271
– Transposition 152

– Ventralisierung 156, 157
– Verletzung, Operationstechnik 157

U
Überlastungsschäden 97
Übung in geschlossener Kette 149
Ultraschall 100
Umrechnungstabelle, Blumensaattechnik 34
Umrechnungstabelle, Hepptechnik 34
Untersuchung
– klinisch 23, 267
– radiologisch 268

V
Vasa geniculata superiores laterales 142

W
Wachstum, femoral 53
Wachstumszonen an der Patella 96
Weichteileingriff, proximal 156
Wiberg 228

X
X-Bein 24

Z
Zohlen-Z+A472eichen 6, 228

Druck: Zechner® - Datenservice und Druck, Speyer
Verarbeitung: Buchbinderei Schäffer, Grünstadt